W0260727

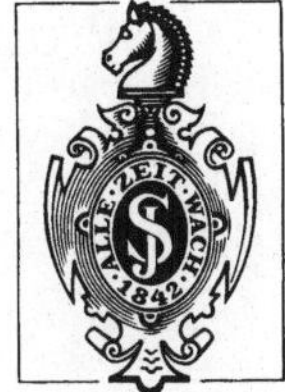

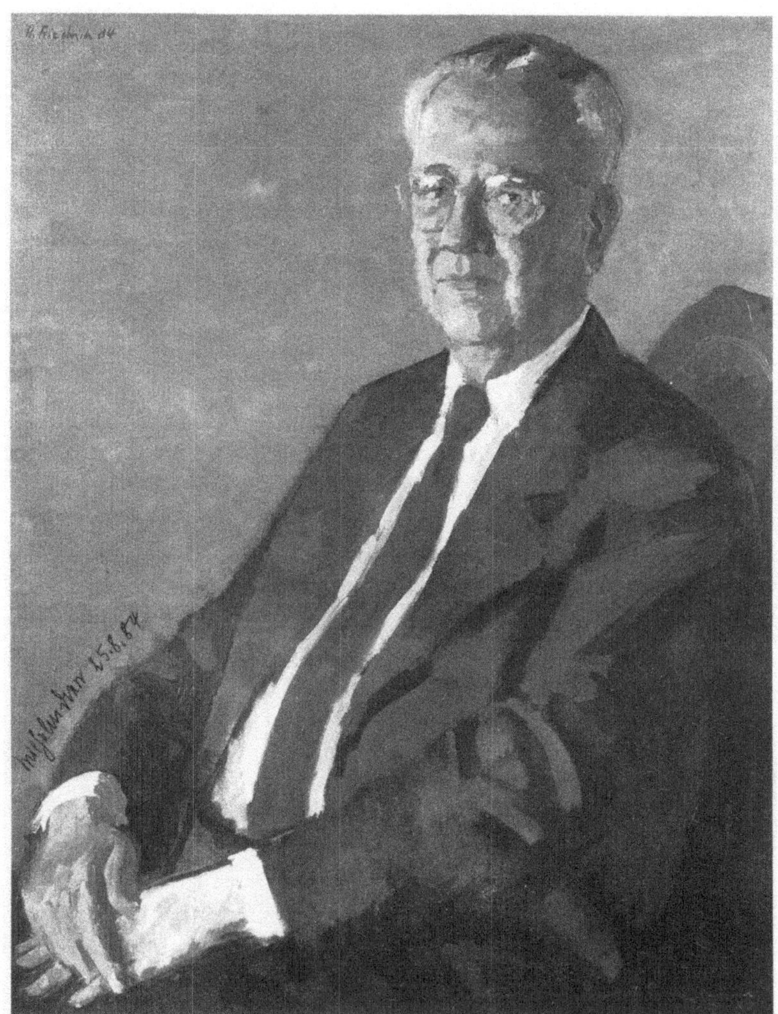

Prof. Dr. Dres. h. c. Wilhelm Doerr

Herzhypertrophie

Prof. Dr. Dres. h.c. Wilhelm Doerr
zum 70. Geburtstag

Herausgegeben von

G. Mall und H. F. Otto

Mit 120 Abbildungen und 29 Tabellen

Springer-Verlag
Berlin Heidelberg New York Tokyo

Priv.-Doz. Dr. Gerhard Mall
Prof. Dr. med. Herwart F. Otto

Institut für Allgemeine Pathologie
und pathologische Anatomie
Ruprecht-Karls-Universität Heidelberg
Im Neuenheimer Feld 220/221
6900 Heidelberg 1

ISBN-13:978-3-642-82584-2   e-ISBN-13:978-3-642-82583-5
DOI: 10.1007/978-3-642-82583-5

CIP-Kurztitelaufnahme der Deutschen Bibliothek
Herzhypertrophie / hrsg. von G. Mall u. H. F. Otto. –
Berlin; Heidelberg; New York; Tokyo: Springer, 1985.
ISBN-13:978-3-642-82584-2

NE: Mall, Gerhard [Hrsg.]

Gesamtherstellung: Appl, Wemding
2123/3140-543210

Vorwort

Am 12. Oktober 1984 fand anläßlich des 70. Geburtstags von Professor Dr. Dres. h. c. Wilhelm Doerr, emeritierter ordentlicher Professor der allgemeinen Pathologie und pathologischen Anatomie und ehemaliger Direktor des Pathologischen Institutes der Universität Heidelberg, ein Symposion über aktuelle Probleme der „Herzhypertrophie" statt.

Wilhelm Doerr, am 25. August 1914 in Langen (Kreis Offenbach am Main/Hessen) geboren, studierte in Heidelberg und Marburg/L. Medizin. 1942, 28jährig, erfolgte die Habilitation bei Alexander Schmincke in Heidelberg. Im Jahre 1953 wurde Wilhelm Doerr auf den Lehrstuhl für Allgemeine Pathologie und pathologische Anatomie der Freien Universität Berlin berufen, wechselte 1956 nach Kiel und folgte 1963 einem Ruf auf den Lehrstuhl seines Fachgebiets in Heidelberg.

Die thematische Ausrichtung des zu Ehren von Wilhelm Doerr durchgeführten Symposions gründet im wissenschaftlichen Werk des Jubilars, der 1937 als Doktorand von Alexander Schmincke in das Pathologische Institut der Universität Heidelberg eintrat. Die Ergebnisse der Inauguraldissertation wurden 1938 in der von Rudolf Virchow begründeten und nunmehr nach ihm benannten, derzeit von Wilhelm Doerr redigierten Zeitschrift unter dem Titel „Zwei weitere Fälle von Herzmißbildungen – Ein Beitrag zu Spitzers phylogenetischer Theorie" publiziert. Seither waren Probleme der kardiovaskulären Pathologie zentrale Themen im wissenschaftlichen Werk von Wilhelm Doerr, das bis zum Augenblick weit über 300 Publikationen umfaßt. Im einzelnen hat sich Wilhelm Doerr mit Entwicklungsvorgängen angeborener Herzfehler, mit der „analytischen Entflechtung der Interferenzfälle von Situs inversus und arterieller Transposition", mit Problemen der „Myokardose-Myokardie-Myokarditis", der Kardiomyopathie, der Orthologie und pathologischen Anatomie des Reizleitungssystems, der Arteriosklerose (Perfusionstheorie), Arteriitis und Angiodysplasie, schließlich mit Fragen der Koronarinsuffizienz („anthropologische Prämissen der Infarktlokalisation") beschäftigt.

Durch eine umfassende humanistische Bildung befähigt, die Grenzen seines eigenen Faches zu überschreiten und allgemeine wie

wissenschaftliche Zusammenhänge historisch zu sehen, hat sich
Wilhelm Doerr auch mit Problemen des „Homologiebegriffes", der
Gestalten- (von Ehrenfels) und Ideenlehre (Platon), mit der „Anthropologie des Krankhaften", mit „Prinzipien der Pathogenese"
sowie mit Fragen von Alterung, Tod und Sterben und mit historischen Aspekten der Pathologie (Virchows Zellularpathologie,
Cohnheims Entzündungslehre, Wandlungen der Krankheitsforschung, Fundamente der Pathologie) immer wieder auseinandergesetzt. Aus der langjährigen Beschäftigung mit dieser Thematik erwuchs letztendlich das Konzept der „Theoretischen Pathologie".

Das Symposion über aktuelle Probleme der „Herzhypertrophie"
überschreitet sehr bewußt den methodischen Bereich ausschließlich
morphologischer Krankheitsforschung. Wir haben versucht, Physiologie und Biochemie, vor allem auch das breite klinische Spektrum der Herzhypertrophie, voll in die Thematik dieses Symposions
zu integrieren, weil wir davon überzeugt sind, daß Struktur und
Funktion absolut untrennbare Dimensionen sind.

In der vorliegenden Monographie sind die Wilhelm Doerr gewidmeten Beiträge des Heidelberger Symposions zusammengefaßt. Die
einzelnen Beiträge sind teils als Originalarbeiten mit der Darstellung bisher nicht publizierter Ergebnisse, teils als Übersichtsreferate
zu speziellen Gebieten konzipiert und verfaßt. Die Beiträge zur Physiologie und Biochemie behandeln Probleme der Interpretation
chronischer Reaktionsmuster des Myokards bei hämodynamischer
Belastung, die Kalziumansprechbarkeit kontraktiler Strukturen des
Myokards und biochemisch-physiologische Aspekte bei verschiedenen experimentellen Hypertrophiemodellen. Die Beiträge zur
Morphologie beinhalten Probleme der experimentellen Myokardhypertrophie: Fragen der Rückbildung, des intrazellulären Turnover bei Druckhypertrophien, der Kapillarisierung des Myokards
bei Volumenhypertrophie, der experimentellen Kardiomyopathien.
Zur Ultrastruktur des hypertrophischen Myokards des Menschen
werden qualitative und quantitative Befunde detailliert dargestellt.
Außerdem werden Probleme der Arteriosklerose bzw. der Koronararteriensklerose ausführlich behandelt und neue Befunde zur Mikroarteriopathie des Herzens vorgestellt.

Es ist uns ein aufrichtiges Bedürfnis, allen Referenten und Moderatoren des Symposions auch auf diesem Wege sehr herzlich zu danken. Unser Dank gilt auch Professor Dr. rer. nat. Gisbert Frhr. zu
Putlitz, Rector magnificus der Ruperto Carola, der durch seine Anwesenheit gewissermaßen die Schirmherrschaft des Symposions
übernommen hatte. Dank schulden wir schließlich auch Herrn Professor Dr. D. Götze und seinen Mitarbeitern vom Springer-Verlag,
die die Drucklegung dieses Symposions ermöglicht haben.

Heidelberg, im September 1985   Gerhard Mall

Herwart F. Otto

Inhaltsverzeichnis

Mitarbeiterverzeichnis

Prof. Dr. E. Gerlach
Physiologisches Institut, Universität München, Pettenkoferstr. 12
8000 München 2

Prof. Dr. W.-W. Höpker
Pathologisches Institut, Universität Heidelberg
Im Neuenheimer Feld 220/221, 6900 Heidelberg

Prof. Dr. W. Hort
Pathologisches Institut, Universität Düsseldorf; Moorenstr. 5
4000 Düsseldorf

Prof. Dr. R. Jacob
Physiologisches Institut II, Universität Tübingen, Gmelinstr. 5
7400 Tübingen

Dr. H. A. Katus
Medizinische Universitätsklinik, Abteilung für Innere Medizin III
Bergheimer Str. 58, 6900 Heidelberg

Priv.-Doz. Dr. Dr. K. Kayser
Pathologisches Institut, Universität Heidelberg
Im Neuenheimer Feld 220/221, 6900 Heidelberg

Prof. Dr. W. Kübler
Medizinische Universitätsklinik, Abteilung für Innere Medizin III
Bergheimer Str. 58, 6900 Heidelberg

Dr. T. Mattfeldt
Pathologisches Institut, Universität Heidelberg
Im Neuenheimer Feld 220/221, 6900 Heidelberg

Prof. Dr. H. C. Mehmel
II. Medizinische Klinik, Klinikum Karlsruhe, Moltkestr. 14
7500 Karlsruhe 1

Prof. Dr. med. U. Pfeifer
Pathologisches Institut der Universität, Luitpoldkrankenhaus
8700 Würzburg

Prof. Dr. med. G. Rahlf
Abteilung für Pathologie, Kreiskrankenhaus Detmold
Röntgenstr. 18, 4930 Detmold

Prof. Dr. J. C. Rüegg
II. Physiologisches Institut, Universität Heidelberg
Im Neuenheimer Feld 326, 6900 Heidelberg

Priv.-Doz. Dr. J. Schaper
Max-Planck-Institut, Abteilung für experimentelle Kardiologie
Benekestr. 2, 6350 Bad Nauheim

Prof. Dr. Dr. h.c. mult. G. Schettler
Medizinische Universitätsklinik, Bergheimer Str. 58
6900 Heidelberg

Dr. G. Schuler
Medizinische Universitätsklinik, Abteilung für Innere Medizin III
Bergheimer Str. 58, 6900 Heidelberg

Priv.-Doz. Dr. F. Schwarz
Medizinische Universitätsklinik, Abteilung für Innere Medizin III
Bergheimer Str. 58, 6900 Heidelberg

Priv.-Doz. Dr. K.-U. Thiedemann
Anatomisches Institut, Universität Tübingen
Österbergstr. 3, 7400 Tübingen

Prof. Dr. H.-G. Zimmer
Physiologisches Institut, Universität München, Pettenkoferstr. 12
8000 München 2

Chronische Reaktionen des Herzmuskels:
Probleme der Interpretation am Beispiel
der Myofibrillenfunktion

R. Jacob

Einleitung

Das Herz als muskuläres Organ vermag sich veränderten Belastungsbedingungen durch reaktive Veränderungen von Struktur und Funktion anzupassen. Eine besonders eindrucksvolle Antwort auf gesteigerte hämodynamische Belastung ist die Größenzunahme der Myokardzelle und die entsprechende Steigerung der ventrikulären Muskelmasse. Jedoch wird man der Vielzahl reaktiver Prozesse auf der Ebene der Zellorganellen und der biochemischen Strukturen nicht gerecht, wenn man sie unter der Rubrik „Herzhypertrophie" subsummiert. Solche Prozesse, z. B. veränderte Enzymaktivitäten als Folge einer Beeinflussung der Genexpression, sind nicht notwendigerweise an einen bestimmten Grad der Massenzunahme gebunden. So zeigen Schwimmratten bei mäßigem Training nur eine geringe Steigerung des Herzgewichts – auch bei Bezug auf Körpergewicht oder Tibialänge; es kommt jedoch frühzeitig zu erheblichen Veränderungen auf der Ebene der Makromoleküle, z. B. der Dichte der adrenergen β-Rezeptoren und der Aktivität der myofibrillären ATPase (Rupp 1981; Scheuer u. Bhan 1979; Takeda et al., im Druck). Reaktive Veränderungen biochemischer Parameter können sich bei den einzelnen tierexperimentellen Modellen sogar in unterschiedlicher Richtung entwickeln – bei gegebenem Hypertrophiegrad oder auch bei weitgehend fehlender Massenzunahme des Myokards. Es erscheint daher angemessen, eine umfassendere Formulierung vorzuziehen und von „chronischen Reaktionen des Myokards" zu sprechen.

Neben funktionellen Veränderungen im Bereich der Aktivierungsprozesse (Doerr 1968; Fleckenstein 1968; Schwartz et al. 1973; Suko et al. 1973) interessieren den Physiologen in erster Linie die Reaktionen des myofibrillären Apparats selbst. Es ist seit Jahrzehnten umstritten, welche anteilmäßige Bedeutung denjenigen Funktionsänderungen für das terminale Versagen des hypertrophierten Organs zukommt, für die sich kein morphologisches Korrelat finden läßt (Aschoff 1934; Krehl 1890). Alpert u. Gordon berichteten 1962 über eine erheblich reduzierte myofibrilläre ATPase-Aktivität bei Herzpatienten im Stadium der Insuffizienz. Besonders beim druckhypertrophierten Myokard kleiner Labortiere findet man eine verminderte Aktivität der myofibrillären ATPase sowie der Ca^{2+}-ATPase von Myosin auf der Grundlage struktureller Veränderungen des Myosinmoleküls (Meerson 1969; Rupp 1981; Swynghedauw et al. 1977; Scheuer u. Bhan 1979). Bei Goldblatt-Ratten ist dieser Befund in der Regel bereits 4 Wochen nach einseitiger Nierenarterienstenose zu erheben (Medugorac u. Jacob 1976; Jacob u. Kissling 1981).

Nach Meerson (1969) ist die Abnahme der ATPase-Aktivität Zeichen der Degeneration, Folge einer Erschöpfung des genetischen Apparats der Zelle. Wikman-Coffelt et al. (1979) schlugen sogar eine Einteilung des Hypertrophieprozesses auf der Grundlage der ATPase-Aktivität vor. Eine *physiologische Hypertrophie* liegt nach dieser Klassifizierung bei schwimmtrainierten Ratten vor sowie als passagerer Befund gelegentlich im Initialstadium der Druckbelastung. Jedoch wird selbst die Herzhypertrophie bei experimenteller Hyperthyreose, die gleichfalls durch eine Steigerung der myofibrillären ATPase-Aktivität gekennzeichnet ist, der „physiologischen Hypertrophie" zugeordnet. Als *pathologische Hypertrophie* dagegen wird die Massenzunahme des Ventrikels beim chronisch druckbelasteten Herzen eingestuft, die mit reduzierter Enzymaktivität einhergeht.

Die myofibrilläre ATPase-Aktivität steht in enger Beziehung zur Geschwindigkeit der Muskelverkürzung (Bárány 1967). Da eine in der kardiologischen Literatur der letzten 15 Jahre weithin akzeptierte Definition des Kontraktilitätsbegriffs auf der Maximalgeschwindigkeit der lastfreien Verkürzung (v_{max}) basiert (Sonnenblick 1970), ergab sich ein zusätzlicher Grund für die große Attraktivität des skizzierten Konzepts.

Die funktionellen Auswirkungen auf Mechanik und Energetik des Herzens, die als Folge einer Veränderung biochemischer Strukturen auf der Ebene der kontraktilen Proteine zu verzeichnen sind, lassen sich beim Modell der Ratte gezielt untersuchen. Veränderungen der myofibrillären ATPase-Aktivität sind auf eine Umverteilung des Isoenzymmusters von Myosin zu beziehen (Hoh et al. 1978; Pope et al. 1980), somit exakt quantifizierbar und darüber hinaus im Experiment weitgehend voraussagbar zu manipulieren (Jacob et al. 1984; Rupp et al. 1983, im Druck). In der folgenden Studie wird dargelegt, welche prinzipiellen Fragen sich aufdrängen und mit welchen Schwierigkeiten der Interpretation man konfrontiert wird, wenn man versucht, den Stellenwert myofibrillärer Reaktionen für die Funktion des Gesamtorgans abzugrenzen.

Unsere Experimente basieren auf dem Konzept, daß Struktur und Funktion mit unterschiedlichen Methoden und jeweils auf unterschiedlicher Ebene des Organs, möglichst am gleichen Objekt analysiert werden sollten. In vielen Fällen ist es nur aufgrund einer solchen Synopsis möglich, die Ergebnisse bezüglich ihrer Bedeutung für die Funktion des Gesamtorgans einzuordnen, besonders bei dem Versuch, die anteilmäßige Bedeutung einzelner Teilprozesse für die Manifestierung einer Herzinsuffizienz abzuschätzen. Dabei ist die Kenntnis des jeweiligen morphologischen Status unerläßlich.

Das Isoenzymmuster von Myosin

Aufgrund der Pyrophosphatgelelektrophorese (D'Albis et al. 1979; Hoh et al. 1978) sind beim Ventrikelmyokard der Ratte 3 Isoenzyme von Myosin zu demonstrieren, die sich in elektrophoretischer Mobilität und ATPase-Aktivität unterscheiden: V-1, V-2, V-3. Im folgenden verwenden wir die Bezeichnungen, VM-1, VM-2 und VM-3 (VM = ventrikuläres Myosin), um eine Verwechslung mit mechanischen Geschwindigkeitsparametern zu vermeiden (Abb. 1). Das Isoenzymmuster ist vom endokrinen Status abhängig. Besonders die Schilddrüsenhormone, aber auch die Kate-

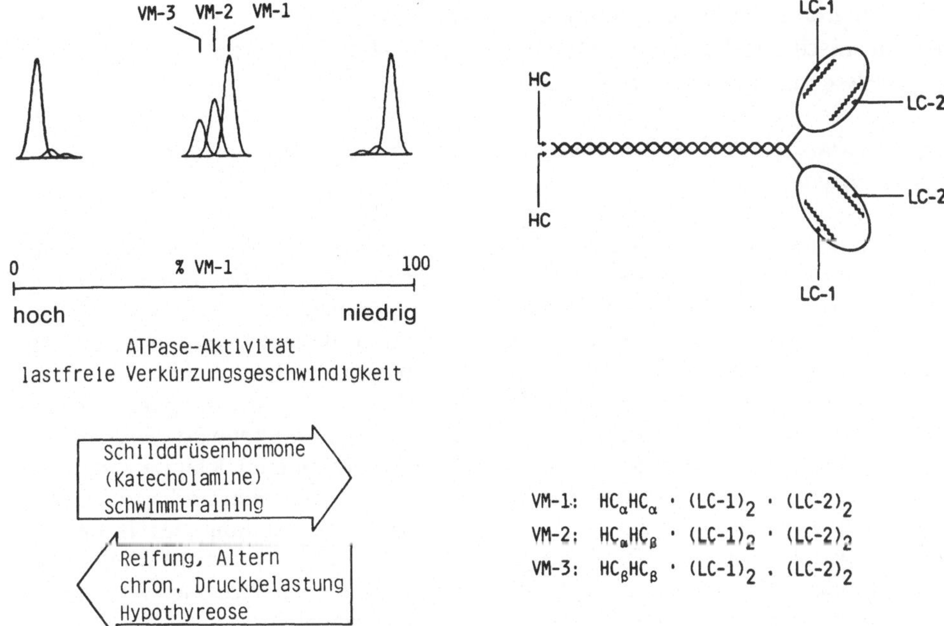

Abb. 1. Das Isoenzymmuster von ventrikulärem Myosin der Ratte; strukturelle Grundlagen, Beziehungen zu myofibrillärer ATPase-Aktivität und lastfreier Verkürzungsgeschwindigkeit sowie wesentliche Determinanten des Isoenzymprofils

cholamine sind für die Genexpression von Bedeutung (Hoh et al. 1978; Rupp et al. 1983, im Druck). Hormonelle Einflüsse dürften auch für die Altersabhängigkeit des Isoenzymprofils maßgebend sein, während die hämodynamische Belastung offenbar eine zusätzliche Determinante veränderter Syntheseleistungen und Degradation darstellt (Zak 1984).

Das fetale Isoenzym entspricht VM-3. 4–8 Wochen nach der Geburt dagegen liegt ein weitgehend homogenes VM-1-Muster vor. In der Folgezeit, vorwiegend innerhalb der ersten 6 Monate, findet eine begrenzte Umverteilung in Richtung des „langsamen" Isoenzyms VM-3 statt. Durch Applikation thyreostatischer Substanzen schließlich läßt sich ein weitgehend homogenes VM-3-Muster erreichen (Rupp et al. 1983).

Die Isoenzyme unterscheiden sich bezüglich der schweren Ketten des Myosinmoleküls. Die beiden schweren Ketten HC$_\alpha$ und HC$_\beta$ können entweder in Form von 2 Homodimeren, also mit jeweils 2 α-Ketten oder 2 β-Ketten, vorliegen oder als Heterodimer HC$_\alpha$ + HC$_\beta$. Die letztere Kombination entspricht dem Isoenzym VM-2 (Hoh et al. 1979) s. Abb. 1.

Die Bedeutung des Isoenzymmusters für die Insuffizienz des chronisch überbelasteten Herzens beim Modell der Ratte – Ergebnisse und spezielle Diskussion

Myofibrilläre ATPase-Aktivität und Mechanik bei extremer Variation des Isoenzymmusters

Die Abnahme der myofibrillären ATPase-Aktivität und Verkürzungsgeschwindigkeit bei chronischer Druckbelastung ist auf eine Umverteilung zugunsten des „langsamen" Isoenzyms VM-3 bzw. der β-Ketten zu beziehen. Auf einen ursächlichen Zusammenhang zwischen Isoenzymmuster und kontraktilem Versagen könnte die Beziehung zwischen VM-3-Gehalt und Verkürzungsgeschwindigkeit hinweisen (Ebrecht et al. 1982; Schwartz et al. 1981). Die Maximalgeschwindigkeit der lastfreien Verkürzung („apparentes v_{max}") war in der Studie von Schwartz et al. bei experimenteller Herzinsuffizienz auf der Grundlage kombinierter Klappenvitien um mehr als 90% der Kontrollwerte reduziert. Die enge Korrelation und das Ausmaß der Veränderungen könnten suggerieren, daß die Umverteilung des Isoenzymmusters als solche oder das Erreichen einer Grenze der möglichen Umverteilung für das kontraktile Versagen entscheidend sei. Die folgende Analyse wird zeigen, daß diese Deutung einer kritischen Betrachtung nicht standhält.

Für eine Interpretation der Umverteilung des Isoenzymmusters beim druckhypertrophierten Herzen erscheint es vordringlich, zunächst denjenigen Bereich möglicher Veränderungen der funktionellen Parameter abzugrenzen, der definitiv auf eine Umverteilung des Isoenzymmusters bezogen werden kann.

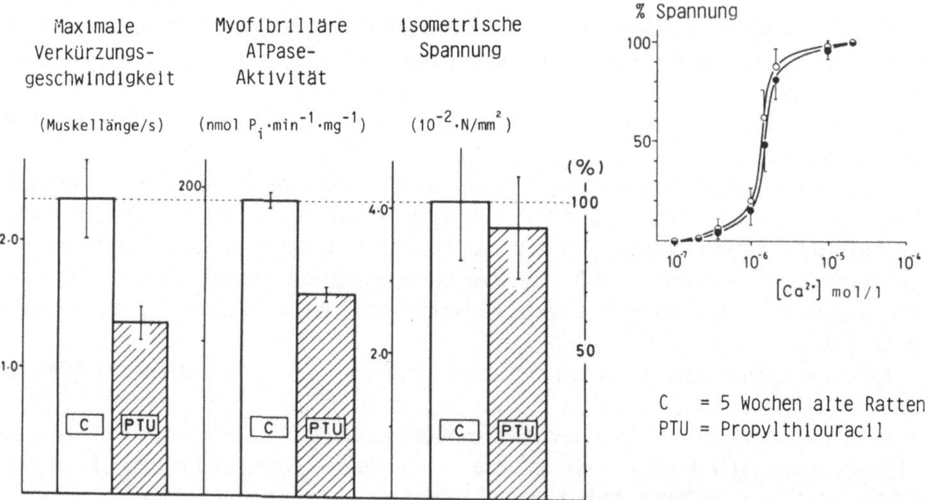

Abb. 2. Extreme der Isoenzymverteilung von Myosin: Bedeutung für die Myofibrillenfunktion. Die maximale lastfreie Verkürzungsgeschwindigkeit und die isometrische Spannung wurden bei chemisch gehäuteten (glyzerinisierten) Trabekelpräparaten bei 5,5 °C jeweils von 5 Wochen alten Ratten (weitgehend homogenes VM-1-Muster) sowie nach thyreostatischer Behandlung mit Propylthiourazil (weitgehend homogenes VM-3-Muster) bestimmt. Dosis-Wirkung-Kurve: ○ thyreostatisch behandelte Gruppe; ● Kontrollen. (Methodische Details s. Ebrecht et al. 1982)

In Abb. 2 sind die Grenzwerte der funktionellen Parameter für die beiden Extreme des Isoenzymmusters dargestellt. Bei einem weitgehend homogenen VM-3-Typ, wie er nach thyreostatischer Behandlung vorliegt, ist die myofibrilläre ATPase-Aktivität um etwa 35% geringer als bei einem homogenen VM-1-Typ, repräsentiert durch das Muster bei 5 Wochen alten Ratten.

Um die Veränderung der Mechanik auf myofibrillärer Ebene zu erfassen, war es erforderlich, die Funktion der Oberflächenmembran sowie der Membranen des sarkoplasmatischen Retikulums (SR) durch Behandlung mit Glyzerin bzw. Detergenzien auszuschalten (Ebrecht et al. 1982). Die maximale Differenz bezüglich der lastfreien Verkürzungsgeschwindigkeit (bestimmt nach der Methode von Brenner u. Jacob 1980), die sich auf eine Änderung des Isoenzymmusters beziehen läßt, beträgt ca. 40% desjenigen Werts, der bei einem homogenen VM-1-Muster verzeichnet wird.

Besonders zu betonen ist jedoch, daß die isometrische Spannungsentwicklung nicht signifikant reduziert ist. Auf der Grundlage des Querbrückenmodells von Huxley (1957) ist dieser Befund interpretierbar; wenn Anheftungsrate und Ablösungsrate der Querbrücken gleichermaßen reduziert sind, sollte die Fraktion kraftgenerierender Brücken konstant bleiben.

Die Aktivierungskurve der Fibrillenpräparate (Abb. 2, Inset) ist nach PTU-Behandlung geringfügig in den Bereich niedriger Ca^{2+}-Konzentrationen verschoben; jedoch ist eine Veränderung der Ca^{2+}-Sensitivität statistisch nicht signifikant.

Auswirkungen des Myosinisoenzymmusters auf das native Myokard

Beim nativen Myokardpräparat werden diejenigen Funktionsänderungen, welche direkt auf eine Umverteilung des Isoenyzmmusters von Myosin zu beziehen sind, durch Einflüsse der Erregung und der elektromechanischen Kopplung überlagert. Während myofibrilläre ATPase-Aktivität und lastfreie Verkürzungsgeschwindigkeit im Achtwochenstadium nach Anlegen einer Nierenarterienstenose eindeutig reduziert sind, erscheint die isometrische Spannungsentwicklung beim Goldblatt-Myokard im Frühstadium sogar gesteigert – bei gleichzeitiger Verlängerung der mechanischen Anstiegszeit und Zuckungsdauer (vgl. Abb. 3; Jacob et al. 1977; Jacob u. Kissling 1981; Kämmereit et al. 1975). Ähnliche Veränderungen finden sich auch bei spontanhypertensiven Ratten.

Diese Diskrepanz zwischen lastfreier Verkürzungsgeschwindigkeit und entwickelter Spannung im Frühstadium der Druckhypertrophie ist wahrscheinlich auf 3 Teilursachen zurückzuführen:
1. eine zu postulierende Veränderung der Querbrückenkinetik als direkte Folge der Änderung des Isoenzymprofils (Alpert u. Mulieri 1982),
2. eine relative Zunahme des kontraktilen Materials in der druckhypertrophierten Myokardzelle (s. Abb. 3), und schließlich
3. beim nativen Präparat eine Verlängerung des Erregungsprozesses, die bei der Ratte erhebliche Ausmaße annehmen kann (Gülch 1980).

Die Abhängigkeit der lastfreien Verkürzungsgeschwindigkeit vom Myosinisoenzymmuster ist auch beim nativen Präparat evident. Die maximale lastfreie Verkür-

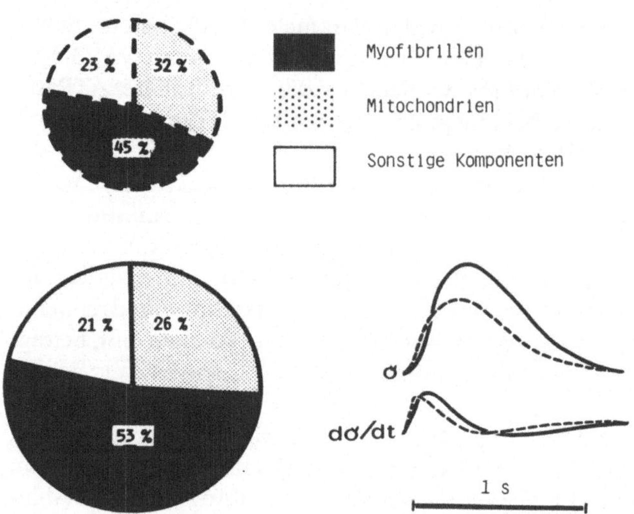

Abb.3. Zunahme des kontraktilen Materials pro Querschnittsfläche im linksventrikulären Myokard der Goldblatt-Ratte, 8 Wochen nach einseitiger Nierenarterienstenose *(unten)* bei Vergleich mit gleichaltrigen Kontrollen *(oben)*. Inset: Isometrisches Mechanogramm. ⎯ Druckhypertrophie, ---- Kontrolle

zungsgeschwindigkeit, bestimmt auf der Grundlage von „Quick-release-Experimenten" („apparentes v_{max}"), war bei homogenem VM-3-Muster gleichfalls um ca. 40% geringer als bei jungen Ratten mit weitgehend homogenem VM-1-Muster (Ebrecht et al. 1982). Beim Ventrikelmyokard der Hochdruckratten findet sich eine Umverteilung in Richtung des Isoenzyms VM-3 mit entsprechender Abnahme der Verkürzungsgeschwindigkeit. Letztere liegt jedoch z.T. erheblich unter den zu erwartenden Werten, um so deutlicher, je höher der Grad fibrotischer und degenerativer Veränderungen bei den Präparaten ist. Es ist naheliegend, die extreme Beeinträchtigung der Verkürzungsgeschwindigkeit in den erwähnten Versuchen von Schwartz et al. (1981) gleichfalls auf zusätzliche Faktoren zu beziehen.

Die Untersuchungen an chemisch gehäuteten und nativen Myokardpräparaten zeigen, daß eine Umverteilung des Isoenzymmusters in Richtung VM-3 nur eine begrenzte Abnahme der Verkürzungsgeschwindigkeit bewirken kann. Extreme Veränderungen, welche die aufgezeigte Anpassungsbreite überschreiten, müssen auf andere Faktoren bezogen werden. Es hat sich allerdings gezeigt, daß „schnelles" und „langsames" Myokard der Ratte über eine unterschiedliche Katecholaminsensitivität verfügen, so daß die Differenz der mechanischen Leistungsfähigkeit bei Prävalenz von VM-1 bzw. VM-3 in vivo höher veranschlagt werden muß (Takeda et al., im Druck).

Auswirkungen des Myosinisoenzymmusters auf Dynamik und Energetik des Gesamtventrikels

Bedeutung der Transformation des Myokards für Arbeitskapazität und Leistungsfähigkeit des linken Ventrikels

Konsequenzen der Umverteilung des Isoenzymmusters bei Druckhypertrophie. Letztlich läßt sich die funktionelle Bedeutung der Isoenzymumverteilung nur beurteilen, wenn wir die Dynamik des Gesamtorgans in die Betrachtung einbeziehen. Selbstverständlich sind hier die Verhältnisse noch komplexer als beim nativen linearen Präparat. Muskelmasse sowie anatomische Größe und Konfiguration sind entscheidende Determinanten für das Druck-Volumen-Diagramm und damit für die Arbeitskapazität und Leistungsfähigkeit des Gesamtventrikels.

Abb. 4 bietet repräsentative Beispiele für veränderte Druck-Volumen-Beziehungen im Vergleich zu hämodynamischen normalen Kontrollen übereinstimmenden

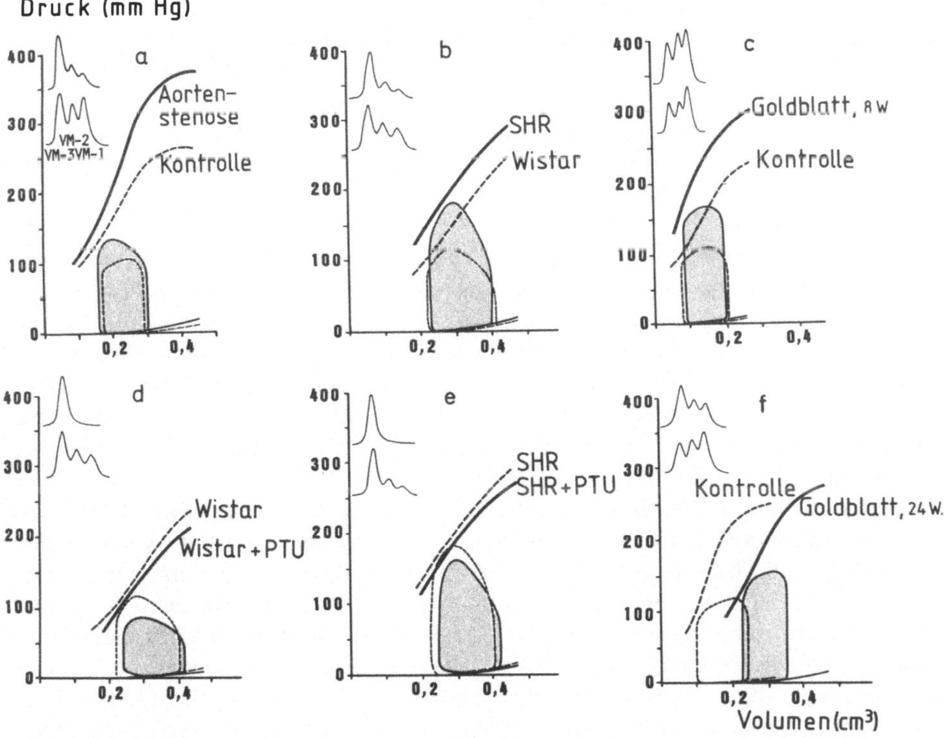

Abb. 4 a–f. Repräsentative Druck-Volumen-Diagramme des linken Ventrikels und Isoenzymprofile von Myosin bei Modellen mit chronischer Transformation des Myokards in Richtung eines langsameren Muskels. Konstruktion der Minima- und Maximakurven nach Kissling et al. 1977, mod. nach Ullrich et al. 1954; Druck-Volumen-Schleifen auf den Grundlagen elektromagnetischer Stromstärkemessung. Hypertrophiegrad der druckbelasteten Ventrikel: 25–50%. ___ und jeweils oberes Isoenzymprofil: chronisch druckbelastete oder thyreostatisch behandelte Ratten; ---- und jeweils unteres Isoenzymprofil: gleichaltrige Kontrollen

Alters. Beim konzentrisch hypertrophierten Herzen (Aortenstenose, renale und spontane Hypertension: Abb. 4a–c) findet sich ein steiler Verlauf der isovolumetrischen Maxima mit Zunahme der Distanz zwischen Maxima- und Minimakurve, d. h. eine gesteigerte Arbeitskapazität als Folge der Hypertrophie. Dabei ist die Dehnbarkeit des Gesamtventrikels in der Regel etwas reduziert, d. h. die enddiastolische Druck-Volumen-Beziehung verläuft eher steiler. Dagegen wird nach Ausdauertraining sowie aortokavaler Fistel eine geometrisch bedingte Rechtsverlagerung beider Kurven verzeichnet.

Die Prävalenz des Isoenzyms VM-3 ist bei den chronisch druckbelasteten Herzen der Abb. 4a, b besonders ausgeprägt, beim Beispiel der spontanhypertensiven Ratte (Abb. 4b) schon im Vierzigwochenstadium. Es findet sich jedoch bei diesen Modellen keine oder nur eine geringfügige Steigerung des enddiastolischen Ventrikeldrucks.

Schlagvolumen, Austreibungsfraktion und maximale systolische Stromstärke entsprechen im Stadium der Kompensation weitgehend den gleichaltrigen Kontrollen (Jacob et al. 1983a). Nur in späteren Stadien des Hochdruckherzens (Abb. 4f, Abb. 10) ist die Austreibungsfraktion bei einem Teil der Tiere erheblich vermindert. Dem entspricht eine Rechtsverlagerung der Druck-Volumen-Schleife als Ausdruck einer Präinsuffizienz. Jedoch zeigt das Isoenzymmuster von Myosin im Halbjahresstadium des Goldblatt-Hochdrucks in der Regel nur eine mäßige Prävalenz von VM-3 mit auffälliger Betonung von VM-2. Offensichtlich ist für die beeinträchtigte Ventrikelfunktion nicht das Isoenzymmuster von Myosin entscheidend, sondern regressive Veränderungen mit Fibrose und struktureller Dilatation (Büchner u. Onishi 1970; Holubarsch et al. 1983; Jacob u. Kissling 1981; Thiedemann et al. 1983).

Konsequenzen einer experimentell aufgezwungenen zusätzlichen Transformation des Myokards in Richtung eines langsamen Muskels.   Geht man von der Annahme aus, daß die reduzierte myofibrilläre ATPase-Aktivität die entscheidende Rolle für die Beeinträchtigung der Pumpfunktion des Herzens spielt, so sollte eine Herzinsuffizienz in Erscheinung treten, wenn wir die Transformation des Myokards in Richtung eines langsameren Muskels im Experiment noch zusätzlich intensivieren, spätestens dann, wenn – bei fortbestehender Druckbelastung – ein homogener VM-3-Typ erreicht wird (Jacob et al. 1984).

Thyreostatische Behandlung normotensiver Wistar-Ratten mit Propylthiourazil (0,8 g/l Trinkwasser) bewirkt ein homogenes VM-3-Isoenzymmuster (Abb. 4d). Die Arbeitskapazität des linken Ventrikels, beurteilt aufgrund der Distanz zwischen systolischer und diastolischer Druck-Volumen-Kurve, ist geringfügig eingeschränkt. Der enddiastolische Ventrikeldruck ist jedoch nicht gesteigert, Zeichen einer Stauungsinsuffizienz sind nicht nachweisbar, wenigstens bei körperlicher Ruhe. Das gleiche gilt für thyreostatisch behandelte spontanhypertensive Ratten (Abb. 4e). Es ist besonders zu betonen, daß der Blutdruck dieser Tiere nach 14tägiger Applikation von Propylthiourazil zwar reduziert, jedoch gegenüber normotonen Wistar-Ratten immer noch um ca. 30 mm Hg (4 kPa) gesteigert war. Auch war die auf das Körpergewicht bezogene Ventrikelmasse noch um ca. 200 mg erhöht.

Abbildung 5 (a u. c) zeigt in anderer Darstellungsweise, daß die zusätzliche Transformation des Myokards die isovolumetrischen Maxima und die Austreibungsfraktion wenig beeinflußt. Dagegen sind alle Geschwindigkeitsparameter er-

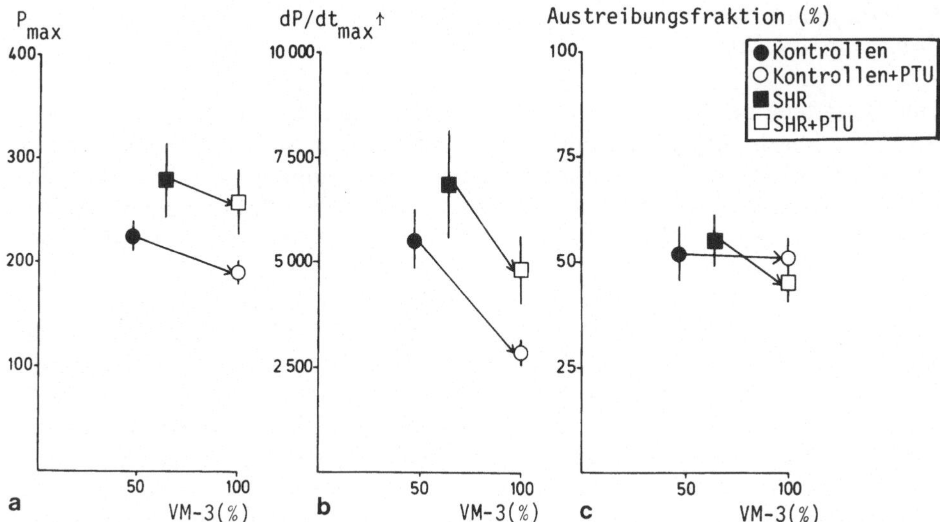

Abb. 5a–c. Isovolumetrisch erreichter Maximaldruck *(p)* (als Maß der Arbeitskapazität des linken Ventrikels) **(a)** und Maximalgeschwindigkeit der systolischen Druckentwicklung *(dp/dt_max)* **(b)**, jeweils bei einem enddiastolischen Ventrikeldruck von 10 mm Hg – sowie Austreibungsfraktion **(c)** bei experimenteller Transformation des Myokards normotensiver und hypertensiver Ratten. Durch thyreostatische Behandlung mit Propylthiourazil wurde ein weitgehend homogenes VM-3-Isoenzymmuster erreicht. Alter der normotensiven und hypertensiven Ratten: 40 Wochen. (Nach Jacob et al. 1984)

heblich reduziert, z. B. die maximale Druckanstiegsgeschwindigkeit (dP/dt_max, Abb. 5b) sowie die hier nicht dargestellte Erschlaffungsgeschwindigkeit.

In Übereinstimmung mit diesen Ergebnissen waren auch bei älteren unbehandelten, normotensiven Ratten, die gelegentlich eine sehr erhebliche Prävalenz des Isoenzyms VM-3 aufweisen, keine Zeichen einer Herzinsuffizienz erkennbar. Wird aber der Herzmuskel durch Applikation kleiner Thyroxindosen oder durch mehrwöchiges Schwimmtraining in Richtung eines „schnellen" Muskels transformiert, so nehmen die Geschwindigkeitsparameter der Myokard- und Ventrikelfunktion erheblich mehr zu als die Arbeitskapazität des linken Ventrikels (Jacob et al. 1984).

Der Gesamtbereich der möglichen Isoenzymverteilung von Myosin ist jedenfalls mit adäquater oder noch ausreichender Pumpfunktion des Herzens vereinbar. Nachweislich betrifft die Transformation des Myokards auch den Bereich der elektromechanischen Kopplung (Heilmann et al. 1980; Rupp, unveröffentlichte Versuche; Suko et al. 1973). Dies schränkt jedoch die prinzipielle Aussagekraft der Versuche nicht ein, weil bei erheblicher Prävalenz vom VM-3 trotz zusätzlicher negativer Faktoren Zeichen einer Herzinsuffizienz, zumindest einer Ruheinsuffizienz, fehlen.

Bedeutung des Isoenzymmusters von Myosin für den myokardialen Sauerstoffverbrauch

Eine Bewertung der Herzfunktion sollte nie ohne Berücksichtigung energetischer Aspekte erfolgen. Alpert u. Mulieri (1982) zeigten am isolierten druckhypertrophierten Myokard, daß die Wärmefreisetzung pro Spannungs-Zeit-Integral reduziert ist, möglicherweise als Folge einer veränderten Dauer des kraftgenerierenden Zustands der Querbrücken bei insgesamt herabgesetzter Geschwindigkeit des Querbrückenzyklus.

Der Einfluß veränderter Myofibrillenfunktion kommt auch im Energieumsatz des Gesamtorgans zum Ausdruck. Die Transformation in Richtung eines langsamen Muskels bewirkte bei allen Modellen eine Abnahme des Sauerstoffverbrauchs, bezogen auf Ventrikelgewicht und Spannungs-Zeitintegral (Kissling et al. 1982). Nur bei einer Gruppe mit experimenteller Aortenstenose war diese Abnahme nicht signifikant. Auch wenn wir andere Modelle in die Betrachtung einbeziehen, ergibt sich eine enge Beziehung des normierten Sauerstoffverbrauchs zum Gehalt an α-Ketten (Abb.6). Dies bedeutet eine günstigere chemo-mechanische Energietransformation beim „langsamen Myokard".

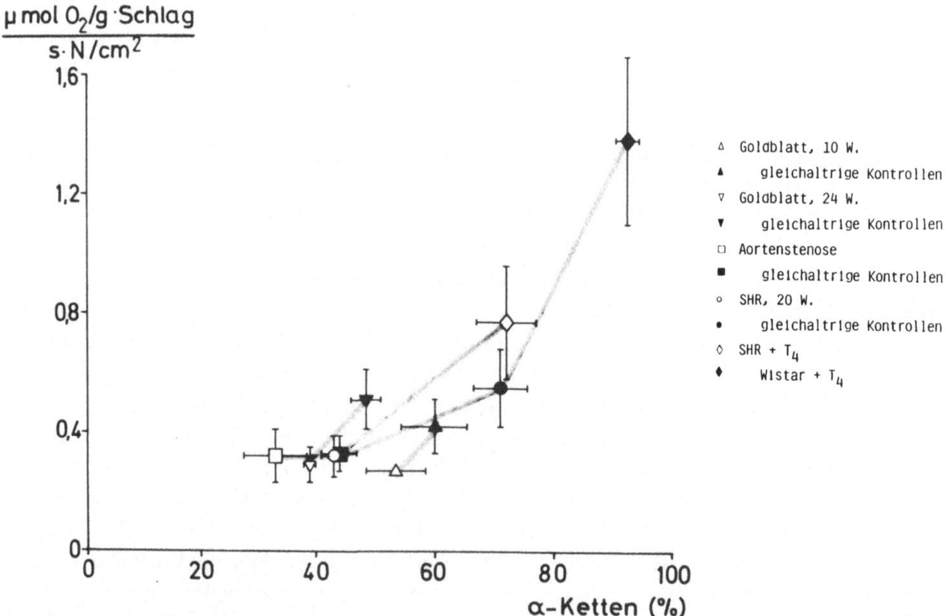

Abb. 6. Sauerstoffverbrauch des Herzens (pro Schlag, Gewicht des linken Ventrikels und Spannungs-Zeitintegral) als Funktion des Gehalts an α-Ketten im Myokard des linken Ventrikels. Der Anteil des Isoenzyms VM-1 nimmt im Diagramm von links nach rechts zu. T_4 i.p.-Applikation von Thyroxin, 0,125 mg/kg tägl. über 2 Wochen. (Nach Kissling u. Rupp, unveröffentlichte Versuche)

Allgemeine Diskussion

Interpretation der Isoenzymumverteilung beim druckhypertrophierten Herzen der Ratten

Betrachtet man die altersabhängige Veränderung des Isoenzymmusters, so könnte man die beim chronisch druckbelasteten Ventrikel verzeichnete Umverteilung zugunsten des „langsamen" Isoenzyms VM-3 unterschiedlich interpretieren: als Rückfall in Richtung eines embryonalen Isoenzymmusters oder als Ausdruck eines vorzeitigen Alterungsprozesses. Auf die Deutung von Meerson (1969) im Sinne einer Erschöpfung des genetischen Apparats sowie die Schlußfolgerungen von Wikman-Coffelt et al. (1979) wurde in der Einleitung bereits hingewiesen.

Aufgrund der oben (S. 10) dargestellten energetischen Konsequenzen neigen wir zu einer abweichenden Interpretation. Die reduzierte Frequenz des Querbrückenzyklus beinhaltet zweifellos eine günstige Komponente, die zumindest im Frühstadium überwiegt. Die Abnahme der ATPase-Aktivität des chronisch druckbelasteten Herzens ist mit der Annahme eines adaptiven Prozesses vereinbar: Es handelt sich um die Transformation des Myokards in einen langsameren, aber ökonomischer arbeitenden Muskel. Es ist allerdings anzunehmen, daß eine erhebliche Verlangsamung des kontraktilen Elementarprozesses in Gegenwart anderer Faktoren, welche Geschwindigkeit und Ausmaß der Kontraktion zusätzlich beeinträchtigen, auch zur Manifestierung einer Herzinsuffizienz beitragen kann, besonders unter Bedingungen, die eine hohe Herzfrequenz erfordern (s. auch S. 18).

Teilfaktoren chronischer belastungsbedingter Herzinsuffizienz im Tierexperiment. Stellenwert myofibrillärer Veränderungen

Die Abnahme der myofibrillären ATPase-Aktivität ist nur eine von zahlreichen Faktoren, die eine Abnahme der Leistungsfähigkeit des chronisch überbelasteten Herzens bewirken können (s. Übersicht und Abb. 7). Die Diskussion um die Bedeutung morphologisch nicht erkennbarer Läsionen (Aschoff 1934) ist durch die Entwicklung der Elektronenmikroskopie wenigstens teilweise gegenstandslos geworden. Jedoch ist die Zuordnung morphologischer Befunde zu funktionellen Veränderungen auch heute noch meist nur ansatzweise möglich.

Veränderungen, die nach Auffassung verschiedener Autoren für den Eintritt einer Herzinsuffizienz bei chronischer hämodynamischer Überbelastung wesentlich oder entscheidend sind (ohne Berücksichtigung peripherer Determinanten)

- Gesteigerte *Diffusionsstrecken für Sauerstoff; Kapillarschädigungen* (Eppinger 1931)
- *Koronarinsuffizienz* mit *Hypoxie,* Hemmung der *Proteinsynthese* sowie quantitativen Alterationen der *Mitochondrien* (Büchner u. Weyland 1968; Büchner u. Onishi 1970)
- Strukturelle Dilatation mit vermindertem mechanischem *Wirkungsgrad* der Herzaktion aufgrund ungünstiger *geometrischer Bedingungen* (Linzbach 1967)
- Multiple (*Entzündungs-* und) *Narbenherde* (Krehl 1890; Romberg 1892)
- Schwund an *kontraktilem Material* (Schaper 1983)
  Erschöpfung der *Nukleinsäure* und *Proteinsynthese* mit Beeinträchtigung der kontraktilen und energieproduzierenden Strukturen; Entleerung der endogenen *Katecholaminspeicher* (Meerson 1969)

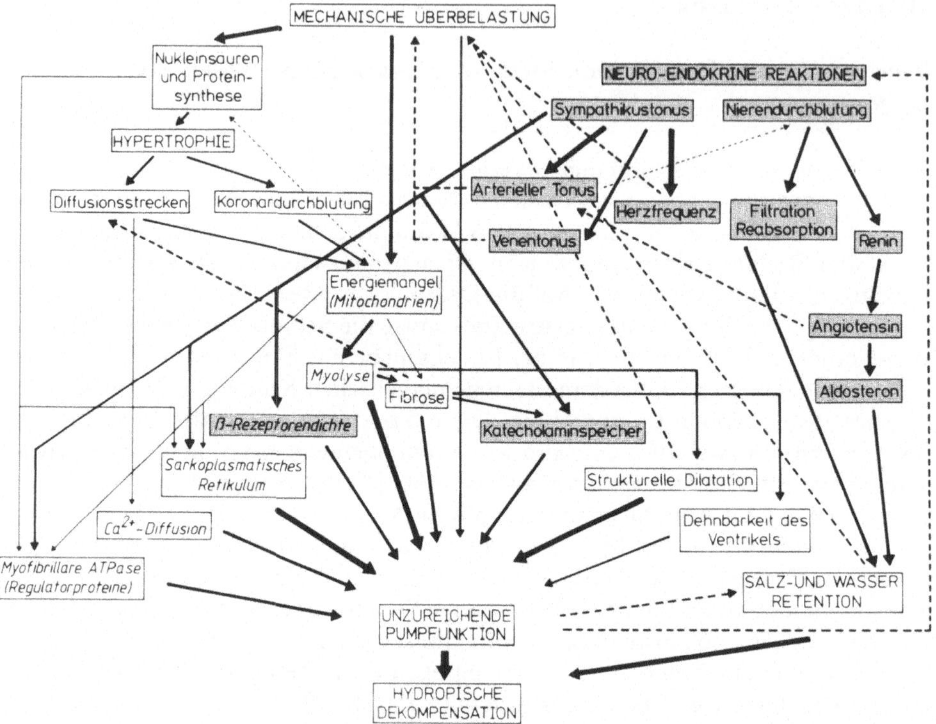

Abb.7. Schema der Faktoren, die zu einer hydropischen Herzinsuffizienz beitragen sowie deren hypothetische Hierarchie und Wechselwirkungen. Alterationen auf Zellebene sind durch *Schrägschrift*, neuroendokrine Reaktionen und deren direkte Folgen durch *Grauton* gekennzeichnet

- Gesteigerte intrazelluläre *Diffusionsstrecken für Ca²⁺* (Fleckenstein 1968)
- Beeinträchtigte *Funktion des SR* (Suko et al. 1973; Schwartz et al. 1973; Meerson 1976)
- Reduzierte *myofibrilläre ATPase-Aktivität* mit Beeinträchtigung der Verkürzungsgeschwindigkeit (Alpert u. Gordon 1962; Meerson 1969; Peters et al. 1976, 1977).
- Synthese eines *neuen Myosinmoleküls* mit verminderter ATPase-Aktivität (Swynghedauw et al. 1977)
- Ausschöpfung der Anpassungsreserve bezüglich der Umverteilung des *Isoenzymmusters von Myosin* (Lompré et al. 1979)

Im Schema der Abb. 7 wird versucht, pathogenetische Mechanismen, die zum Eintritt einer Herzinsuffizienz führen und deren Stellung innerhalb des multifaktoriellen Ursachengefüges klarzustellen. Auf der Ebene der Myokardzellen finden sich Alterationen der verschiedensten Organellen. Die Erweiterung *innerer Membransysteme,* wie sie in Abb. 8 für die *transversalen Tubuli* des linken Ventrikels bei Goldblatt-Hochdruck dargestellt ist, wurde von Page et al. (1971) als kompensatorisches Wachstum gedeutet, das einerseits eine ausreichende Oberfläche dieser Membranen in der hypertrophierten Zelle gewährleistet. Andererseits wurde beim hämodynamisch überbelasteten Herzen eine reduzierte Transportfunktion des *SR* für Ca²⁺-Ionen nachgewiesen (Heilmann et al. 1980; Meerson 1969; Schwartz et al. 1973; Suko et al. 1973). Durch Optimierung der elektromechanischen Kopplungsbedingungen läßt sich zumindest beim Goldblatt-Modell in fortgeschrittenen Sta-

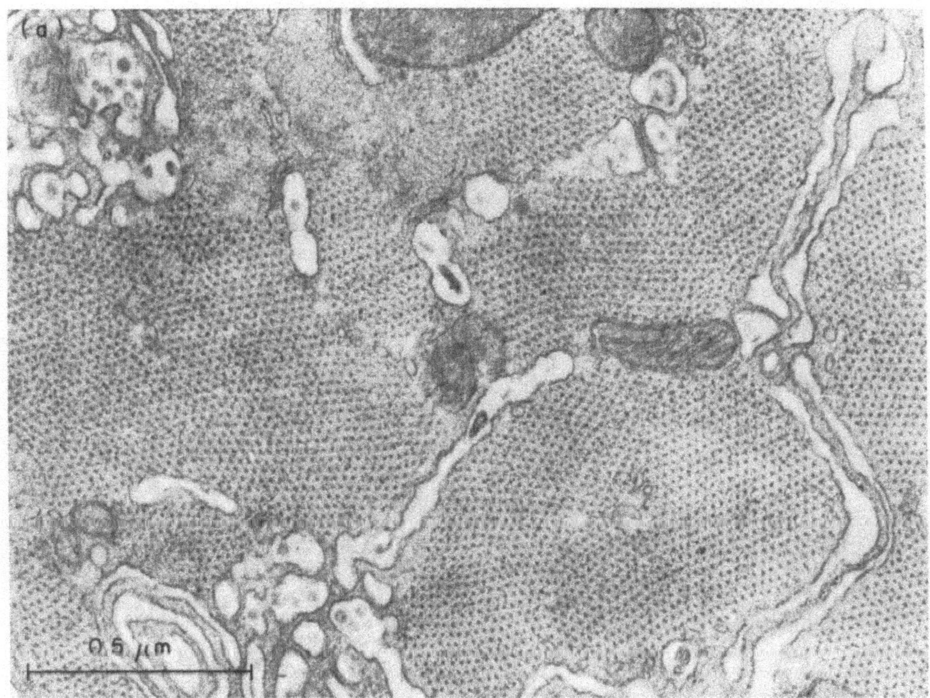

Abb. 8. Erweiterte transversale Tubuli in der hypertrophierten linksventrikulären Myokardzelle der Ratte bei Goldblatt-Hochdruck, 4 Wochen nach einseitiger Nierenarterienstenose (Nach Wendt-Gallitelli et al. 1979)

dien jedoch die reduzierte Kraftentwicklung und Verkürzungsgeschwindigkeit nicht normalisieren (Jacob et al. 1977).

Doerr (1968) beschrieb ballonartige Auftreibungen des SR im Myokard des Menschen bei entzündlichen Herzerkrankungen. Der Versuch einer quantitativen Zuordnung solcher Veränderungen zur reduzierten mechanischen Myokardfunktion steht jedoch ebenso aus wie bezüglich degenerativer Veränderungen der *Mitochondrien* (Büchner u. Onishi 1970; Wendt-Gallitelli et al. 1979), denen Büchner eine zentrale Rolle in der Pathogenese der Herzinsuffizienz zumißt. Die Abnahme von Größe und Raumanteil der Mitochondrien, die bei verschiedenen Modellen der Herzhypertrophie zu verzeichnen ist, wird nach Auffassung von Hatt et al. (1974) durch deren zahlenmäßige Zunahme kompensiert. Trotz zahlreicher Hinweise auf Defekte der Mitochondrienfunktion (Literatur s. Braunwald et al. 1967) wurden von anderen Autoren bei experimenteller Herzinsuffizienz Störungen der oxidativen Phosphorylierung, Änderungen des Phosphor-Sauerstoff-Verhältnisses, des Sauerstoffverbrauchs und deren mitochondrialen ATPase-Aktivität vermißt (Sobel et al. 1967). Über die Konzentrationen der *energiereichen Phosphate* liegt ein umfassendes, jedoch widersprüchliches Schrifttum vor (Literatur s. Braunwald et al. 1967). Obwohl die Gesamtkonzentration nichts über den Gehalt einzelner Kompartimente aussagt, läßt sich eine „Mangelinsuffizienz" im Sinne eines generellen Energiedefizits am kontraktilen Apparat selbst schon deshalb ausschließen, weil ein

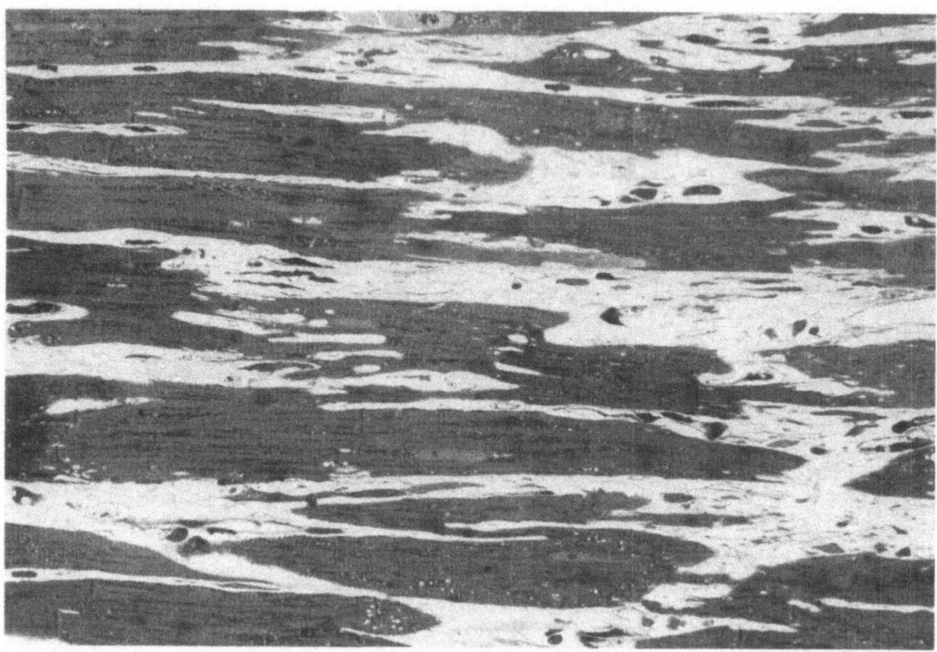

Abb. 9. Diffuse interstitielle Fibrose (Papillarmuskel vom linken Ventrikel) bei einer 20 Monate alten spontanhypertensiven Ratte. Die Myozyten sind durch Bindegewebe eingescheidet und zeigen degenerative Veränderungen. (Nach Thiedemann et al. 1983)

solches Defizit in erster Linie rigorartige Bindungen zwischen Aktin und Myosin bewirken sollte.

Die Erschöpfung der myokardialen *Katecholaminspeicher* (Chidsey et al. 1964; Pool et al. 1967) sowie die adaptive Abnahme der *β-Rezeptorendichte* (Ayobe u. Tarazi 1983) limitieren eine kompensatorische Unterstützung der Herzfunktion durch gesteigerte Aktivität des sympathischen Nervensystems und erhöhte Plasmakatecholaminspiegel.

Wie die Umverteilung des Isoenzymmusters von Myosin, so führen auch die einzelnen Veränderungen im Bereich der Zellorganellen per se offenbar nicht zum Versagen der Pumpfunktion des Herzens mit hydropischer Dekompensation.

Wenn in späteren Stadien chronisch gesteigerter Druckbelastung Zeichen der Präinsuffizienz auftreten, so finden sich bei unseren tierexperimentellen Modellen in der Regel auch Alterationen auf der Ebene des Myokardgewebes und v. a. der Ventrikelkonfiguration. Wie bereits von Büchner u. Onishi (1970) beschrieben, zeigt das Myokard hypertensiver Ratten in fortgeschrittenen Stadien regressive Veränderungen einschließlich *Myolyse* und *Fibrose* (Holubarsch et al. 1983; Jacob u. Kissling 1981; Jacob et al. 1983b; Medugorac 1980; Thiedemann et al. 1983; Wendt-Gallitelli et al. 1979), die sicher nur z. T. auf eine hypertensive Vaskulopathie zu beziehen sind. Diffuse interstitielle Fibrose (Abb. 9) vermindert nicht nur den Anteil des kontraktilen Materials pro Querschnittseinheit, sondern führt auch zur Einscheidung einzelner Myokardzellen mit Behinderung der Diffusion und degenerati-

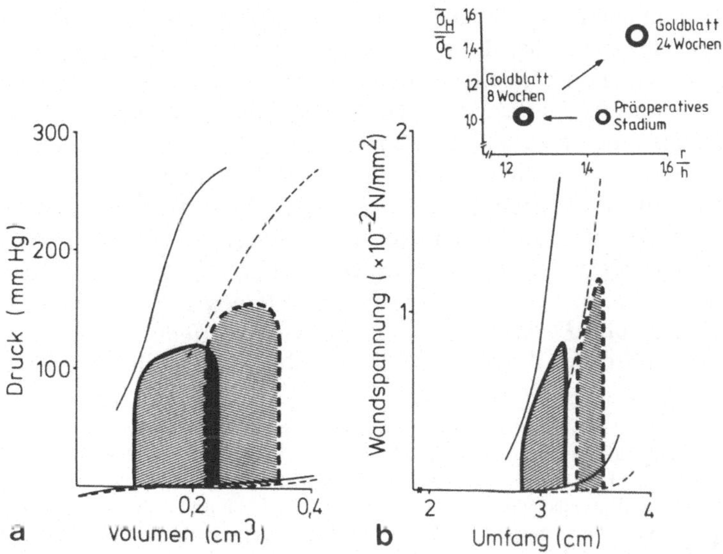

Abb. 10a, b. Ungünstige geometrische Bedingungen bei struktureller Dilatation: **a** repräsentatives Druck-Volumen-Diagramm des linken Ventrikels und Druck-Volumen-Schleife der Einzelaktion bei einer Goldblatt-Ratte im Stadium 24 Wochen nach einseitiger Nierenarterienstenose (----), verglichen mit einer gleichaltrigen Kontrolle (——). **b** Die mittlere Wandspannung, errechnet unter der Annahme einer dickwandigen Kugel, ist als Funktion des Ventrikelumfangs (in Wandmitte am Äquator) aufgetragen. Gewicht des linken Ventrikels: 1,12 g (Goldblatt) bzw. 0,87 g (Kontrolle). Inset: Wandspannung (Goldblatt/gleichaltriger Kontrolle) im Frühstadium sowie 24 Wochen nach einseitiger Nierenarterienstenose. (Nach Jacob u. Kissling 1981)

ven Veränderungen der Myozyten. Bei Goldblatt-Ratten in den ersten Monaten nach einseitiger Nierenarterienstenose ist das vermehrte Bindegewebe in der Regel vorwiegend perivaskulär angeordnet.

Lichtmikroskopisch erkennbare morphologische Veränderungen mit Fibrose und Verlust an kontraktilem Material sind offenbar auch bei bestimmten Formen der Herzinsuffizienz des Menschen von Bedeutung (Büchner u. Weyland 1968; Schaper 1983).

Mit erheblicher Fibrose ist meist auch die *strukturelle Dilatation* des linken Ventrikels verbunden, gekennzeichnet durch ein Mißverhältnis zwischen Wanddicke und Ventrikelradius (Linzbach 1967) – aufgrund unzureichender Syntheseleistung der Zelle (Meerson 1969). Unter diesen Bedingungen ist die systolische Wandspannung bzw. Wandbelastung gesteigert (Abb. 10b). Während die systolische Spannung im Frühstadium der Hypertrophie durch Zunahme der Wanddicke trotz gesteigerten Drucks konstant gehalten bzw. renormalisiert wird (Abb. 10, Inset), steigt die Wandspannung in den späteren Stadien an mit negativen Auswirkungen für den Wirkungsgrad der Herzarbeit, ganz in Bestätigung der Überlegungen von Linzbach (1967).

Die tierexperimentellen Ergebnisse weisen darüber hinaus auf die große Bedeutung *peripherer Faktoren* hin sowie auf die Rolle sekundärer, *neuroendokriner Reaktionen,* die als Folge reduzierter Pumpleistung des Herzens in Gang kommen. Während in den Beispielen der Abb. 4 u. 5 trotz stark reduzierter Kontraktionsgeschwindigkeit Zeichen der Ruhedekompensation fehlten, kann man bei bestimmten tierexperimentellen Modellen eindeutige Stauungssymptome beobachten, obwohl die mechanische Leistungsfähigkeit nur geringfügig beeinträchtigt ist. Von Taylor et al. (1968) wurde dies beim Hund mit aortokavaler Fistel beschrieben. Wir machten die gleiche Beobachtung bei experimenteller pulmonaler Hypertension (Crotalaria-spectabilis-Vergiftung) mit Hypertrophie des rechten Ventrikels (Jacob et al. 1983b). Extreme Belastung ist demnach auch bei weitgehend intakter Muskelfunktion nicht zu bewältigen – symbolisiert durch den durchgehenden Pfeil in der Mitte des Schemas (Abb. 7). Bei den reaktiven Veränderungen des *Sympathikustonus* sowie des *Wasser-* und *Elektrolythaushalts* überwiegen offenbar die negativen Auswirkungen, wie die Erfolge der modernen Therapie mit Vasodilatantien und Diuretika zeigen.

Harris (1983) sieht sich aufgrund der großen Bedeutung neuroendokriner Faktoren zu Schlußfolgerungen bezüglich der Definition der Herzinsuffizienz veranlaßt. Die übliche Definition nimmt Bezug auf die Unfähigkeit des Herzens als Gesamtorgan („Herzinsuffizienz im weiteren Sinne") bzw. des Herzmuskels („myokardiale Insuffizienz"), eine für die Bedürfnisse des Organismus adäquate Blutversorgung zu gewährleisten. Harris betont, daß die Sauerstoffversorgung des Organismus nicht vermindert sei und stellt die „Überaktivität des neuroendokrinen Systems" in den Vordergrund. Ursache des gesteigerten Sympathikustonus und der Umverteilung der Stromstärke mit Abnahme der Nierendurchblutung und sekundären Aktivierung des Renin-Angiotensin-Aldosteron-Systems ist jedoch letztlich die reduzierte Leistungsfähigkeit des Herzens, so daß ein substantieller Unterschied zu bisherigen Definitionen nicht erkennbar ist.

Die tierexperimentellen Ergebnisse sprechen dafür, daß einzelnen Teilfaktoren im Rahmen des gesamten Ursachen-Wirkungs-Gefüges der Herzinsuffizienz bei verschiedenen Modellen unterschiedliche Bedeutung zukommt. Jedoch erscheint die Schlußfolgerung erlaubt, daß die Bedeutung der myofibrillären ATPase-Aktivität als Teilfaktor auf zellulärer Ebene von vielen Autoren, besonders in der amerikanischen Literatur, eher überschätzt wurde, zumal beim menschlichen Myokard die Voraussetzungen für eine erhebliche Umverteilung des Isoenzymprofils auf Kosten des Isoenzyms VM-1 nicht gegeben sind (Mercadier et al. 1983; Takeda et al., im Druck; Wiegand et al. 1982).

Änderungen auf myofibrillärer Ebene bei arterieller Hypertonie und Herzinsuffizienz des Menschen

Das menschliche Ventrikelmyokard ist, verglichen mit dem der Ratte, ein „langsamer Muskel" mit eindeutiger Prävalenz des Myosinisoenzyms VM-3 und nur geringfügigem Gehalt an VM-1 (Mercadier et al. 1983; Schiaffino et al. 1983; Wiegand et al. 1982). Während Schiaffino et al. (1983) aufgrund immunologischer Untersuchungen beim linksventrikulären Myokard des Hypertonikers und selbst beim (hämodynamisch weniger belasteten) linken Ventrikel von Patienten mit Mitralstenose eine Abnahme von VM-1 fanden, vermissen Mercadier et al. (1983) nennenswerte Reaktionen des Isoenzymmusters bei Hypertonie sowohl im Stadium der Kompensation oder auch der Insuffizienz. Ältere Berichte über die Abnahme der ATPase-Aktivität von Myosin bzw. der myofibrillären ATPase (Albert u. Gordon 1962; Peters et al. 1976, 1977) bedürfen daher einer Überprüfung. Bei eigenen Untersuchungen (Takeda et al. 1984) an menschlichem Operationsmaterial (vorwie-

Tabelle 1. Veränderungen des linksventrikulären Myokards auf myofibrillärer Ebene beim Menschen unter hämodynamischer Überbelastung

Autoren	Jahr	Objekt	Ergebnisse
Alpert u. Gordon	1962	Myofibrilläre ATPase	↓
Nebel u. Bing	1963	Myofibrilläre ATPase	↑
Gordon u. Brown	1966	Myofibrilläre ATPase	↓
Leclercq u. Swynghedauw	1976	„Myofibrilläre" Ca^{2+}-ATPase Myofibrilläre Mg^{2+}-ATPase	↓ Ø
Peters et al.	1976	„Myofibrilläre"Ca^{2+}-ATPase	↓
Peters et al.	1977	„Myofibrilläre"Ca^{2+}-ATPase	↓
Wiegand et al.	1982	Pyrophosphatgelelektrophorese	Ø
Klotz et al.	1982	Leichte Ketten	Ø
Cummins	1982	Leichte Ketten	Präsenz von VLC im Vorhofmyokard
Mercadier et al.	1983	Pyrophosphatgelelektrophorese	Ø
Mercadier et al.	1983	Schweres Meromyosin	Ø
Sreter et al.	1983	Leichte Ketten	Zusätzliche Bande in der LC-1-Region
Schiaffino et al.	1983	Immunofluoreszenz	Verschwinden von „VM-1"
Tuchschmid et al.	1983	Leichte Ketten	Relativer Anstieg von VLC-1 Präsenz von ALC-1
Takeda et al.	1984	Myofibrilläre ATPase	(↓)

gend linksventrikulärer Papillarmuskel bei Mitralklappenfehlern) zeigte sich eine Tendenz zur Abnahme der myofibrillären ATPase-Aktivität mit steigendem enddiastolischen Druck, abnehmendem Minutenvolumen und zunehmendem Hypertrophiegrad. Jedoch war die Zuordnung zu dem aufgrund der Pyrophosphatgelelektrophorese ermittelten Isoenzymmusters nicht eindeutig. Die Komponente hoher Mobilität zeigte sogar eine inverse Korrelation zur myofibrillären ATPase-Aktivität, so daß sie in unserem Kollektiv nicht mit VM-1 identisch sein kann. Über die elektrophoretisch trennbaren Isoenzyme hinaus könnten andere Komponenten eine Rolle spielen, die sich durch Besonderheiten der leichten Ketten auszeichnen (Tabelle 1). Auch bezüglich anderer Proteine des myofibrillären Apparats (Aktin: Karsanov et al., persönliche Mitteilung; Regulatorproteine: Schwartz et al. 1973) wurden biochemische Veränderungen beschrieben. Die bisherigen Untersuchungsergebnisse sprechen jedoch nicht dafür, daß chronische Reaktionen im Bereich des myofibrillären Apparats selbst eine ausschlaggebende Rolle für das Versagen des chronisch überbelasteten Herzens spielen.

Überlegungen zu den Begriffen „adaptiv" und „pathologisch"

Mit dem Begriff der Anpassung verbindet sich die Vorstellung, daß die betreffende Reaktion der Zelle bzw. des Organismus günstige Auswirkungen zeigt im Sinne einer verbesserten Fähigkeit, veränderte Umweltbedingungen oder veränderte Belastungen zu bewältigen. Es ist jedoch ein triviales Mißverständnis, der adaptive Charakter eines Prozesses schließe ungünstige Konsequenzen generell aus. Die Umverteilung des Isoenzymmusters von Myosin beim chronisch druckbelasteten Herzen beruht auf einer veränderten Genexpression (Mahdavi et al. 1982; Sinha et al. 1982; Zak 1984), die dazu beiträgt, daß das Herz die gesteigerte Belastung unter Einsparung von Energie zu bewältigen vermag. Im Spätstadium dürfte der gleiche Prozeß – bei gleicher oder verstärkter Ausprägung - jedoch vorwiegend negative Auswirkungen haben aufgrund einer zunehmenden Konkurrenzsituation zwischen den Bedürfnissen des Gesamtorganismus bezüglich der Mechanik des Herzens bzw. des myofibrillären Apparats einerseits und den energetischen Bedürfnissen der Myokardzelle andererseits. Es zeigt sich, daß es auch 100 Jahre nach Virchow noch schwerfällt, den Begriff des „Pathologischen" auf Zellebene exakt zu definieren. Es gibt im Grenzbereich zwischen Physiologie und Pathophysiologie zahlreiche Beispiele für die Ambivalenz chronischer Reaktionen (Jacob 1983; Jacob et al. 1983b). Biologische Systeme reagieren auf veränderte Bedingungen in stereotyper Weise, gleichgültig, ob sich die jeweilige Antwort im betreffenden Stadium oder bei Präsenz anderer Faktoren günstig oder ungünstig auswirkt. Der adaptive Charakter einer Reaktion im Sinne einer Bewältigung veränderter Anforderungen ist häufig nur

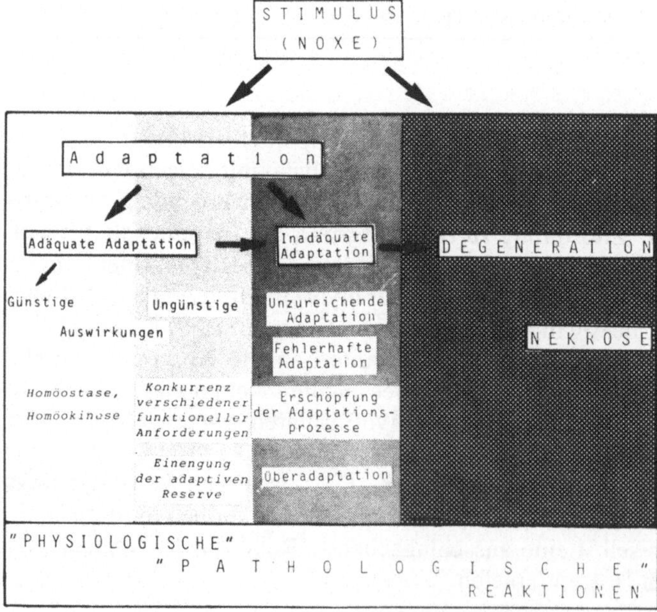

Abb. 11. Zelluläre Reaktionen auf äußere Stimuli oder Noxen. Die Begriffe „adaptiv" und „pathologisch" sind nicht als sich ausschließende Gegensätze zu betrachten. (Nach Jacob 1983)

tendenziell oder bei Berücksichtigung phylogenetischer Gesichtspunkte erkennbar. Harris (1983) demonstrierte dies sehr plausibel für die neuroendokrinen Reaktionen im Rahmen einer Herzinsuffizienz.

Es ist kaum zu bestreiten, daß den Begriffen „adaptiv" und „pathologisch" – wenn auch unbewußt – eine teleologische Betrachtungsweise zugrunde liegt. Bei Darstellung der Antwort einer Zelle auf äußere Stimuli wird in den Lehrbüchern der Pathologie in der Regel eine Dreiteilung in die Kapitel Adaptation, Degeneration und Nekrose zugrunde gelegt (Gedigk u. Totović 1977). Wie das Schema der Abb. 11 erläutert, wird jedoch offenbar im täglichen Sprachgebrauch der Begriff des „Pathologischen" nicht nur für eindeutige Läsionen sowie quantitativ oder qualitativ inadäquate Reaktionen benutzt, sondern auch für ungünstige Wirkungskomponenten, die von vornherein zum Wesen des Adaptationsprozesses gehören.

Zusammenfassung

Eine Abnahme der myofibrillären ATPase-Aktivität des Myokards wird von vielen Autoren als wesentlicher Teilfaktor in der Pathogenese chronischer, belastungsbedingter Herzinsuffizienz betrachtet. Chronische Druckbelastung des Herzens bewirkt v.a. bei kleinen Labortieren eine Transformation des Myokards in Richtung eines langsameren Muskels, der (neben Funktionsänderungen des sarkoplasmatischen Retikulums) eine Umverteilung des Isoenzymmusters von Myosin zugunsten der Komponente VM-3 zugrunde liegt.

Eine quantitative Beurteilung des Stellenwerts, der einzelnen Teilfaktoren für den Eintritt einer Herzinsuffizienz zukommt, setzt eigentlich voraus, daß der betreffende Parameter isoliert manipulierbar ist. Da dies nicht möglich ist, wird am Modell des Rattenherzens durch Korrelation des Isoenzymmusters mit mechanischen und energetischen Parametern auf verschiedener Ebene des Organs versucht, die Bedeutung einer reduzierten myofibrillären ATPase-Aktivität für die Funktion des Gesamtorgans abzugrenzen. Bei extremer, durch thyreostatische Behandlung erzwungener Prävalenz von VM-3 ist die maximale lastfreie Verkürzungsgeschwindigkeit von Myofibrillenpräparaten (chemisch gehäutetes Myokard) um ca. 40%, die ATPase-Aktivität um ca. 35% reduziert, gemessen an Präparaten junger Ratten mit weitgehend homogenem VM-1-Profil. Dagegen ist die myofibrilläre Spannungsentwicklung nicht signifikant herabgesetzt. Beim nativen Myokard überlagern sich membranabhängige Effekte (Erregung, elektromechanische Kopplung), so daß im Frühstadium der Druckhypertrophie die isometrische Spannungsentwicklung sogar gesteigert sein kann. Am Gesamtventrikel sind die Auswirkungen von Muskelmasse und Konfiguration für die Arbeitskapazität dominierend. Selbst bei experimentell erzwungener zusätzlicher Umverteilung des Isoenzymmusters im Sinne eines praktisch homogenen VM-3-Musters fehlen in der Regel bei persistierender Mehrbelastung Zeichen manifester Ruheinsuffizienz. Die Transformation des Myokards ist von einer verbesserten Ökonomie der Spannungsentwicklung begleitet, die sich in einer Abnahme des Sauerstoffverbrauchs pro Gewichtseinheit und Spannungs-Zeit-Integral äußert.

Im Gegensatz zu anderen Autoren deuten wir die druckinduzierte Umverteilung des Myosinisoenzymmusters als adaptiven Prozeß, der sich mit zunehmender Konkurrenzsituation zwischen mechanischen und energetischen Anforderungen im Spätstadium der Hypertrophie allerdings auch negativ auswirken kann. Am Beispiel reaktiver Veränderungen des Isoenzymmusters von Myosin läßt sich somit demonstrieren, daß „adaptive" und „pathologische" Phänomene keinesfalls als sich ausschließende Gegensätze zu betrachten sind.

Der Stellenwert des Isoenzymmusters innerhalb des multifaktoriellen Ursachengefüges der chronischen experimentellen Herzinsuffizienz wird, verglichen mit der Bedeutung anderer Komponenten (degenerative Veränderungen, diffuse Fibrose, strukturelle Dilatation) offenbar in der Literatur eher überbewertet.

Beim menschlichen Ventrikelmyokard, bei dem nur eine geringfügige Umverteilung auf Kosten des Isoenzyms VM-1 möglich ist, sind weitere Untersuchungen erforderlich, um Veränderungen der myofibrillären ATPase-Aktivität mit der Struktur der kontraktilen Proteine zu korrelieren.

Literatur

Alpert NR, Gordon MS (1962) Myofibrillar adenosine triphosphatase activity in congestive heart failure. Am J Physiol 202: 940–946

Alpert NR, Mulieri LA (1982) Increased myothermal economy of isometric force generation in compensated cardiac hypertrophy induced by pulmonary artery constriction in the rabbit. Circulat Res 50: 491–500

Aschoff L (1934) Über die nicht gefäßbedingten Schädigungen des Herzmuskels. In: Vereinigung der Bad Nauheimer Ärzte (Hrsg) Klinik der Erkrankungen des Herzmuskels. Steinkopff, Dresden Leipzig, S 14–28

Ayobe MH, Tarazi RC (1983) Beta-receptors and contractile reserve in left ventricular hypertrophy. Hypertension [Suppl I] 5: 192–197

Bárány M (1967) ATPase activity of myosin correlated with speed of muscle shortening. J Gen Physiol 50: 197–218

Braunwald E, Ross J, Sonnenblick EH (1967) Mechanisms of contraction of the normal and failing heart. Little Brown, Boston

Brenner B, Jacob R (1980) Calcium activation and maximum unloaded shortening velocity. Investigations on glycerinated skeletal and heart muscle preparations. Basic Res Cardiol 75: 40–46

Büchner F, Onishi S (1970) Cardiac hypertrophy and cardiac failure in electron microscopy. Urban & Schwarzenberg, München Berlin Wien

Büchner F, Weyland R (1968) Die Insuffizienz des hypertrophierten Herzmuskels im Lichte seiner Narbenbilder. Urban & Schwarzenberg, München Berlin Wien

Chidsey CA, Kaiser GA, Sonnenblick EH, Spann JF Jr, Braunwald E (1964) Cardiac norepinephrine stores in experimental heart failure in dog. J Clin Invest 43: 2386–2393

Cummins P (1982) Transition in human atrial and ventricular myosin light chain isoenzymes in response to cardiac-pressure-overload-induced hypertrophy. Biochem J 205: 195–204

D'Albis A, Pantaloni C, Bechet JJ (1979) An electrophoretic study of native myosin isoenzymes and of their subunits content. Eur J Biochem 99: 261

Doerr W (1968) Biotechnik der Herzinsuffizienz bei entzündlichen Erkrankungen des Myokards. In: Reindell H, Keul J, Doll E (Hrsg) Herzinsuffizienz – Pathologie und Klinik. Thieme, Stuttgart New York, S 50–57

Ebrecht G, Rupp H, Jacob R (1982) Alterations of mechanical parameters in chemically skinned preparations of rat myocardium as a function of isoenzyme pattern of myosin. Basic Res Cardiol 77: 220–234

Eppinger H (1931) Zur Pathologie der Kreislaufregulationen. In: Bethe A, Bergmann G von, Embden D, Ellinger A (Hrsg) Handbuch norm path Physiol 16/2. Springer, Berlin, S 1289–1412

Fleckenstein A (1968) Experimentelle Pathologie der akuten und chronischen Herzinsuffizienz, Verh Dtsch Ges Kreislaufforsch 34: 15–34

Gedigk P, Totović V (1977) Zell- und Gewebsschäden. In: Eder M, Gedigk P (Hrsg) Lehrbuch der Allgemeinen Pathologie und der Pathologischen Anatomie. Springer, Berlin Heidelberg New York, S 1–68

Gordon MS, Brown AL (1966) Myofibrillar adenosine triphosphatase activity of human heart tissue in congestive failure: Effects of ouabain and calcium. Circ Res 18: 534–542

Gülch RW (1980) The effect of elevated chronic loading on the action potential of mammalian myocardium. J Mol Cell Cardiol 12: 415–520

Harris P (1983) Evolution and the cardiac patient. Cardiovasc Res 17/6: 313–319; 17/7: 373–378; 17/8: 437–445

Hatt PY, Jouannot P, Moravec J, Swynghedauw B (1974) Current trends in heart hypertrophy. Basic Res Cardiol 69: 479–483

Heilmann C, Lindl T, Müller W, Pette D (1980) Characterization of cardiac microsomes from spontaneously hypertonic rats. Basic Res Cardiol 75: 92–96

Hoh JFY, McGrath PA, Hale PT (1978) Electrophoretic analysis of multiple forms of rat cardiac myosin: Effects of hypophysectomy and thyroxine replacement. J Mol Cell Cardiol 10: 1053–1076

Hoh JFY, Yeoh GPS, Thomas MAW, Higginbottom L (1979) Structural differences in the heavy chains of rat ventricular myosin isoenzymes. FEBS Lett 97: 330–334

Holubarsch C, Holubarsch T, Jacob R, Medugorac I, Thiedemann KU (1983) Passive elastic properties of myocardium in different models and stages of hypertrophy: A study comparing mechanical, chemical, and morphometric parameters. Cardiovasc Res 7: 323–336

Huxley AF (1957) Muscle structure and theories of contraction. Prog Biophys Biophys Chem 7: 255–318

Jacob R (1983) Chronic reactions of myocardium at the myofibrillar level. Reflections on „adaptation" and „disease" based on the biology of long-term cardiac overload. In: Jacob R, Gülch RW, Kissling G (eds) Cardiac adaptation to hemodynamic overload, training and stress. Steinkopff, Darmstadt, pp 3–24

Jacob R, Kissling G (1981) Left ventricular dynamics and myocardial function in Goldblatt hypertension of the rat. Biochemical, morphological and electrophysiological correlates. In: Strauer BE (ed) The heart in hypertension. Springer, Berlin Heidelberg New York, pp 89–106

Jacob R, Ebrecht G, Kämmereit A, Medugorac I, Wendt-Gallitelli MF (1977) Myocardial function in different models of cardiac hypertrophy. An attempt at correlating mechanical, biochemical and morphological parameters. Basic Res Cardiol 72: 160–167

Jacob R, Ebrecht G, Holubarsch C, Rupp H, Kissling G (1983a) Mechanics and energetics in cardiac hypertrophy as related to the isoenzyme pattern of myosin. Cardiovasc Res 7: 553–569

Jacob R, Kissling G, Ebrecht G, Holubarsch C, Medugorac I, Rupp H (1983b) Adaptive and pathological alterations in experimental cardiac hypertrophy. Adv Myocardiol 4: 55–77

Jacob R, Kissling G, Ebrecht G, Jörg E, Rupp H, Takeda N (1984) Cardiac alterations at the myofibrillar level: Is a redistribution of the myosin isoenzyme pattern decisive for cardiac failure in hemodynamic overload? Eur Heart J 5 [Suppl F]

Kämmereit A, Medugorac I, Steil E, Jacob R (1975) Mechanics of the isolated ventricular myocardium of rats conditioned by physical training. Basic Res Cardiol 70: 495–507

Kissling G, Gassenmaier T, Wendt-Gallitelli MF, Jacob R (1977) Pressurevolume relations, elastic modulus, and contractile behaviour of the hypertrophied left ventricle of rats with Goldblatt II hypertension. Pflugers Arch 369: 213–221

Kissling G, Rupp H, Malloy L, Jacob R (1982) Alterations in cardiac oxygen consumption under chronic pressure overload. Significance of the isoenzyme pattern of myosin. Basic Res Cardiol 77: 255–269

Klotz C, Leger JJ, Elzinga M (1982) Comparative sequence of myosin light chains from normal and hypertrophied human hearts. Circ Res 50: 201–209

Krehl L (1890) Beitrag zur Pathologie der Herzklappenfehler. Dtsch Arch Klin Med 46: 454–477

Leclercq JF, Swynghedauw B (1976) Myofibrillar ATPase, DNA and hydroxyproline content of human hypertrophied heart. Eur J Clin Invest 6: 27–33

Linzbach J (1967) Funktionelle Morphologie der chronischen Herzinsuffizienz. Verh Dtsch Ges Pathol 51: 124–127

Lompré AM, Schwartz K, D'Albis A, Lacombe G, van Thiem N, Swynghedauw B (1979) Myosin isoenzyme redistribution in chronic heart overload. Nature 282: 105–107

Mahdavi V, Periosamy M, Nadal-Ginard B (1982) Molecular characterization of two myosin heavy chain genes expressed in the adult heart. Nature 297: 659–664

Medugorac I (1980) Collagen content in different areas of normal and hypertrophied rat myocardium. Cardiovasc Res 14: 551–554

Medugorac I, Jacob R (1976) Concentration and adenosine triphosphatase activity of left ventricular actomyosin in Goldblatt rats during the compensatory stage of hypertrophy. Hoppe Seylers Z Physiol Chem 357: 1495–1503

Meerson FZ (1969) Hyperfunktion, Hypertrophie und Insuffizienz des Herzens. Volk & Gesundheit, Berlin

Meerson FS (1976) Insufficiency of hypertrophied heart. Basic Res Cardiol 71: 343–354

Mercadier JJ, Bouveret P, Gorza L et al. (1983) Myosin isoenzymes in normal and hypertrophied human ventricular myocardium. Circ Res 53: 52–62

Nebel ML, Bing RJ (1963) Contractile proteins of normal and failing human hearts. Arch Intern Med 111: 190–195

Page E, McCallister LP, Power B (1971) Stereological measurements of cardiac ultrastructures implicated in excitation-contraction coupling (sarcotubules and T-system). Proc Natl Acad Sci 68: 1465–1466

Peters TJ, Brooksby JAB, Webb-Peploe MM, Wells G, Jenkins BS, Coltart DJ (1976) Enzymic analysis of cardiac biopsy material from patients with valvular heart-disease. Lancet 310/I: 269–270

Peters TJ, Wells G, Oakley CM, Brooksby JAB, Jenkins BS, Webb-Peploe MM, Coltart DJ (1977) Enzymic analysis of endomyocardial biopsy specimens from patients with cardiomyopathies. Br Heart J 39: 1333–1339

Pool PE, Covell JW, Levitt M, Gibb J, Braunwald E (1967) Reduction of cardiac tyrosinehydroxylase activity in experimental congestive heart failure: Its role in depletion of cardiac norepinephrine stores. Circ Res 20: 349–353

Pope B, Hoh JFY, Weeds A (1980) The ATPase activity of rat cardiac myosin isoenzymes. FEBS Lett 118: 205–208

Romberg E (1982) Über die Erkrankungen des Herzmuskels bei Typhus abdominalis, Scharlach und Diphtherie. Dtsch Arch Klin Med 48: 369, 49: 413

Rupp H (1981) The adaptive changes in the isoenzyme pattern of myosin from hypertrophied rat myocardium as a result of pressure overload and physical training. Basic Res Cardiol 76: 79–88

Rupp H, Jacob R (in press) Transitions of myocardium between a fast-type or slow-type muscle as monitored by the population of myosin isoenzymes. In: Rupp H (ed) Regulation of heart function. Thieme-Stratton, New York

Rupp H, Kissling G, Jacob R (1983) The hormonal and hemodynamic determinants of polymorphic myosin. Cardiovasc Res 7: 373–383

Schaper J (1983) Morphometry of cardiac muscle. The relationship between structure and function in human hypertrophied hearts. An ultrastructural morphometric study. Cardiovasc Res 7: 177–196

Scheuer J, Bhan AK (1979) Cardiac contractile proteins. Adenosine triphosphatase activity and physiological function. Circ Res 45: 1–12

Schiaffino S, Gorza L, Sartore S, Valfré C, Paulette P (1983) Adaptive changes in cardiac isomyosins as visualized by immunofluorescence. In: Jacob R, Gülch RW, Kissling E (eds) Cardiac adaptation to hemodynamic overload, training and stress. Steinkopff, Darmstadt, pp 101–103

Schwartz A, Sordahl LA, Entman ML et al. (1973) Abnormal biochemistry in myocardial failure. Am J Cardiol 32: 407–422

Schwartz K, Lecarpentier Y, Martin JL, Lompré AM, Mercadier JJ, Swynghedauw B (1981) Myosin isoenzyme distribution correlated with speed of myocardial contraction. J Mol Cell Cardiol 13: 1071–1075

Sinha AM, Umeda PK, Kavinsky CJ, Rajamanickam C, Hsu HJ, Jakovcic S, Rabinowitz M (1982) Molecular cloning of mRNA sequences for cardiac β- and α-form myosin heavy chains: Expression in ventricles of normal, hypothyroid, and thyrotoxic rabbits. Proc Natl Acad Sci 79: 5847–5851

Sobel B, Spann JR Jr, Pool PE, Sonnenblick EH, Braunwald E (1967) Normal oxidative phosphorylation in mitochondria form failing heart. Circ Res 21: 355–363

Sonnenblick EH (1970) Contractility of cardiac muscle. Circ Res 27: 479–481

Sreter FA, Mabuchi K, Somogyi E, Sotonyi P (1983) Myosin isoenzymes in normal and pathological human heart muscle. In: Jacob R, Gülch RW, Kissling G (eds) Cardiac adaptation to hemodynamic overload, training and stress. Steinkopff, Darmstadt, pp 129–133

Suko J, Ito Y, Chidsey A (1973) Intracellular metabolism of calcium in the hypertrophied and failing heart. In: Roskamm H, Reindell H (eds) Das chronisch kranke Herz. Schattauer, Stuttgart New York, pp 183–189

Swynghedauw B, Schwartz K, Leger JJ (1977) Cardiac myosin. Phylogenetic and pathological changes. Basic Res Cardiol 72: 254–250

Takeda N, Rupp H, Fenchel G, Hoffmeister HE, Jacob R (1984) Myofibrillar ATPase activity of human biopsy material as related to hemodynamic parameters (Abstr.). Eur Heart J [Suppl 1] 5:184

Takeda N, Dominiak P, Türck D, Rupp H, Jacob R (in press) Myocardial catecholamine responsiveness of spontaneously hypertensive rats as influenced by swimming training. Basic Res Cardiol

Taylor RR, Cowell JW, Ross R (1968) Left ventricular function in experimentall aorto-caval fistula with circulatory congestion and fluid retention. J Clin Invest 47: 1333–1342

Thiedemann KU, Holubarsch C, Medugorac I, Jacob R (1983) Connective tissue content and myocardial stiffness in pressure induced cardiac hypertrophy. Basic Res Cardiol 78: 140–155

Tuchschmid CR, Srihari T, Hirzel HO, Schaub MC (1983) Structural variants of heavy and light chains of atrial and ventricular myosin in hypertrophied human hearts. In: Jacob R, Gülch RW, Kissling G (eds) Cardiac adaptation to hemodynamic overload, training and stress. Steinkopff, Darmstadt, pp 123–128

Ullrich KJ, Riecker G, Kramer K (1954) Das Druckvolumendiagramm des Warmblüterherzens. Pflugers Arch 259: 481–498

Wendt-Gallitelli MF, Ebrecht G, Jacob R (1979) Morphological alterations and their functional interpretation in the hypertrophied myocardium of Goldblatt hypertensive rats. J Mol Cell Cardiol 11: 275–287

Wiegand V, Stroh E, Hennekes H, Kreuzer H (1982) Myosinisoenzyme im normalen und hypertrophierten menschlichen Myokard (Abstr.). Z Kardiol 71. 212

Wikman-Coffelt J, Parmley WW, Mason DT (1979) The cardiac hypertrophy process: Analyses of factors determining pathological vs. physiological development. Circ Res 45: 679–707

Zak R (1984) Overview of the growth process. In: Zak R (ed) Growth of the heart in health and disease. Raven, New York, pp 1–24

Prinzip Kalziummodulation:
Änderung der Kalziumansprechbarkeit
kontraktiler Strukturen im Herzmuskel

J. C. Rüegg

Vor rund 100 Jahren hat S. Ringer die positiv inotrope Wirkung von Kalziumionen am Herzen entdeckt.

Heute wissen wir, wie Kalziumionen die kontraktilen Strukturen des Herzens regulieren und daß ein Zuviel an Kalzium dem Herzen schadet (Fleckenstein 1983). Wenn durch zuviel Kalzium die Aktomyosin-ATPase zu sehr aktiviert wird, kommt es zu einem Mißverhältnis von ATP-Angebot und -Nachfrage. Es wird zuviel ATP verbraucht; die ATP-Verarmung kann nach Doerr u. Roßner (1977) zu Nekrosen führen. Wie wehrt sich das Herz gegen diese Gefahr? Auf einen kürzlich entdeckten Mechanismus möchte ich im folgenden besonders eingehen: Die Kalziumansprechbarkeit der kontraktilen Strukturen und insbesondere auch der Aktomyosin-ATPase wird gedämpft. Der Überschuß an Kalzium ist zwar da, aber der kontraktile Apparat reagiert nicht darauf. Er ist desensibilisiert. Offenbar besteht keine unabänderliche Beziehung zwischen der intrazellulären Kalziumionenkonzentration und der Kontraktilität, sondern eine Relation, die moduliert werden kann.

Während des Aktionspotentials strömen Kalziumionen ins Zellinnere und setzen durch den von Fabiato (1983) beschriebenen Mechanismus („calcium-induced calcium release") aus dem sarkoplasmatischen Retikulum (SR) Kalziumionen frei. Diese diffundieren zu den Myofibrillen, verbinden sich dort mit dem Kalziumrezeptorprotein Troponin und schalten damit den kontraktilen Mechanismus ein. Kurz danach bilden sich Kontraktionsbrücken zwischen den dicken Myosinfilamenten und den dünnen Aktinfilamenten in der Muskelzelle. Doch ist die Kalziumionenkonzentration im Herzmuskel - etwa 10^{-6}M - nie so hoch, daß alle Kraftgeneratoren, alle Querbrücken zur gleichen Zeit eingeschaltet sind. Das bedeutet, daß der Herzmuskel eine große Kontraktionsreserve enthält, die normalerweise gar nicht ausgenützt wird, es sei denn, daß die intrazelluläre Konzentration der Kalziumionen über das Normalmaß hinaus erhöht wird, wie z. B. nach Applikation von Katecholaminen. Die positiv inotrope Wirkung von Katecholaminen kommt in der Tat über eine Erhöhung der intrazellulären Kalziumionenkonzentration zustande, bedingt durch einen erhöhten Kalziumeinstrom in die Zelle. Beweise dafür sind die Versuche von Morgan u. Blinks (1982), die die intrazelluläre Kalziumionenkonzentration mit Hilfe des intrazellulären Kalziumindikators Äquorin gemessen haben. Unmittelbar nach einer elektrischen Reizung fanden sie einen transienten Kalziumanstieg, dem eine entsprechende Kraftentwicklung folgte. Je höher die Konzentration von Noradrenalin, um so größer war das „Kalziumsignal" und die entwickelte Herzkraft. Bei sehr hohen Noradrenalinkonzentrationen jedoch stieg die Kraft nicht weiter an, obwohl die Kalziumkonzentration stark zunahm.

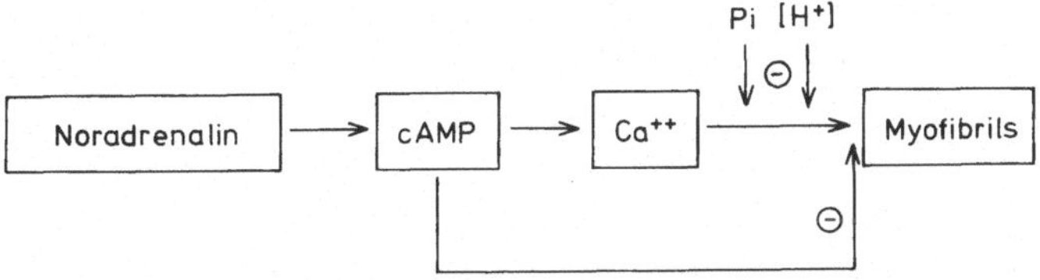

Abb. 1. Modulation der Kalziumwirkung im Herzen durch cAMP. cAMP erhöht die Verfügbarkeit von intrazellulärem Kalzium und aktiviert dadurch die Myofibrillen. Gleichzeitig hemmt cAMP die Kalziumansprechbarkeit der kontraktilen Strukturen via Phosphorylierung des Troponins. (Weitere Erläuterungen im Text)

Das Verhältnis Kraftentwicklung zu intrazellulärer Kalziumkonzentration wurde also kleiner, als ob die kontraktilen Strukturen gegenüber Kalzium desensibilisiert worden wären. Diese Vorgänge lassen sich nach Herzig (1984) folgendermaßen erklären (Abb. 1): Noradrenalin aktiviert die Adenylatzyklase und erhöht damit den cAMP-Spiegel in der Zelle; cAMP öffnet Kalziumkanäle an der Membran und erhöht somit die Kalziumionenkonzentration, was zu einer verstärkten Muskelaktivierung führt. Gleichzeitig reduziert cAMP jedoch die Kalziumaffinität in kontraktilen Strukturen und hemmt so ihre Kalziumansprechbarkeit. Die verminderte Ansprechbarkeit der kontraktilen Strukturen gegenüber Kalzium ist vielleicht ein Schutzmechanismus, der ein „Überdrehen des Herzmotors" durch zu starken Sympathikusantrieb verhindert. Sie kann in funktionell isolierten Myofibrillenbündeln direkt nachgewiesen und analysiert werden, nachdem Zellmembran und SR durch Behandlung mit Detergenzien aufgelöst wurden.

Die durch Behandlung mit Detergenzien membranfrei gewordenen „gehäuteten" Fasern sind tot und totenstarr, werden jedoch nach Zugabe von ATP wieder weich und beweglich. Sie kontrahieren mit ATP als einziger Energiequelle, wenn die kontraktilen Strukturen durch Kalziumionen definierter Konzentration aktiviert werden. Bemerkenswert ist nun der Befund, daß die durch Kalzium aktivierten isolierten kontraktilen Strukturen nach Einwirkung von cAMP partiell erschlaffen, obgleich die Kalziumionenkonzentration konstant gehalten wird (Herzig et al. 1981; Abb. 2). Die kontraktile Struktur erschlafft also in diesem Fall, weil sie weniger ansprechbar auf Kalziumionen geworden ist. Nach Zugabe der neu entwickelten kardiotonen Substanz UD-CG 115 BS (Pimobendon 4,5-Dihydro-6-2-(4-methoxyphenyl-)1H-benzimidazol-5-yl-5-methyl-3(2H)-pyridazinon (erhalten von Dr. K. Thomae GmbH, Biberach/Riß) nimmt die Kraft wieder auf den ursprünglichen Wert zu. Während also cAMP als Kalziumdesensibilisator wirkt, wirkt UD-CG 115 BS als Kalziumsensibilisator. Die Beziehung zwischen Kraft und Kalziumkonzentration in diesen isolierten kontraktilen Strukturen des Herzmuskels lassen sich durch eine sigmoidale Kurve darstellen; durch Einwirkung von cAMP wird diese Kurve nach rechts verschoben, d. h. die EC_{50} für Ca^{2+} wird größer, die kontraktilen Strukturen sind kalziumunempfindlicher geworden. cAMP aktiviert bekanntlich die cAMP-abhängige Proteinkinase, indem es die aktive katalytische Untereinheit freisetzt. Es ist deshalb nicht verwunderlich, daß die katalytische Untereinheit der cAMP-abhängigen Proteinkinase denselben Effekt auf die Kalziumempfindlichkeit hat wie cAMP selbst. Ganz ähnlich wirkt die cGMP-abhängige Proteinkinase (Pfitzer et al. 1982). All diese kalziumdesensibilisierenden Effekte kommen dadurch zu-

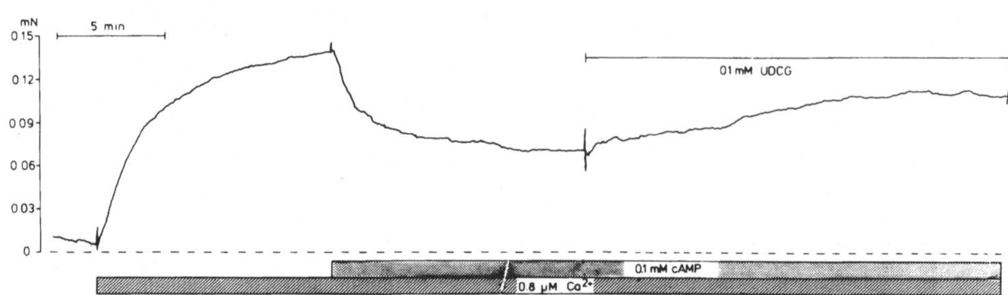

Abb. 2. Isometrische Kontraktion eines gehäuteten Trabekels aus dem rechten Ventrikel des Schweineherzens. Das Präparat ist zunächst erschlafft in einer ATP-Salzlösung mit folgender Zusammensetzung (in mM): 10 ATP, 10 MgCl$_2$, 5 NaN$_3$, 5 CaEGTA, 20 Imidazol, 10 Kreatinphosphat, 25 U/ml Kreatinphosphokinase, pH 6,7, 20 °C. Die Zugabe von cAMP bewirkt eine Relaxation, die durch Zugabe von 0,1 mM UD-CG 115 BS teilweise rückgängig gemacht wird

stande, daß der Kalziumrezeptor Troponin in den Muskelfasern durch die cAMP-abhängige Proteinkinase phosphoryliert wird und die Kalziumaffinität von Troponin durch die Phosphorylierung vermindert wird.

Die cAMP-induzierte Phosphorylierung von Troponin ist indessen nicht die einzige Möglichkeit, die Kalziumwirkung zu dämpfen. Wie schon Schädler (1967) zeigte, haben auch H-Ionen einen kalziumdesensibilisierenden Effekt. Kuhn (persönliche Mitteilung) hat die früheren Untersuchungen unserer Arbeitsgruppe mit verbesserter Methodik bestätigt.

In Abb. 3 ist die Relation zwischen Kraftentwicklung und Kalziumkonzentration bei pH 7,0 und bei pH 6,5 dargestellt. Wie leicht erkennbar ist, bewirkt Azidose eine leichte Rechtsverschiebung der Dosis-Wirkung-Kurve von Kalzium: Bei einer gegebenen mittleren Kalziumionenkonzentration wird infolge der Azidose die Kontraktilität stark gehemmt. Auch unter der Einwirkung von anorganischem Phosphat wird die Kontraktilität bei einer gegebenen intrazellulären Kalziumionenkonzentration deutlich herabgesetzt (Herzig u. Rüegg 1977). Diese Befunde sind deswegen wichtig, weil sie erklären, wieso unter hypoxischen Bedingungen im Myokard die Kontraktilität abfällt. Denn unter hypoxischen Bedingungen fällt der pH-Wert bis auf etwa 6,6 ab, und die anorganischen Phosphatwerte können auf 10 mM und mehr ansteigen. Die freie Kalziumionenkonzentration jedoch bleibt unverändert, wie Allen et al. (1982) zeigten.

In den letzten Jahren sind zahlreiche Faktoren und Mechanismen bekanntgeworden, die die Kalziumwirkung am Herzmuskel modulieren (Tabelle 1).

Kalziumsensibilisierend wirkt beispielsweise eine Dehnung auf Sarkomerlängen über 1,8 µm. Dieser Effekt ist nach Hibberd u. Jewell (1982) wohl die molekulare Basis des Frank-Starling-Mechanismus. Sensibilisierend wirken auch gewisse neue Kardiotonika, deren positiv inotroper Effekt weder glykosidisch noch katecholaminartig ist. Eine dieser neuen Substanzen, nämlich DPI 201-106, wirkt nach den Untersuchungen von Herzig u. Quast (1984) bereits in Konzentrationen um 10^{-10}M und verschiebt die Dosis-Wirkung-Kurve von Kalzium um 0,2 pCa-Einheiten nach links. Die positiv inotrope Substanz APP-201-533 verdoppelt die Kraft isolierter

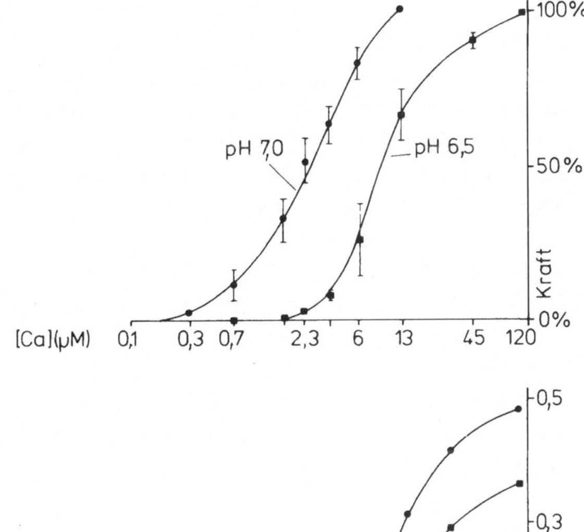

Abb. 3. Einfluß von pH und Phosphat auf die Kalziumabhängigkeit der Kraft isolierter kontraktiler Myokardstrukturen. Mit Lubrol-WX gehäutete Herzmuskelfasern (Trabeculum septomarginalis) des rechten Ventrikels des Schweineherzens in ATP-Salzlösung (Zusammensetzung wie unter Abb. 2 beschrieben)

Tabelle 1. Intrazelluläre Kalziummodulation im Herzen. (Erklärung und weitere Literaturhinweise im Text)

Kalziumsensibilisatoren	Kalziumdesensibilisatoren
Dehnung (Frank-Starling-Mechanismus)	Entdehnung

Neue positiv inotrop wirkende Pharmaka
  UD-CG 115 BS
  AR-L 115 BS
  APP 201-533
  DPI 201-106
	Intrazelluläre Azidose (Phosphat; H^+)
	Phosphorylierung des
	Kalziumrezeptors Troponin durch
	  cAMP
	  cGMP

kontraktiler Strukturen bei einer submaximalen Kalziumionenkonzentration (Herzig 1984). Ähnlich, jedoch weniger stark, wirkt das Kardiotonikum AR-L 115 BS, das die Affinität des Kalziumrezeptors Troponin für Kalzium erhöht (Solaro u. Rüegg 1982). Kalziumdesensibilisierend wirken die Produkte der ATP-Spaltungsreaktion, Phosphat und Wasserstoffionen, die sich bei Hypoxie in der Myokardzelle anhäufen. Beide Ionen senken die Kontraktilität, und indem sie gleichzeitig die Aktomyosin-ATPase hemmen, wirken sie auch kardioprotektiv: In einem Zustand, in dem die ATP-Synthese vermindert ist, wird konsequenterweise der ATP-Verbrauch gedrosselt.

Kalziumdesensibilisierend wirkt auch, wie erwähnt, cAMP, das unter dem Einfluß der Katecholamine gebildet wird. Wenn bei Intoxikation mit Katecholaminen das Myokard durch Kalzium überflutet wird, sinkt deshalb die Ansprechbarkeit der Aktomyosin-ATPase und der kontraktilen Strukturen bei einer Überdosis von Kalzium. Der ATP-Verbrauch wird begrenzt, das Herz wird weniger beansprucht, als aufgrund der höheren Kalziumionenkonzentration erwartet werden könnte.

Wie schrieben Doerr u. Roßner (1977) über die toxische Wirkung von Katecholaminen am Herzmuskel? „Die pathologische Wirkung der Kalziumionen besteht darin, daß eine überschießende Wirkung der kalziumabhängigen Myofibrillen-ATPase entfacht wird. Es kommt dadurch zu einem Verlust an ATP und damit zu einem Myokardschaden", der typisch für das Bild einer Epinephrinmyokarditis ist. Wenn dem so ist, könnten die hier besprochenen kalziumdesensibilisierenden Mechanismen eine direkte Rolle beim Schutz des Myokards spielen; sie hätten dann – v.a. auch bei Hypoxie – eine ähnliche kardioprotektive Wirkung wie Kalziumantagonisten.

Literatur

Allen DG, Kurihara S, Orchard CH (1982) The effects of hypoxia on intracellular calcium transients in mammalian cardiac muscle. J Physiol (Lond) 328: 22–23P

Doerr W, Roßner JA (1974) Toxische Arzneiwirkungen am Herzmuskel. Sitzungsberichte der Heidelberger Akademie der Wissenschaften. Mathematisch-naturwissenschaftliche Klasse, 4. Abhandlung. Springer, Berlin Heidelberg New York, S 75–207

Fabiato A (1983) Calcium-induced release of calcium from the cardiac sarcoplasmic retriculum. Am J Physiol 245: C1–C14

Fleckenstein A (1983) Calcium antagonism in heart and smooth muscle. Wiley & Sons, New York Chichester

Herzig JW (1984) Contractile proteins: Possible targets for drug action. Trends Pharmacol Sci 5: 296–300

Herzig JW, Quast U (1984) Increase in calcium sensitivity of myocardial contractile structures by DPI-106. J Mol Cell Cardiol [Suppl 16] 3: 6

Herzig JW, Rüegg JC (1977) Myocardial cross-bridge activity and its regulation by calcium, phosphate and stretch. In: Riecker G, Weber A, Goodwin J (eds) Myocardial failure. Springer, Berlin Heidelberg New York, pp 41–51

Herzig JW, Köhler G, Pfitzer G, Rüegg JC, Wölffle G (1981) Cyclic AMP inhibits contractility of detergent treated glycerol extracted cardiac muscle. Pflugers Arch 391: 208–212

Hibberd MG, Jewell BR (1982) Calcium and length-dependent force production in rat ventricular muscle. J Physiol 329: 527–539

Morgan JP, Blinks JR (1982) Intracellular Ca^{2+} transients in the cat papillary muscle. Can J Physiol Pharmacol 60: 524–528

Pfitzer G, Rüegg JC, Flockerzi V, Hofmann F (1982) cGMP-Dependent protein kinase decreases calcium-sensitivity of skinned cardiac fibers. FEBS Lett 149: 171–175

Schädler M (1967) Proportionale Aktivierung von ATPase-Aktivität und Kontraktionsspannung durch Calziumionen in isolierten contractilen Strukturen verschiedener Muskelarten. Arch Ges Physiol 296: 70–90

Solaro RJ, Rüegg JC (1982) Stimulation of Ca^{++} binding and ATPase activity of dog cardiac myofibrils by AR-L 115 BS, a novel cardiotonic agent. Circ Res 51: 290–294

Neuere physiologische und biochemische Aspekte bei der Entwicklung experimenteller Herzhypertrophien*

H.-G. Zimmer und E. Gerlach

Stoffwechselveränderungen im hypertrophierenden Herzen

In den letzten 20 Jahren sind die biochemischen Veränderungen in verschiedenen Modellen einer experimentell induzierten Herzhypertrophie erfaßt und beschrieben worden. Dies gilt insbesondere auch für das Initialstadium, in dem diejenigen Prozesse ablaufen, die an der Auslösung der Hypertrophie beteiligt sein dürften. Tabelle 1 zeigt die zeitliche Sequenz von wichtigen metabolischen Alterationen, die nach Druckbelastung des Herzens infolge einer experimentellen Aortenkonstriktion beobachtet wurden. Innerhalb der ersten 2 h ist die Aktivität der myokardialen Ornithindekarboxylase gesteigert [15]. Dies ist das geschwindigkeitsbestimmende Enzym bei der Synthese der Polyamine Spermin und Spermidin. Es katalysiert die Umwandlung von Ornithin in Putreszin [20], das dann mit S-Adenosylmethionin reagiert. Entsprechend ist auch der Gehalt an Spermin sehr frühzeitig erhöht [7, 8]. Eine weitere initiale Stoffwechselveränderung ist der Abfall des kardialen ATP-Gehalts [42]. Etwa zur gleichen Zeit ist die RNS-Synthese [9, 24] und die RNS-Polymerascaktivität gesteigert [19]. Darauf folgt die Erhöhung der Biosynthese von Adeninnukleotiden [41] und schließlich die Steigerung der Protein- [42] und Myosinsynthese [17]. Außerdem ist auch die Kapazität des Pentosephosphatzyklus erhöht [44], wodurch die Steigerung der myokardialen Adeninnukleotidsynthese aufrechterhalten wird.

Eine ähnliche zeitliche Sequenz der metabolischen Veränderungen ist auch in anderen experimentellen Modellen einer Herzhypertrophie beschrieben worden [37].

Trotz der detaillierten Kenntnis dieser und verschiedener anderer biochemischer Veränderungen im hypertrophierenden Herzen sind bisher 2 wesentliche Fragen noch immer unbeantwortet geblieben:

1. Welche hämodynamischen Veränderungen erfolgen während des Initialstadiums einer experimentell induzierten Herzhypertrophie am Kleintier?
2. Durch welchen auslösenden Faktor (oder Faktoren) wird die Steigerung der Proteinsynthese und damit die Entstehung der Herzhypertrophie in Gang gesetzt?

In diesem Beitrag soll zu diesen beiden Fragen auf der Grundlage eigener experimenteller Studien Stellung genommen werden.

---

* Mit Unterstützung durch die Deutsche Forschungsgemeinschaft (Zi 199/4-3 und Zi 199/4-4)

Tabelle 1. Zeitliche Sequenz von metabolischen Veränderungen im hypertrophierenden Herzen infolge Druckbelastung durch Aortenkonstriktion

Zeit nach Aortenkonstriktion [h]	Metabolischer Parameter	Änderung [%]	Literatur
2	Ornithindekarboxylaseaktivität	+75	15
2	Spermingehalt	+50	7
5	Adeninnukleotidgehalt	−15	42
4–8	RNS-Synthese	+60	24
12	RNS-Polymeraseaktivität	+10	19
24	Biosynthese von Adeninnukleotiden	+90	37, 41
48	Proteinsynthese	+25	42
48–96	Myosinsynthese	+117	17
48	Pentosephosphatzyklus	+60	44

Änderungen der Herzfunktion in 3 Modellen einer experimentellen Herzhypertrophie

Angesichts der beachtlichen Fortschritte bei der Aufklärung der biochemischen Veränderungen ist es erstaunlich, daß nur sehr wenige verläßliche Daten über die initialen Funktionsänderungen bei der experimentell induzierten Herzhypertrophie am Kleintier vorliegen. In früheren Untersuchungen wurde lediglich der Einfluß einer Aortenkonstriktion auf den Blutdruck bei Ratte [4, 5] und Kaninchen [2] und auf das Herzminutenvolumen bei der Ratte [6] untersucht. In jüngerer Zeit wurden hämodynamische Parameter an der spontan hypertensiven Ratte bestimmt [21, 22, 23]. Der Mangel an hämodynamischer Information dürfte v. a. daran liegen, daß es bis vor kurzem eine einfache und zuverlässige Methode zur Erfassung hämodynamischer Parameter am intakten Kleintier (Ratte, Meerschweinchen) nicht gab. Erst durch die raschen Fortschritte auf dem Gebiet der Miniaturisierung ist in den letzten Jahren ein Ultraminiatur-Kathetertip-Manometer entwickelt worden, mit dem Funktionsparameter nach Katheterisierung des linken Herzens gemessen werden können [34, 40].

Der Katheter (Modell PR-249, Millar Instruments, Inc., Houston, Texas), dessen Spitze einen Durchmesser von 0,9 mm (entsprechend 3 French) und dessen Schaft einen Durchmesser von nur 0,5 mm hat, wird über die rechte A. carotis in den linken Ventrikel bei Inactin-narkotisierten Ratten vorgeschoben. Er wird über eine Kontrolleinheit (Millar-Instruments, Inc.) mit einem Schreiber (Beckman RM oder Gould Brush 2600) zur kontinuierlichen Registrierung der hämodynamischen Parameter verbunden. Gemessen werden Herzfrequenz, linksventrikulärer systolischer (LVSP) und diastolischer Druck und die maximale Anstiegsgeschwindigkeit des linksventrikulären Drucks (LV dP/dt_{max}). Durch die Lage des Katheters im linken Ventrikel wird keine experimentelle Aortenstenose erzeugt. Dies geht zum einen daraus hervor, daß der diastolische Druck sich nicht ändert, selbst wenn der Katheter über Stunden im linken Ventrikel positioniert ist. Zum anderen entspricht der systolische Aortendruck genau dem systolischen Ventrikeldruck, wenn der Katheter aus dem linken Ventrikel in die Aorta zurückgezogen wird [34].

Alle gemessenen hämodynamischen Parameter des linken Ventrikels sind bei der Ratte größer als bei anderen Tierspezies [34]. Wenn man also die Funktion des Rattenherzens im Initialstadium der Herzhypertrophie untersucht, dann muß man sich stets bewußt sein, daß die Ausgangswerte sehr viel höher sind als z.B. beim Menschen.

Mit der beschriebenen Methode wurden die funktionellen Veränderungen während des Initialstadiums der Hypertrophieentwicklung in 3 experimentellen Modellen gemessen:

1. Eine Druckbelastung des linken Ventrikels wurde bei Ratten durch Konstriktion der Bauchaorta auf einen Durchmesser von 0,65 mm erzeugt [42].
2. Eine Hypertrophie beider Herzventrikel [30] wurde durch einmalige Applikation von Isoproterenol (DL-Isoproterenol-HCl, 25 mg/kg, s.c.) induziert.
3. Eine schnelle Hypertrophieentwicklung wird auch durch tägliche Gaben von Trijodthyronin (3,3', 5-Trijod-L-Thyronin-Natriumsalz, 0,2 mg/kg s.c.) erreicht [37].

Innerhalb der ersten 3 Tage nach Druckbelastung infolge Aortenkonstriktion wurden die hämodynamischen Parameter gemessen. Dabei war die Herzfrequenz während der gesamten Beobachtungszeit geringgradig erniedrigt. LVSP und LV dP/dt_{max} änderten sich in den ersten 5 h nicht. Danach waren beide Parameter mäßig, aber signifikant erhöht [35]. Sehr viel eindrucksvoller waren die Veränderungen der hämodynamischen Parameter, die innerhalb der ersten 12 h nach Isoproterenolapplikation bestimmt wurden [40]. Hierbei kam es zu einer beträchtlichen Steigerung der Herzfrequenz, die der Erhöhung von LV dP/dt_{max} parallel ging. Durch die gefäßdilatierende Wirkung von Isoproterenol und die dadurch bedingte Afterload-Senkung war LVSP vermindert. 12 h nach der einmaligen Gabe von Isoproterenol waren alle funktionellen Veränderungen nahezu völlig abgeklungen. Etwas anders sahen die Funktionsänderungen unter dem Einfluß von Trijodthyronin aus. Bei dieser Form der Herzhypertrophie, die durch tägliche Gaben des Hormons ausgelöst und aufrechterhalten wurde, waren alle Funktionsparameter innerhalb der ersten 3 Tage gleichsinnig verändert. Herzfrequenz und Kontraktilität stiegen schon recht frühzeitig an, während LVSP erst nach 48 h deutlich erhöht war [35].

Alle Hypertrophiemodelle sind also durch mehr oder weniger ausgeprägte Änderungen der Herzfunktion charakterisiert, die z.T. allerdings in unterschiedliche Richtung gehen. Dies ist in Tabelle 2 dargestellt. Während des Initialstadiums der Druckbelastung des Herzens infolge Aortenkonstriktion ist die Herzfrequenz erniedrigt, LVSP und LV dP/dt_{max} jedoch erhöht. Nach Isoproterenolapplikation kommt es zur Steigerung von Herzfrequenz und von LV dP/dt_{max}, aber zu einer Erniedrigung von LVSP. Unter dem Einfluß von Trijodthyronin sind alle gemessenen Funktionsparameter erhöht. Allen Hypertrophiemodellen gemeinsam ist also die Erhöhung von LV dP/dt_{max}. Es soll daher dieser Parameter, der als Maß für die

Tabelle 2. Veränderungen hämodynamischer Parameter des linken Herzens in verschiedenen Modellen einer experimentell induzierten Herzhypertrophie

	Herzfrequenz	LVSP	LV dP/dt_{max}
Druckbelastung durch Aortenkonstriktion	↓	↑	↑
Isoproterenolbehandlung	↑	↓	↑
Behandlung mit Trijodthyronin	↑	↑	↑

Kontraktilität des Herzens gilt [25], herangezogen werden, mit dem die Stoffwechselveränderungen korreliert werden sollen. Die Frage stellt sich nur, welche biochemische Veränderung in dieser Hinsicht am besten geeignet ist. Am sinnvollsten wäre es natürlich, wenn ein Stoffwechselparameter zur Verfügung stünde, der eine Schlüsselfunktion bei der Auslösung des Hypertrophieprozesses hat.

Faktoren mit möglicher Signalwirkung für die Auslösung des Hypertrophieprozesses

Nachfolgend sind einige Faktoren zusammengestellt, denen man allgemein eine mögliche Signalwirkung für die Auslösung der Hypertrophie zubilligt.

Faktoren mit möglicher Signalwirkung für die Auslösung des Hypertrophieprozesses

1. Mechanische Faktoren
Dehnung der Muskelfasern
 - Steigerung des Aminosäurentransports [1, 13, 32]
 - Erhöhung der Gesamtprotein- und Myosinsynthese [32]
Druck auf Kerne
 - Steigerung der RNS-Polymerase-II-Aktivität: vermehrte RNS-Bildung [29]
2. Metabolische Faktoren
Erhöhung des Polyamingehalts
 - Steigerung der RNS-Synthese [6, 7, 8, 18]
Kreatinanstieg
 - Erhöhung der Proteinsynthese [11, 12]
ATP-Abfall
 - Proteinsynthesesteigerung [16]
Katecholamine: Anstieg von cAMP
 - Erhöhung der Nukleotid-, RNS- und Proteinsynthese [33, 36, 39]

Bei den mechanischen Faktoren wird zum einen diskutiert, ob eine Dehnung der Muskelfasern direkt zu einer Steigerung des Aminosäurentransports und damit zur Erhöhung der Gesamtprotein- und Myosinsynthese führen könnte [1, 13, 32]. Zum anderen wurde gezeigt, daß mechanischer Druck auf isolierte Herzmuskelkerne eine Steigerung der RNS-Polymeraseaktivität induziert [29].

Im Zusammenhang mit der eingangs erläuterten Fragestellung sind natürlich die metabolischen Faktoren von besonderem Interesse. Wie bereits erwähnt, ist die Erhöhung des Polyamingehalts eine der frühesten metabolischen Veränderungen, die eine Steigerung der RNS-Synthese einleitet, wie Versuche am isoliert perfundierten Herzen gezeigt haben [18]. Allerdings scheint die trijodthyronininduzierte Herzhypertrophie vom Anstieg der Polyamine unabhängig zu sein. Denn α-Difluormethylornithin, ein Hemmstoff der Ornithindekarboxylase, verhindert diese Form der Hypertrophieentwicklung nicht [3].

Recht plausibel ist die Vorstellung, daß Metabolite, die bei stärkerer Herztätigkeit vermehrt entstehen, das Signal für die Auslösung der Proteinsynthesesteigerung sein könnten. In diesem Zusammenhang könnte dem Kreatin eine Bedeutung zukommen [11, 12]. Voraussetzung für die Gültigkeit einer derartigen Hypothese ist, daß Kreatin als Folge der vermehrten Kreatinphosphatspaltung auch tatsächlich in der Herzmuskelzelle ansteigt. Entsprechende Messungen haben jedoch ergeben, daß der Kreatingehalt zumindest im Rattenherzen nach Aortenkonstriktion nicht zunimmt [26]. Außerdem konnte die ursprünglich beschriebene Stimulation der Myosinsynthese in Skelettmuskelzellkulturen und in embryonalen Herzzellen nicht reproduziert werden [10], so daß die Gültigkeit dieser Hypothese fraglich geworden ist.

Eine weitere, recht einleuchtende Hypothese wurde von Meerson u. Pomoinitsky [16] entwickelt. Danach soll der ATP-Abfall, der in fast allen Modellen einer experimentellen Herzhypertrophie nachweisbar ist, die Proteinsynthese durch Aktivierung des genetischen Apparats stimulieren. Am Modell der isoproterenolbedingten Herzhypertrophie wurde diese Vorstellung überprüft. Durch Dauerinfusion von Ribose über 24 h wurde der isoproterenolbedingte ATP-Abfall im Rattenherzen verhindert und damit der vermutete auslösende Faktor eliminiert. Trotzdem war die

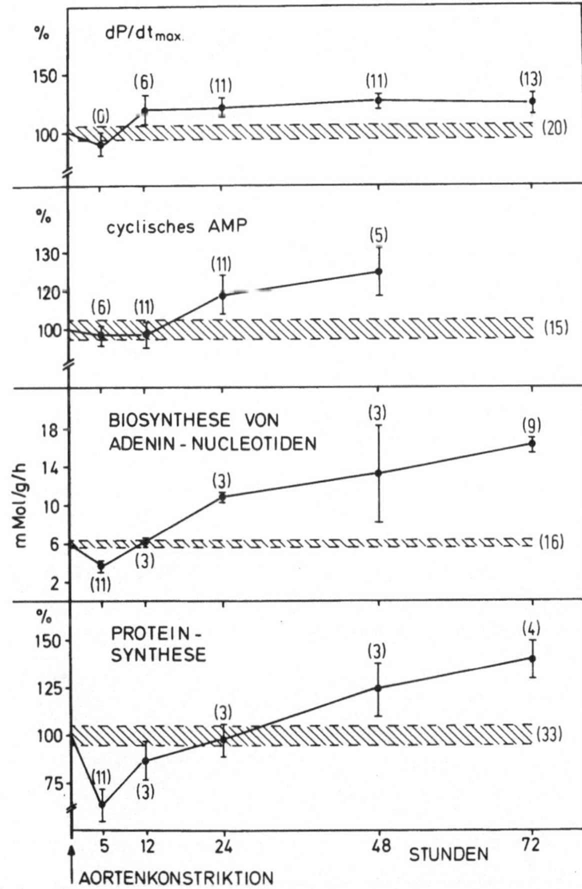

Abb. 1. Veränderungen der maximalen Anstiegsgeschwindigkeit *(dP/dt_max)* des linksventrikulären Drucks, des Gehalts an cyklischem 3', 5'-AMP, der Biosynthese von Adeninnukleotiden und der Proteinsynthese im druckbelasteten Rattenherzen infolge Aortenkonstriktion. Die Syntheseraten der myokardialen Adeninnukleotide sind in nMol/g/h angegeben, die übrigen Parameter als prozentuale Änderungen im Vergleich zu den entsprechenden Kontrollen. Mittelwerte ± SEM, Zahl der Versuche in Klammern

myokardiale Proteinsynthese ebenso stark erhöht wie bei vermindertem ATP-Gehalt [45]. Der ATP-Abfall kann also zumindest in diesem Hypertrophiemodell nicht der auslösende Faktor für die Steigerung der Proteinsynthese sein.

In dieser Situation gewinnen die Katecholamine und der durch sie bedingte Anstieg von cyklischem 3′, 5′-AMP (cAMP) [27, 28] als aussichtsreiches mögliches Regulationsprinzip für die Auslösung der Hypertrophie an Bedeutung [33, 36, 39]. Als metabolischer Parameter wurde daher der myokardiale Gehalt an cAMP gewählt und seine zeitlichen Veränderungen in den 3 untersuchten Hypertrophiemodellen den Veränderungen der Adeninnukleotid- und Proteinsynthese auf der einen Seite und dem Kontraktilitätsanstieg auf der anderen Seite gegenübergestellt. Wenn dem cAMP eine Auslösefunktion zukommt, dann sollte der Anstieg gleichzeitig mit der Erhöhung von LV dP/dt_{max} und zeitlich vor der Steigerung der Adeninnukleotid- und Proteinsynthese erfolgen. Diese Syntheseprozesse wurden durch Messung der

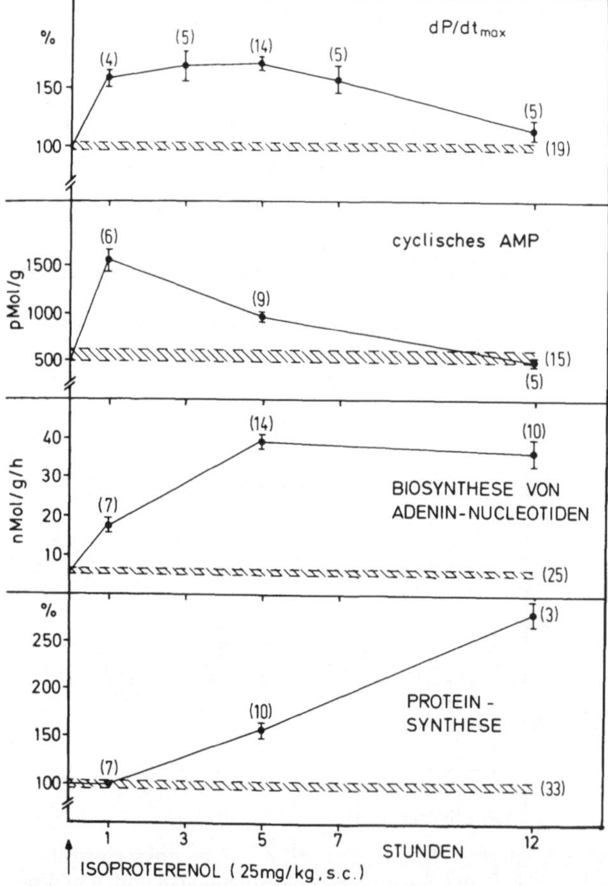

Abb. 2. Einfluß von Isoproterenol auf dP/dt_{max}, den cAMP-Spiegel, die Biosynthese von Adeninnukleotiden und die Proteinsynthese innerhalb der ersten 12 h. Bei den Veränderungen von dP/dt_{max} und der Proteinsynthese sind die entsprechenden Kontrollen gleich 100% gesetzt. Mittelwerte ± SEM, Zahl der Versuche in Klammern

Inkorporation von 1-^{14}C-Glyzin bestimmt, wobei die mittlere spezifische Aktivität der Vorläufersubstanz Glyzin im Gewebe berücksichtigt wurde [41, 42, 43].

Korrelation von metabolischen und funktionellen Veränderungen im hypertrophierenden Herzen

In Abb. 1 sind die Veränderungen von LV dP/dt$_{max}$, des Gehalts an cAMP, der Biosynthese von Adeninnukleotiden und der Proteinsynthese im hypertrophierenden Rattenherzen infolge Druckbelastung dargestellt. Der geringe dP/dt$_{max}$-Anstieg erfolgt zeitlich etwas vor der Steigerung der metabolischen Parameter. Hierbei tritt die Erhöhung des Gehalts an cAMP parallel zur Steigerung der Adeninnukleotid- und Proteinsynthese auf. In diesem Hypertrophiemodell scheint dem cAMP also keine Auslöserfunktion zuzukommen.

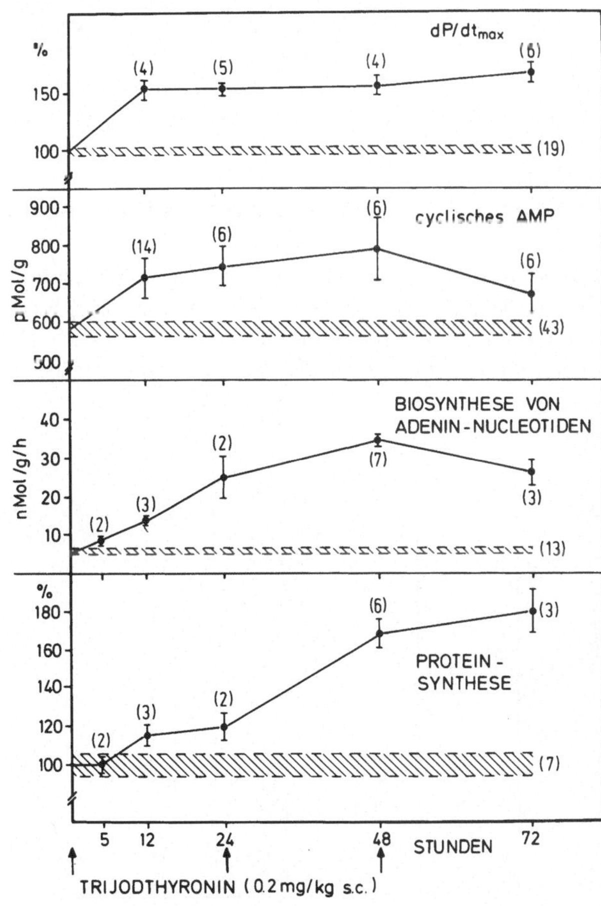

Abb. 3. Veränderungen von dP/dt$_{max}$, des Gehalts an cAMP sowie der Adeninnukleotid- und Proteinsynthese im Rattenherzen unter dem Einfluß täglicher Gaben von Trijodthyronin. Mittelwerte ± SEM, Zahl der Versuche in Klammern

Anders sind die Verhältnisse bei den anderen untersuchten Hypertrophieformen. Nach Gabe von Isoproterenol kommt es zu einem parallelen Anstieg von Kontraktilität und cAMP-Gehalt (Abb. 2). In diesem Modell erfolgt die Erhöhung von cAMP zeitlich vor der maximalen Steigerung der Adeninnukleotid- und Proteinsynthese, so daß dem cAMP tatsächlich eine Triggerfunktion beigemessen werden könnte.

Ähnlich ist die Situation unter dem Einfluß von Trijodthyronin (Abb. 3). Auch hier sind dP/dt_{max} und Gehalt an cAMP gleichzeitig erhöht. Andererseits erfolgt die Erhöhung von cAMP zeitlich vor dem maximalen Anstieg der Adeninnukleotid- und Proteinsynthese.

Aufgrund dieser Zeitverlaufsstudien können 2 Aussagen gemacht werden:

1. In allen 3 Modellen einer experimentellen Herzhypertrophie erfolgt der Anstieg von LV dP/dt_{max}, der als Maß für die Kontraktilitätssteigerung angesehen wird, praktisch gleichzeitig mit der Erhöhung des cAMP-Spiegels.
2. Es scheint mindestens 2 Formen einer experimentell induzierten Herzhypertrophie zu geben. Bei der Hypertrophie infolge Druckbelastung hat cAMP offensichtlich keine Bedeutung für die Auslösung der Nukleotid- und Proteinsynthesesteigerung. Bei der isoproterenol- und trijodthyroninbedingten Herzhypertrophie allerdings dürfte dem cAMP eine Triggerfunktion zukommen.

Einfluß von β-Rezeptorenblockade auf die Stoffwechselveränderungen

Um weitere Hinweise für die Existenz von katecholaminunabhängigen und katecholaminabhängigen Formen der Herzhypertrophie zu erhalten, wurde der Einfluß einer β-Rezeptorenblockade auf die gemessenen Stoffwechselveränderungen untersucht [38]. In Abb. 4 sind die Syntheseraten von myokardialen Adeninnukleotiden

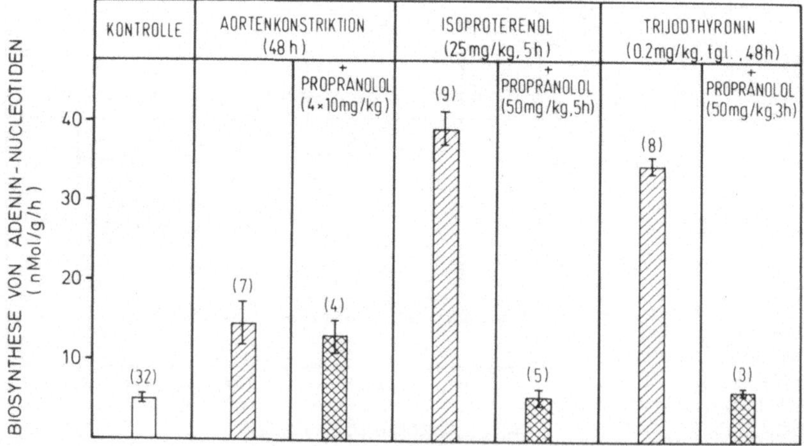

Abb. 4. Raten der Biosynthese von myokardialen Adeninnukleotiden bei der Ratte unter Kontrollbedingungen, nach Aortenkonstriktion sowie unter dem Einfluß von Isoproterenol und Trijodthyronin ohne und mit Propranololbehandlung. Mittelwerte ± SEM, Zahl der Versuche in Klammern

im Kontrollherzen und in den 3 Hypertrophiemodellen ohne und mit Propranolol-Behandlung zusammengestellt. Im druckbelasteten Herzen infolge Aortenkonstriktion ist die Adeninnukleotidsynthese geringgradig gesteigert. Diese Erhöhung wird durch β-Rezeptorenblockade mittels Propranolol nicht beeinflußt. Im isoproterenol- und trijodthyroninstimulierten Herzen dagegen ist die Steigerung der Adeninnukleotidsynthese wesentlich ausgeprägter. Sie wird durch Propranolol prompt und vollständig verhindert. Ähnliche Ergebnisse sind auch hinsichtlich der Proteinsynthesesteigerung erzielt worden [38].

Bezüglich des Modells der Aortenkonstriktion ist bereits in früheren Untersuchungen gefunden worden, daß β-Rezeptorenblockade mit Practolol die Hypertrophieentwicklung nicht beeinflußt [14]. Ebenso konnte Langzeitbehandlung mit Propranolol oder Timolol den Hypertrophieprozeß bei spontan hypertensiven Ratten nicht verhindern [23]. Auch 6-Hydroxydopamin hatte bei spontan hypertensiven Ratten keine Wirkung [31]. Alle diese Befunde stützen die Annahme, daß Katecholamine und cAMP an der Auslösung der druckbedingten Herzhypertrophie nicht beteiligt sein dürften. Dagegen scheint cAMP bei der Entstehung der beiden anderen untersuchten Hypertrophieformen eine wesentliche Rolle zu spielen. Generell kann man wohl feststellen, daß offensichtlich unterschiedliche Mechanismen an der Auslösung der Hypertrophie in verschiedenen experimentellen Modellen beteiligt sind. Ein einheitliches pathogenetisches Prinzip, das für alle Hypertrophieformen Gültigkeit haben könnte, scheint daher gegenwärtig nicht erkennbar.

Literatur

1. Ahren K, Hjalmarson A, Isaksson O (1972) In vitro work load and rat heart metabolism. II. Effect on amino acid transport. Acta Physiol Scand 86: 257–270
2. Alexander N (1953) Effect of constriction of the abdominal aorta on femoral pulse and mean pressure in rabbits. Am J Physiol 174: 179–184
3. Bartolome J, Huguenard J, Slotkin TA (1980) Role of ornithine decarboxylase in cardiac growth and hypertrophy. Science 210: 793–794
4. Beznák M (1952) The effect of the pituitary and growth hormone on the blood pressure and on the ability of the heart to hypertrophy. J Physiol 116: 74–83
5. Beznák M (1955) The effect of different degrees of subdiaphragmatic aortic constriction on heart weight and blood pressure of normal and hypophysectomized rats. Can J Biochem Physiol 33: 985–994
6. Beznák M (1958) Cardiac output in rats during the development of cardiac hypertrophy. Circ Res 6: 207–212
7. Caldarera CM, Casti A, Rossoni C, Visioli O (1971) Polyamines and noradrenaline following myocardial hypertrophy. J Mol Cell Cardiol 3: 121–126
8. Caldarera CM, Orlandini G, Casti A, Moruzzi G (1974) Polyamine and nucleic acid metabolism in myocardial hypertrophy of the overloaded heart. J Mol Cell Cardiol 6: 95–104
9. Fanburg BL, Posner BI (1968) Ribonucleic acid synthesis in experimental cardiac hypertrophy in rats. I. Characterization and kinetics of labeling. Circ Res 23: 123–135
10. Fry DM, Morales MF (1980) A reexamination of the effects of creatine on muscle protein synthesis in tissue culture. J Cell Biol 84: 294–297
11. Ingwall JS (1976) Creatine and the control of muscle-specific protein synthesis in cardiac and skeletal muscle. Circ Res [Suppl 1] 38: 115–122
12. Ingwall JS, Weiner CD, Morales MF, Davis E, Stockdale FE (1974) Specificity of creatine in the control of muscle protein synthesis. J Cell Biol 63: 145–151
13. Lesch M, Gorlin R, Sonnenblick EH (1970) Myocardial amino acid transport in the isolated rabbit right ventricular papillary muscle. Circ Res 27: 445–460

14. Malik AB, Geha AS (1975) Role of adrenergic mechanisms in the development of cardiac hypertrophy. Proc Soc Exp Biol Med 150: 796–800
15. Matsushita S, Sogani RK, Raben MS (1972) Orinithine decarboxylase in cardiac hypertrophy in the rat. Circ Res 31: 699–709
16. Meerson FZ, Pomoinitsky VD (1972) The role of high-energy phosphate compounds in the development of cardiac hypertrophy. J Mol Cell Cardiol 4: 571–597
17. Morkin E, Kimata S, Skillman JJ (1972) Myosin synthesis and degradation during development of cardiac hypertrophy in the rabbit. Circ Res 30: 690–702
18. Moruzzi G, Caldarera CM, Casti A (1974) The biological effect of polyamines on heart RNA and histone metabolism. Mol Cell Biochem 3: 153–161
19. Nair KG, Cutilleta AF, Zak R, Koide T, Rabinowitz M (1968) Biochemical correlates of cardiac hypertrophy. I. Experimental model; changes in heart weight, RNA content, and nuclear RNA polymerase activity. Circ Res 23: 451–462
20. Pegg AE, Williams-Ashman HG (1968) Biosynthesis of putrescine in the prostate gland of the rat. Biochem J 108: 533–539
21. Pfeffer JM, Pfeffer MA, Fletcher P, Fishbein MC, Braunwald E (1982) Favorable effect of therapy on cardiac performance in spontaneously hypertensive rats. Am J Physiol 242: H776–H784
22. Pfeffer MA, Pfeffer J, Frohlich ED (1976) Pumping ability of the hypertrophying left ventricle of the spontaneously hypertensive rat. Circ Res 38: 423–429
23. Pfeffer MA, Pfeffer JM, Weiss AK, Frohlich ED (1977) Development of SHR hypertension and cardiac hypertrophy during prolonged beta blockade. Am J Physiol 232/6: H639–H644
24. Posner BI, Fanburg BL (1968) Ribonucleic acid synthesis in experimental cardiac hypertrophy in rats. II. Aspects of regulation. Circ Res 23: 1 137–145
25. Reeves TJ, Hefner LL, Jones WB, Coghlan C, Prieto G, Carroll J (1960) The hemodynamic determinants of the rate of change in pressure in the left ventricle during isometric contraction. Am Heart J 60: 745–761
26. Reilly PJ, Cooksey JD (1979) Cardiac energy stores and creatine in experimental cardiac hypertrophy. Proc Soc Exp Biol Med 161: 193–198
27. Robison GA, Butcher RW, Øye I, Morgan HE, Sutherland EW (1965) The effect of epinephrine on adenosine 3', 5'-phosphate levels in the isolated perfused rat heart. Mol Pharmacol 1: 168–177
28. Schreiber SS, Klein IL, Oratz M, Rothschild MA (1971) Adenyl cyclase activity and cyclic AMP in acute cardiac overload: A method for measuring cyclic AMP production based on ATP specific activity. J Mol Cell Cardiol 2: 55–65
29. Schreiber SS, Oratz M, Rothschild MA, Reff F (1978) Effect of hydrostatic pressure on isolated cardiac nuclei: Stimulation of RNA polymerase II activity. Cardiovasc Res 12: 165–168
30. Stanton HC, Brenner G, Mayfield ED (1969) Studies on isoproterenol-induced cardiomegaly in rats. Am Heart J 177: 72–80
31. Tomanek RJ, Bhatnajar RK, Schmid P, Brody MJ (1982) Role of catecholamines in myocardial cell hypertrophy in hypertensive rats. Am J Physiol 242: H1015–H1021
32. Vandenburgh H, Kaufman S (1979) In vitro model for stretchinduced hypertrophy of skeletal muscle. Science 23: 265–268
33. Wood WG, Lindenmayer GE, Schwartz A (1971) Myocardial synthesis of ribonucleic acid. I Stimulation by isoproterenol. J Mol Cell Cardiol 3: 127–138
34. Zimmer H-G (1983) Measurement of left ventricular hemodynamic parameters in closed-chest rats under control and various pathophysiologic conditions. Basic Res Cardiol 78: 77–84
35. Zimmer H-G (1984) Correlation between haemodynamic and metabolic changes in three models of experimental cardiac hypertrophy. Eur Heart J [Suppl F] 5: 171–179
36. Zimmer H-G, Gerlach E (1974) Effect of beta-adrenergic stimulation on myocardial adenine nucleotide metabolism. Circ Res 35: 536–543
37. Zimmer H-G, Gerlach E (1980) Early metabolic alterations during the development of experimentally induced cardiac hypertrophy. Arzneimittelforsch 2/1a: 2001–2007
38. Zimmer H-G, Gerlach E (1982) Some metabolic features of the development of experimentally induced cardiac hypertrophy. Eur Heart J [Suppl A] 3: 83–92
39. Zimmer H-G, Ibel H (1979) Studies on the mechanism for the isoproterenol-induced stimulation of cardiac glucose-6-phosphate dehydrogenase. FEBS Lett 106: 335–337

40. Zimmer H-G, Ibel H (1983) Effects of ribose on cardiac metabolism and function in isoproterenol-treated rats. Am J Physiol 245: H880–H886
41. Zimmer H-G, Trendelenburg C, Gerlach E (1972) Acceleration of adenine nucleotide synthesis de novo during development of cardiac hypertrophy. J Mol Cell Cardiol 4: 279–282
42. Zimmer H-G, Steinkopff G, Gerlach E (1972) Changes of protein synthesis in the hypertrophying rat heart. Pflugers Arch 336: 311–325
43. Zimmer H-G, Trendelenburg C, Kammermeier H, Gerlach E (1973) De novo synthesis of myocardial adenine nucleotides in the rat: Acceleration during recovery from oxygen deficiency. Circ Res 32: 635–642
44. Zimmer H-G, Ibel H, Gerlach E (1980) Significance of the hexose monophosphate shunt in experimentally induced cardiac hypertrophy. Basic Res Cardiol 75: 207–213
45. Zimmer H-G, Steinkopff G, Ibel H, Koschine H (1980) Is the ATP decline a signal for stimulating protein synthesis in isoproterenol-induced cardiac hypertrophy? J Mol Cell Cardiol 12: 421–426

Myosin-Isoenzyme

H. A. Katus

Die chronische Druckbelastung des Herzens führt über eine Reihe mechanischer und biochemischer Veränderungen zu einer Abnahme der myokardialen Pumpfunktion. So ist am isolierten Papillarmuskel des hypertrophierten Herzens die lastfreie Verkürzungsgeschwindigkeit ebenso wie die isometrische Kraftentwicklung vermindert [1]. Diese Veränderungen der Kontraktilität könnten auf molekularer Ebene durch eine reduzierte Myosin-ATPase-Aktivität erklärt werden, bedingt entweder durch eine Änderung der Struktur der kontraktilen Proteine oder durch eine Änderung der Konzentration des freien zytoplasmatischen Kalziums oder der energiereichen Phosphate. Der Nachweis von Isoenzymformen des Myosins beim kleinen Säuger mit unterschiedlicher Myosin-ATPase-Aktivität und die konkordante Änderung des Isoenzymmusters mit dem Ausmaß der Hypertrophie sind Hinweise dafür, daß die Änderung der Myosinstruktur Ursache der verminderten Kontraktilität des hypertrophierten Herzens sein kann [2, 3]. Es soll deshalb im folgenden

1. die Isoenzyme des Myosins,
2. die Änderung der Myosinstruktur unter experimentellen Bedingungen definiert und
3. sollen Möglichkeiten der Analyse humaner Myosin-Isoenzyme aufgezeigt werden.

Mittels Pyrophosphatpolyakrylamidgelelektrophorese unter nicht dissoziierenden Bedingungen nach Hoh et al. [2] kann das Myosin der Ratte in 3 Proteinbanden aufgetrennt werden. Nach der Nomenklatur von Hoh wird das am schnellsten wandernde Myosin V-1 und das am langsamsten wandernde V-3 genannt. Das heißt das Myosin der Ratte ist kein homogenes Protein, sondern eine Mischung dreier Myosine mit unterschiedlicher Proteinstruktur.

Hoh et al. [4] und Klotz et al. [5] konnten zeigen, daß die Isoenzymformen des Myosins bedingt sind durch eine unterschiedliche Aminosäurensequenz der Myosinschwerketten. So kann in der Herzmuskelzelle entweder Myosinschwerkette HC oder mit unterschiedlicher Aminosäurensequenz Myosinschwerkette HC abhängig von exogenen oder endogenen Stimuli synthetisiert werden. Die freie Kombination von HC und HC resultiert in den 3 verschiedenen Isoenzymformen des Myosins, V-1, V-2, V-3, welche im Pyrophosphatgel aufgetrennt werden können.

Für unsere Betrachtungen ist bedeutend, daß die verschiedenen Myosine unterschiedliche ATPase Aktivität haben. So hat V-3 die geringste ATPase-Aktivität, wogegen V-1 (die am schnellsten wandernden Proteinbanden) eine um 40% höhere Myosin-ATPase-Aktivität hat [6].

Im Rahmen ihrer umfangreichen Arbeiten zur Isoenzymverteilung der Ratte konnte Rupp [7] zeigen, daß entsprechend dem Ausmaß der Druckhypertrophie ein Shift hin zum V-3-Isoenzym stattfindet. Das heißt das Myosin des druckhypertrophierten Myokards hat eine geringere Myosin-ATPase-Aktivität, entsprechend der reduzierten Kontraktilität des hypertrophierten Muskels. Vergleichbar der Druckhypertrophie bewirkt die Hypothyreose und das Altern eine Isoenzymtransformation nach V-3. Umgekehrte Veränderungen werden bei der Hyperthyreose und nach Schwimmtraining der Ratte beobachtet [8].

In den von uns bearbeiteten Modellen wurde nach experimenteller Urämie durch 5/6-Nephrektomie ein Shift der Isoenzymverteilung nach V-1 beobachtet. Analoge Veränderungen konnten durch Digitalis induziert werden. Dagegen führt die durch Propylthiourazil induzierte Hypothyreose zu einem reinen V-3-Isoenzym [9].

Das gesunde menschliche Myosin besteht ganz überwiegend aus dem V-3-Isomyosin. Im Gegensatz zum Myosin kleiner Nager lassen sich mit der Pyrophosphatgelelektrophorese nicht sicher Isoenzymformen des druckhypertrophierten menschlichen Myosins nachweisen, obwohl auch beim menschlichen Herzen die ATPase-Aktivität des Myosins nach Druckhypertrophie vermindert sein kann [1]. Durch Anwendung potenterer analytischer Verfahren, wie z.B. der tryptischen Digestion des Myosins und der Auftrennung der erhaltenen Myosinfragmente im zweidimensionalen Gel, konnten Leger et al. [10] auch beim menschlichen Herzen nach Druckhypertrophie oder Hyperthyreose eine Änderung der Struktur des Myosins nachweisen.

Mit Hilfe der somatischen Zellfusionstechnik können heute monoklonale Antikörpermoleküle mit höchster Bindungsspezifität selektiert werden. Wir haben diese Technik benutzt, um kardiale Myosinleichtketten von Myosinleichtketten des Skelettmuskels zu unterscheiden. Obwohl beide Proteine viele antigene Determinanten teilen, kann durch Selektion geeigneter Antikörpermoleküle eine sichere Differenzierung erfolgen. Dies ist nicht mit einem polyvalenten Antiserum möglich, da dort sowohl herzspezifische wie auch mit dem Skelettmuskel gemeinsame Determinanten gebunden werden [11]. Analog können monoklonale Antikörper als ideale Proben für umschriebene Änderungen der Aminosäurensequenz des Myosins bei der menschlichen Herzhypertrophie dienen.

Wir haben deshalb in ersten Vorarbeiten 10 monoklonale Antikörper gegen normale menschliche Myosinleichtketten und 40 monoklonale Antikörper gegen Myosinschwerketten selektiert. Mit einem der selektierten Antimyosinschwerketten-Antikörper wurde eine indirekte Immunfluoreszenz am kryostatgefrorenen Gewebeschnitt des menschlichen Herzens durchgeführt. Dies führt zur Darstellung der typischen myosinspezifischen Querstreifung des Herzmuskels in der Immunfluoreszenz. In weiteren Arbeiten soll versucht werden, durch kompetitive Proteinbildungskurven und vergleichende Immunfluoreszenz mit Hilfe monoklonaler Antikörper eine Änderung in den antigenen Determinanten des Myosins nach Herzhypertrophie aufzuzeigen.

Zusammenfassung

Das Myosin der Ratte kann unter nicht dissoziierenden Bedingungen in 3 Myosine aufgetrennt werden. Diese verschiedenen Myosine unterscheiden sich in der Primärstruktur der Myosinschwerkette und der Myosin-ATPase-Aktivität und können deshalb als Isoenzyme bezeichnet werden. Unter physiologischen und pathologischen Bedingungen kann eine Myosin-Isoenzymtransformation nachgewiesen werden. So findet sich bei der Druckhypertrophie eine Veränderung zu einem Myosin mit niedrigerer ATPase-Aktivität. Auch im menschlichen Herzen ist die Myosin-ATPase-Aktivität nach Druckhypertrophie vermindert bei gleichzeitiger Änderung der Primärstruktur des Myosins. Als analytisches Verfahren ist Pyrophosphatgelelektrophorese jedoch ungeeignet. Die Anwendung monoklonaler Antikörper zur Typisierung des Myosins könnte eine Möglichkeit sein, die Änderung der Primärstruktur des Myosins zu definieren.

Literatur

1. Spann JF, Buccino RA, Sonnenblick EH, Braunwald E (1967) Contractile state of cardiac muscle obtained from cats with experimentally induced hypertrophy and heart failure. Circ Res 21: 341
2. Hoh JFY, McGrath PA, Hale PT (1979) Electrophoretic analysis of multiple forms of rat cardiac myosin: Effects of hypophysectomy and thyroxine replacement. J Mol Cell Cardiol 10: 1053
3. Lompre AM, Bouveret P, D'Albis A, Lacombe G, Vanthiem N, Swynghedauw B (1979) Myosin isoenzyme redistribution in chronic heart overload. Nature 282: 105
4. Hoh JFY, Yeoh GPS, Thomas MAW, Higginbottom L (1979) Structural differences in the heavy chains of the rat ventricular myosin isoenzymes. FEBS Lett 97: 330
5. Klotz C, Swynghedauw B, Mendes H, Marotte F, Leger JJ (1981) Evidence for a new form of cardiac myosin heavy chain in mechanical heart overloading and in aging. Eur J Biochem 115: 418
6. Rupp H (1981) Polymorphic myosin as the common determinant of myofibrillar ATPase in different hemodynamic and thyroid states. Basic Res Cardiol 77: 34
7. Rupp H (1981) The adaptive changes in the isoenzyme patterns of myosin from hypertrophied rat myocardium as a result of pressure overload and physical training. Basic Res Cardiol 76: 77
8. Zak R, Chizzonite RA, Everett AW, Clark WA (1982) Study of ventricular isomyosins during normal and thyroid hormone induced cardiac growth. J Mol Cell Cardiol 14: 111
9. Rambausek M, Ritz E, Mall G, Mehls O, Katus HA (in press) Myocardial hypertrophy in experimental uremia. Kidney Int
10. Leger J, Klotz C, Leger JC (1983) Cardiac myosin heavy chains and troponin in mechanical heart overloading and aging. In: Alpert NR (ed) Perspectives in cardiovascular research, vol 7. Myocardial hypertrophy and failure. Raven, New York
11. Katus HA, Hurrell J, Matsueda G, Ehrlich P, Zurawski V, Khaw BA, Haber E (1982) Increased specificity in human cardiac myosin radioimmunoassay utilizing two monoclonal antibodies in a double sandwich assay. J Mol Immunol 19: 451

Rückbildung der Herzhypertrophie

W. Hort, H. Frenzel, P. Lange und F. Tezuka

Über die Entstehung der Herzhypertrophie gibt es viele, überwiegend tierexperimentelle Arbeiten. Die quantitativen Untersuchungen haben nicht selten widersprüchliche Befunde ergeben, und in der nächsten Zeit wird man lernen müssen, wie weit dafür Besonderheiten in der Versuchsanordnung, z. B. eine rasche oder langsame Entwicklung der Mehrbelastung, Druck- oder Volumenhypertrophie, Probleme bei der Aufarbeitung des Untersuchungsguts oder speziesbedingte Unterschiede verantwortlich sind.

Im Gegensatz dazu sind unsere Kenntnisse über die Rückbildungsmöglichkeiten der Herzhypertrophie und über die Prozesse, die sich dabei im Myokard abspielen, noch sehr begrenzt. 1951 konnten wir zeigen, daß bei Ratten nach einem intensiven Lauftraining innerhalb von 3–4 Wochen eine Herzhypertrophie mit einer Gewichtszunahme von knapp 30% voll ausgebildet war [4]. Sie verteilte sich gleichmäßig auf rechte und linke Kammerwand und bildete sich nach dem Abschluß des Trainings etwa in der gleichen Zeit wieder zurück. Die Zahl der Herzmuskelkerne änderte sich während der Entwicklung und Rückbildung der Hypertrophie nicht. Zelluntergänge traten in der Rückbildungsphase nicht auf.

Ultrastrukturelle Untersuchungen zur Rückbildung der Herzhypertrophie liegen bisher nur sehr spärlich vor. Bei ihnen wurde die Hypertrophie operativ durch akute Drucksteigerungen hervorgerufen. Breisch et al. [1] fanden beim Vergleich der Volumenanteile von Myofibrillen und Mitochondrien keinen Unterschied zwischen Hypertrophie und Rückbildung. Die Untersuchungen von Hatt et al. [3] beschränkten sich überwiegend auf qualitative ultrastrukturelle Befunde in den ersten Rückbildungstagen.

In einer eigenen Untersuchungsreihe [2] unterzogen wir weibliche Wistar-Ratten mit Körpergewichten von gut 200 g einem 9wöchigen intensiven Schwimmtraining mit einer durchschnittlichen Schwimmdauer von 5 h am Tag. Am Versuchsende wiesen die Ratten gegenüber den Kontrollen eine Herzgewichtszunahme von 65% auf. Dieser Wert entspricht recht gut der maximalen Gewichtszunahme, die das menschliche Herz bei stärkster körperlicher Belastung – im Rahmen der physiologischen Hypertrophie – bis zum kritischen Herzgewicht von 500 g erreichen kann [8]. Die als Versuchstiere verwendeten Ratten lebten nicht in freier Wildbahn, sie unterlagen vor dem Versuch einer ähnlichen Bewegungsarmut wie der Mensch heute in hochindustrialisierten Ländern. Vielleicht war das kritische Gewicht bei unseren Neandertaler Vorfahren, die auf der Jagd und auf dem Felde sehr schwer körperliche Arbeiten verrichten mußten, (fast) das normale Herzgewicht.

Bei unseren Versuchen kam es nach Beendigung des Schwimmtrainings zu einer raschen Abnahme des Herzgewichts, und schon nach 2 Wochen waren 80% der Gewichtszunahme wieder abgebaut. In dieser raschen Rückbildungsphase nahm das Herz im Durchschnitt pro Tag um 2% an Gewicht ab.

Es interessierte uns u. a. die Frage, was in dieser raschen Abbauphase mit den Organellen der Herzmuskelzellen passiert, und ob von diesem Abbauprozeß Schlakken zurückbleiben.

Bei der untersuchten Rattenart bestehen bei den Kontrolltieren die Herzmuskelzellen etwa zur Hälfte (53%) aus Myofibrillen und knapp zu einem Drittel aus Mitochondrien (30%).

Bei den Mitochondrien änderte sich ihre Masse in der Volumeneinheit (die sog. Volumendichte) während der Rückbildungsphase nicht. In den hypertrophierten Herzen waren am Ende des Schwimmtrainings die Mitochondrien im Durchschnitt so groß wie bei den Kontrolltieren, nach 2wöchiger Rückbildung im Mittel aber um 30% größer. Nicht selten waren sie besonders lang und erstreckten sich über ein Sarkomer hinaus (Abb. 1). Vielleicht kommt es hier zu Verschmelzungsprozessen. Dieses Ergebnis überraschte uns, denn wir hatten mit einer Verkleinerung der Mitochondrien gerechnet.

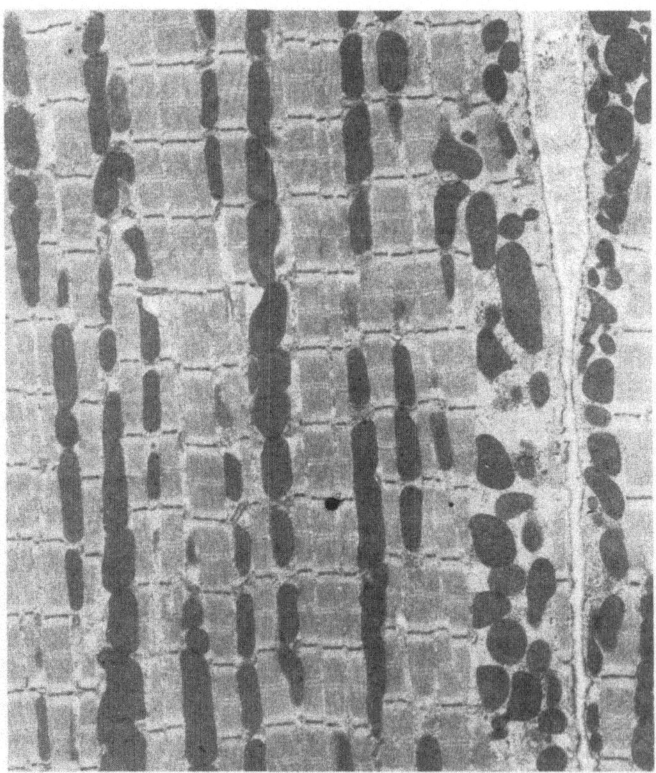

Abb. 1. Nach 14tägiger Rückbildung der Trainingshypertrophie hat der Längsdurchmesser der intermyofibrillären Mitochondrien signifikant zugenommen. Die Mitochondrien sind gelegentlich länger als 4 Sarkomeren. Vgl. auch Abb. 2. Vergr. 5000:1

Anders verhielten sich die Myofibrillen. Am Ende des Schwimmtrainings hatte ihr Volumenanteil (nicht signifikant) von 53% auf 45% abgenommen. Die einzelne Myofibrille war im Durchschnitt etwas schmaler als bei den Kontrolltieren. In der Rückbildungsphase näherten sich die Meßwerte wieder denen der Kontrolltiere.

Die quantitativen Untersuchungen geben uns noch keinen Aufschluß darüber, wie der Abbau von Herzmuskelgewebe in der Rückbildungsphase vor sich geht. Die Gewichtsabnahme beruht im wesentlichen auf einem Abbau des Parenchyms. Die Veränderungen im Interstitium (mit einer Zunahme der interstitiellen Zellen und einer leichten Kapillardilatation am Ende des Schwimmtrainings) treten dagegen in den Hintergrund.

Hinweise auf einen Untergang ganzer Herzmuskelzellen in der Rückbildungsphase haben sich auch elektronenmikroskopisch nicht ergeben. Zudem sind das Ausmaß der Muskelfaserverdickungen bei den Schwimmtieren und die Verdünnung bei der Hypertrophierückbildung mit der Beibehaltung einer Zellkonstanz zu vereinbaren. Die Gewichtsabnahme des Herzens muß also bei der Rückbildung der Hypertrophie im wesentlichen durch eine Abnahme intrazellulärer Substanzen bedingt sein.

Zu unserer Überraschung fanden wir in der Rückbildungsphase aber keine augenfälligen Schlackenansammlungen in den Herzmuskelzellen, etwa in Form einer deutlichen Vermehrung von Myelinfiguren oder autophagen Vakuolen. Auch waren die Lysosomen nicht beträchtlich vermehrt. Da die Lebensdauer der autophagen Vakuolen sehr kurz ist – ihre Halblebenszeit beträgt nur 9 min – [10] läßt sich eine Mitbeteiligung dieses Systems beim Abbau von Zellorganellen in der Rückbildungsphase nicht ausschließen. Da aber Lysosomen und autophage Vakuolen in den Herzmuskelzellen nur sehr spärlich vorkommen und da in ihrem Bestand auch tageszeitliche Schwankungen eine Rolle spielen [10], sind zu einer Abklärung dieser Frage sehr ausgedehnte quantitative Untersuchungen nötig.

Theoretisch könnte der Abbau von Zellorganellen, z.B. von Myofibrillen, aber auch fast unsichtbar bleiben, beispielsweise durch einen außerordentlich raschen Zerfall der filamentären kontraktilen Proteine Aktin und Myosin in ihre gelöste Form. Zudem ist zu bedenken, daß für die Erhaltung der Zellorganellen ein ständiger Austausch von Molekülen nötig ist. Im steady state halten sich Synthese und Degradation die Waage. Beim Abbau muß sich dieses Gleichgewicht ändern, und hier kann auch eine verminderte Proteinsynthese bei unveränderter Abbaurate mit im Spiel sein. Tatsächlich haben die Untersuchungen von Sanford et al. [11] dafür Anhaltspunkte ergeben.

Da die Herzmuskelfasern bei der Rückbildung der Hypertrophie offenbar auch wieder kürzer werden und da die Sarkomeren dabei ihre Länge nicht ändern, muß es zu einem Abbau von Sarkomeren kommen. Dieser Mechanismus ist bisher noch nicht abgeklärt. Da in hypertrophierten und in Rückbildung befindlichen Herzmuskelzellen die Z-Streifen der benachbarten Myofibrillen stärker gegeneinander versetzt sind als bei den Kontrolltieren (Abb. 2), vermuten wir, daß die kontraktilen Elemente eines Sarkomers nicht auf einmal in der ganzen Breite der Herzmuskelzelle abgebaut werden, sondern daß sich dieser Abbau im Bereich einzelner Myofibrillen abspielt.

Beim Schwimmtraining kommt es überwiegend zu einer Volumenhypertrophie des Herzens. Um die Frage zu prüfen, ob das Wachstum der Zellorganellen durch

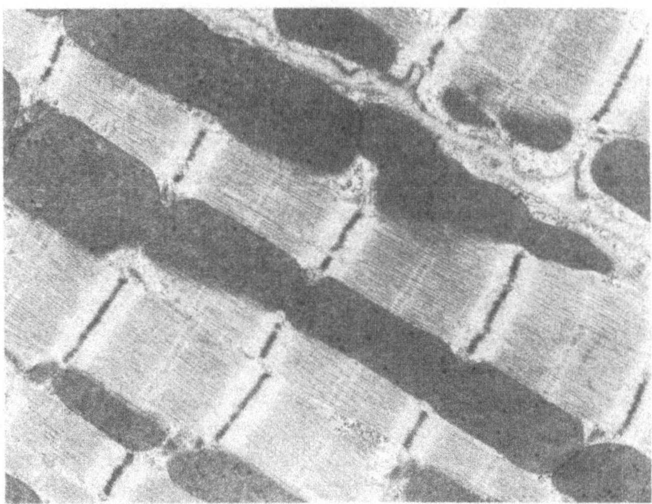

Abb. 2. Herzmuskelzelle nach 10tägiger Rückbildung einer Trainingshypertrophie. Die die Sarkomeren begrenzenden Z-Streifen bilden nicht einen geradlinigen Verlauf quer durch die Muskelzelle hindurch, sondern sie sind zwischen benachbarten Myofibrillen oft treppenartig gegeneinander versetzt. Vgl. auch Abb. 1. Vergr. 11 000 : 1

verschiedene Hypertrophieformen unterschiedlich beeinflußt wird, wollten wir bei derselben Tierart eine reversible Druckhypertrophie erzeugen. Dies ist uns jedoch bei der Ratte bisher nicht gelungen, so daß wir eine andere Tierart wählen mußten.

An den Herzen wachsender Schweine wurde mit Hilfe von Ameroidkonstriktoren eine zunehmende Drosselung der A. pulmonalis erzeugt [7], die zu Gewichtszunahmen des freien Anteils der rechten Kammerwand um etwa zwei Drittel innerhalb von 2 Monaten führte. Nach dem Entfernen des Konstriktors bildete sich die Hypertrophie innerhalb von 2 Wochen großenteils wieder zurück. Die Befunde ähneln nicht nur in dieser Hinsicht der Volumenhypertrophie der Ratte. Die bisher durchgeführten elektronenmikroskopischen Untersuchungen ergaben darüber hinaus auch hier keinen Hinweis auf qualitative Strukturveränderungen der Myofibrillen oder eine augenfällige Anhäufung intrazellulärer Schlackensubstanzen.

In dieser Versuchsreihe prüften wir auch, ob es in der subvalvulären Ausflußbahn des rechten Ventrikels bei der Hypertrophie und ihrer Rückbildung zu Änderungen im Muskelfaserverlauf in den verschiedenen Schichten der Kammerwand kommt. Darüber liegen bisher keine Untersuchungen vor. Am hypertrophierten Herzen haben in früheren Untersuchungen Pearlman et al. [9] sowie Tezuka [12] keine wesentlichen Abweichungen im Faserverlauf finden können. Bei den Schweinen war es jedoch in den bisher durchgeführten Untersuchungen in den hypertrophierten Herzen zu einer recht ausgeprägten Zunahme der annähernd zirkulären Muskelfaserschicht gekommen, die während einer 1–2½wöchigen Rückbildungsphase noch nicht wieder vollständig rückgängig gemacht war, und es lagen auch noch Abweichungen in den übrigen Muskelfaserschichten vor. Wir untersuchen weiter, ob diese Veränderungen persistieren oder ob nur eine verzögerte Rückbildung vorliegt.

Abschließend fragt es sich, wie weit die geschilderten Befunde auf das menschliche Herz übertragen werden können. Aus klinischen Untersuchungen ist bekannt, daß auch am menschlichen Herzen bei reduzierter Belastung Rückbildungsprozesse erfolgen, aber wir kennen noch nicht genau deren Ausmaß und Variabilität.

Theoretisch sind 2 Extreme zu erwarten. Eine komplette Rückbildung - wie im tierexperimentellen Trainingsmodell - dürfte z. B. beim Sportherzen nach dem Aufhören des Trainings eintreten. Aber es wird auch Herzen geben, bei denen eine Rückbildung der Hypertrophie nicht mehr möglich ist, bei denen es sich also um eine irreversible Hypertrophie [6] handelt. Daran muß man v. a. bei dilatierten Herzen mit umfangreichen zirkulären Narbenfeldern denken, die z. B. infolge einer Myocarditis constrictiva entstehen können [5]. Diese Herzen können ihre Kammervolumina wegen der Wandstarre durch die ausgedehnten Narbenfelder nicht mehr reduzieren, und sie sind zum Aufrechterhalten ihrer Funktion auf die Hypertrophie der Muskulatur angewiesen.

Bei vielen menschlichen Herzen wird das Ausmaß der Rückbildung zwischen diesen beiden Extremen liegen. Für den verbleibenden Hypertrophierest dürfte der Umfang von Narbenbildungen im Myokard eine entscheidende Rolle spielen. Darüber können wir bisher jedoch nur spekulieren, und hier harren noch viele klinische und morphologische Fragen ihrer Lösung.

Literatur

1. Breisch EA, Bove A, Phillips SJ (1980) Myocardial morphometrics in pressure overload left ventricular hypertrophy and regression. Cardiovasc Res 14: 161–168
2. Frenzel H, Höltermann W, Schnürch HG, Novi A, Hort W (1981) Experimentelle morphologische und biochemische Untersuchungen am Herzen während der Rückbildung einer Hypertrophie. Verh Dtsch Ges Pathol 65: 481
3. Hatt PY, Jouannot P, Moravec J, Perennec J, Laplace M (1978) Development and reversal of pressure-induced cardiac hypertrophy. Light and electron microscopic study in the rat under temporary aortic constriction. Basic Res Cardiol 73: 405–421
4. Hort W (1951) Morphologische und physiologische Untersuchungen an Ratten während eines Lauftrainings und nach dem Training. Virchows Arch [Pathol Anat] 320: 197–237
5. Hort W (1963) Morphologische Untersuchungen bei Myokarditis constrictiva. Verh Dtsch Ges Kreislaufforsch 29: 262–267
6. Hort W, Frenzel H, Höltermann W, Schnürch HG, Novi A (1983) Myocardial hypertrophy - Development and regression, In: Just H, Schuster HP (eds) Myocarditis. Cardiomyopathy. Springer, Berlin Heidelberg New York, pp 135–142
7. Lange PE, Sievers HH, Nürnberg JH et al. (1983) A new device for delayed and progressive banding of the great arteries. Thorac Cardiovasc Surg 31: 37
8. Linzbach AJ (1947) Mikrometrische und histologische Analyse hypertropher menschlicher Herzen. Virchows Arch [Pathol Anat] 31: 534–594
9. Pearlman ES, Weber KT, Janicki JS, Pietra GG, Fishman AP (1982) Muscle fiber orientation and connective tissue content in the hypertrophied human heart. Lab Invest 46: 158–164
10. Pfeifer U (1982) Kinetic and subcellular aspects of hypertrophy and atrophy. Int Rev Exp Pathol 23: 1–45
11. Sanford CF, Griffin EE, Wildenthal K (1978) Synthesis and degradation of myocardial protein during the development and regression of thyroxine-induced cardiac hypertrophy in rats. Circ Res 43: 688–694
12. Tezuka F (1975) Muscle fiber orientation in normal and hypertrophied hearts. Tohoku J Exp Med 117: 289–297

Ultrastruktur des hypertrophischen Myokards

K.-U. Thiedemann

Langanstehende Hypertrophie des Myokards führt, wenn ihre Ursache nicht rechtzeitig korrigiert wird, bei vielen Patienten zu einem irreversiblen Herzversagen. Obwohl eine Vielzahl von experimentellen Untersuchungen Einblick in die Wachstums- und Regulationsvorgänge, die sich bei dem Hypertrophieprozeß abspielen, ergeben haben, sind die Mechanismen, die zu dieser späten Dekompensation führen, noch immer weitgehend ungeklärt.

Hauptsächlich auf der Basis tierexperimenteller Arbeiten hat Meerson (Meerson et al. 1964; Meerson 1969a, b) ein Konzept entwickelt, das die Vorgänge bei der Entstehung der Hypertrophie in zeitlich aufeinanderfolgende Stadien zu fassen sucht:

1. *Stadium der Anpassung:* Energieproduktion und Proteinsynthese der Muskelzelle steigen rasch an, nachdem eine vorübergehende, durch die plötzlich (experimentell induzierte) Belastung hervorgerufene Schädigung überwunden ist.
2. *Stadium der kompensierten Hypertrophie:* Diese Phase ist gekennzeichnet durch eine stabile Überfunktion der Muskelzellen.
3. *Stadium der Erschöpfung:* Die Muskelzellen verlieren zunehmend die Fähigkeit, ihre Bausteine zu erneuern. Dies führt schließlich zur Schädigung des gesamten kontraktilen Apparats und zur Atrophie der Myozyten.

In detaillierten elektronenmikroskopischen Untersuchungen von Biopsien menschlichen Ventrikel- und Vorhofmyokards bei unterschiedlichen Erkrankungen, z. B. kongenitale Anomalien des Herzens (Jones et al. 1975), erworbene Klappenfehler (Maron et al. 1975; Thiedemann u. Ferrans 1977), hypertrophische und hypertrophisch-obstruktive Kardiomyopathie (Ferrans et al. 1972), kongestive Kardiomyopathie (Ferrans et al. 1973a; Knieriem 1978; Kunkel et al. 1978), medikamenteninduzierte Kardiomyopathie (Ferrans u. Herman 1978), ist ein weites Spektrum von z. T. bizarren morphologischen Veränderungen gefunden worden. Diese morphologischen Befunde erklären jedoch nicht die komplexen Vorgänge, die sich in den späten Stadien der Herzhypertrophie abspielen. Immerhin ist aus diesen Arbeiten klar geworden, daß im Spätstadium der Hypertrophie in den Myozyten degenerative Prozesse ablaufen, die zu einem morphologischen Bild führen, das mit einer normalen kontraktilen Funktion der Zelle nicht vereinbar zu sein scheint.

In den nachfolgenden Ausführungen soll versucht werden, eine Übersicht über die beobachtbaren morphologischen Veränderungen zu geben und sie den Meerson-Stadien zuzuordnen. Diese Zuordnung bleibt naturgemäß willkürlich, wie ja auch die Übergänge von einem Stadium in das nächste fließend sind. Weiterhin soll die Problematik tierexperimenteller Modelle zur Induktion der Hypertrophie besprochen und über Befunde von alten spontanhypertensiven Ratten berichtet werden. Zum Abschluß soll die funktionelle Bedeutung der Myozytendegeneration diskutiert werden.

Lichtmikroskopische Befunde

Auffallendstes Merkmal hypertropher myokardialer Muskelzellen ist ihr vergrößerter transversaler Durchmesser: Normale Myozyten haben einen Durchmesser von 10–15 µm, hypertrophe Zellen sind breiter als 20 µm, in Ausnahmefällen können Werte über 50 µm erreicht werden. Die Größe benachbarter Zellen ist sehr variabel. Das Zytoplasma hypertropher Herzmuskelzellen zeigt meist keine lichtmikroskopisch erkennbaren Abweichungen von der normalen Struktur (Abb. 1).

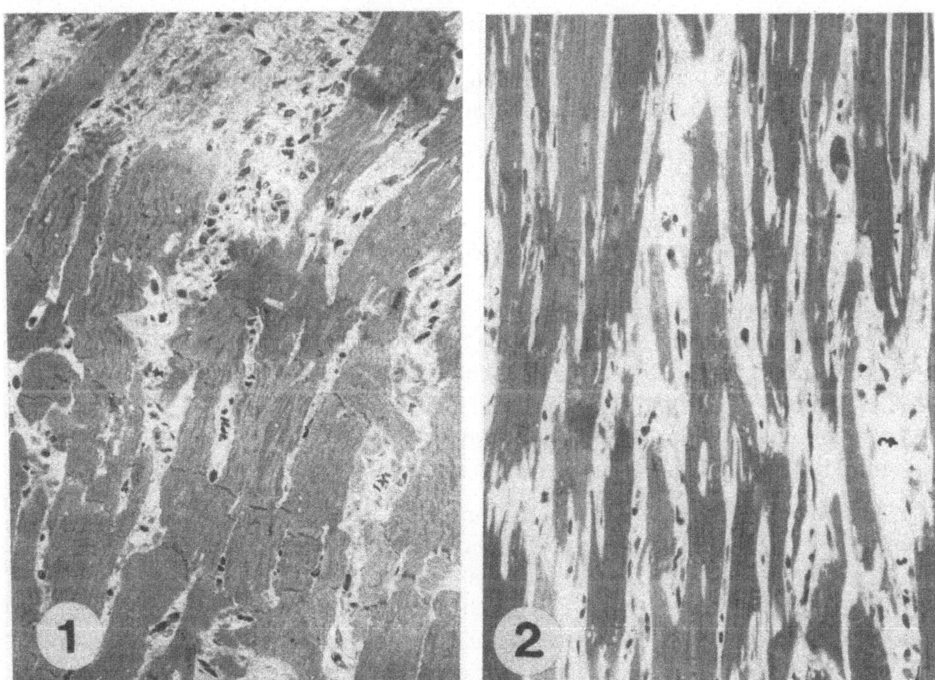

Abb. 1. Lichtmikroskopische Aufnahme eines toluidinblaugefärbten Semidünnschnittes von in Kunststoff eingebettetem, linksventrikulärem Ventrikelmyokard einer 40 Wochen alten SHR-Ratte. Die Aufnahme zeigt einen Myokardbereich aus der Nachbarschaft eines perivaskulären Fibroseherds. Die Gewebetextur ist aufgelockert. Die Myozyten sind stark verzweigt und z. T. durch Bindegewebe voneinander getrennt. Der Durchmesser einzelner Myozyten ist größer als normal. Vergr. 225 : 1

Abb. 2. Lichtmikroskopische Aufnahme eines toluidinblaugefärbten Semidünnschnittes von in Kunststoff eingebettetem, linksventrikulärem Ventrikelmyokard einer 80 Wochen alten SHR-Ratte. Starke diffuse Fibrose. Die Muskelzellen sind häufig nur durch schmale Ausläufer miteinander verbunden. Der Durchmesser der Myozyten ist variabel, aber meist kleiner als im 40-Wochen-Stadium. Vergr. 225 : 1

Hypertrophe Myozyten haben häufig keine glatte, zylinderförmige Kontur wie sie im normalen Myokard beobachtet wird, sondern sind unregelmäßig geformt und stärker verzweigt. Die Verzweigungen benachbarter Zellen sind durch Glanzstreifen miteinander verknüpft. Die Myozytenkerne sind groß und oft unregelmäßig geformt.

In fortgeschrittenen Stadien der Hypertrophie beobachtet man in der Regel eine multifokale oder diffuse Fibrose (Abb. 2). Besonders, aber nicht ausschließlich, in der Nachbarschaft fibrotischer Areale treten atrophische und stark degenerierte Myozyten auf. Sie sind meist von benachbarten Myozyten isoliert und an ihrer, durch den Verlust von Myofibrillen bedingten, helleren Anfärbung erkennbar. Ebenfalls in der Nähe fibrotischer Areale beobachtet man stark vakuolisierte Zellen und solche mit tiefen, von den freien Enden her in den Zelleib vordringenden Invaginationen der Zellmembran.

Ultrastruktur der Myozyten im Stadium der Anpassung

Als morphologisches Korrelat der gesteigerten Proteinsynthese der Myozyten im 1. Stadium des Meerson-Konzepts kann man betrachten:

- Vergrößerung und hyperchromatische Anfärbbarkeit der Zellkerne mit großen aufgelockerten Nukleolen;
- Vermehrung der Ribosomen und des rauhen endoplasmatischen Retikulums, v.a. in den die Zellkerne umgebenden Zytoplasmaräumen, aber auch in der Peripherie der Zellen;
- Vergrößerung der Golgi-Komplexe;
- tiefe Faltung der Glanzstreifen;
- auffällige Variabilität der Größe der Mitochondrien sowie Formen, die im Sinne einer Neubildung durch Knospung gedeutet werden können;
- Veränderungen der Sarkomeren, insbesondere der Z-Streifen, die als Stadien der Neubildung von kontraktilen Einheiten interpretiert werden.

Die Sarkomerenlänge und die Anordnung der Myofilamente sind in hypertrophen und normalen Herzmyozyten nicht zu unterscheiden (Richter u. Kellner 1963). Auffällige und häufig beschriebene Veränderungen des kontraktilen Apparats der Zellen werden an den Z-Streifen beobachtet. Z-Streifen bestehen – im gesunden Myokard – aus 2 morphologisch unterscheidbaren Komponenten: dünnen Filamenten und einer elektronendichten amorphen Substanz, die die Filamente miteinander verkittet. Bei der filamentösen Komponente könnte es sich – wie im Skelettmuskel – um α-Aktinin, bei der amorphen Substanz u.a. um Amorphin handeln (Chowrashi u. Pepe 1982). Z-Streifen zeigen normalerweise eine komplexe tetragonale Struktur mit einer Periodizität von 20 nm (Goldstein et al. 1979).

In hypertrophem Myokard werden unterschiedliche Veränderungen der Z-Streifen beobachtet:

1. Aufspaltungen, die sich z.T. mit unregelmäßigen Ausläufern in die benachbarten Sarkomeren fortsetzen, verursachen eine ungleichmäßige Anordnung benachbarter Myofibrillen, deren Z-Streifen sich nicht mehr auf gleicher Höhe befinden;

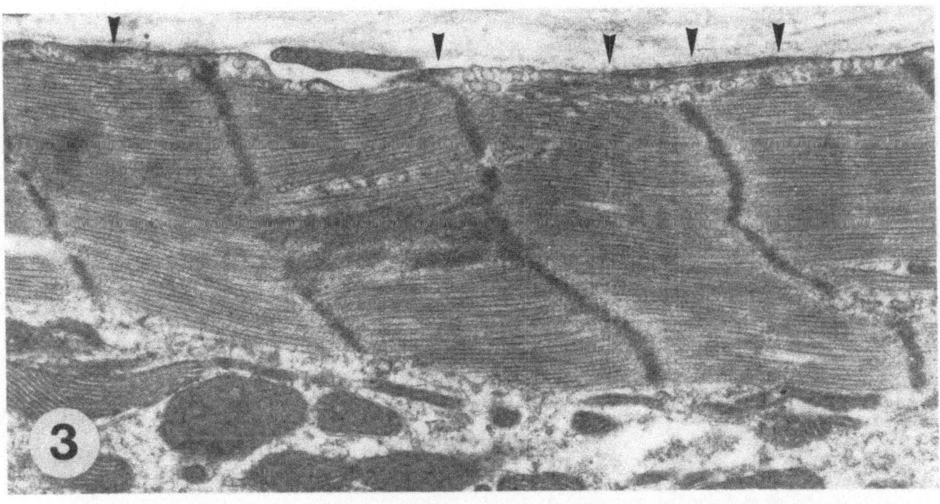

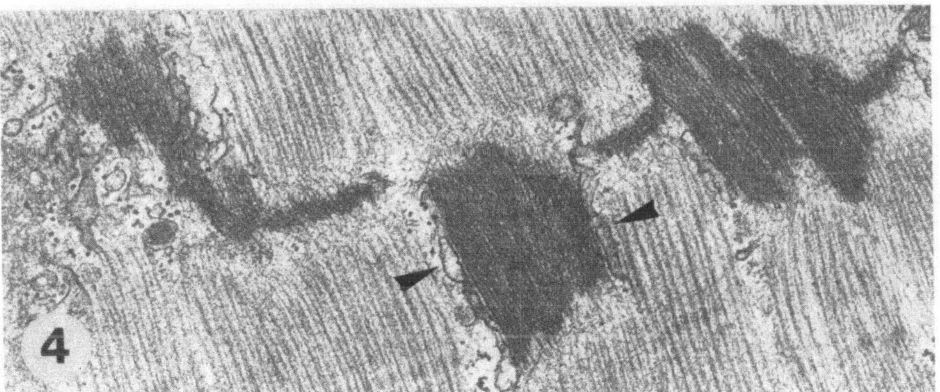

Abb. 3. Längsschnitt aus dem Ventrikelmyokard einer 80 Wochen alten SHR-Ratte. Intramyofibrilläre und subsarkolemmale *(Pfeilspitzen)* Ansammlung von amorphem, filamentreichem Z-Streifenmaterial. Vergr. 15 800 : 1

Abb. 4. Längsschnitt aus dem Vorhofmyokard einer Patientin mit Mitralstenose. Verbreiterte Z-Streifen mit periodischer Substruktur. Tubuli des SR liegen dem Z-Streifenmaterial seitlich an *(Pfeilspitzen)*. Vergr. 30 000 : 1

2. Verbreiterung, wobei das Material amorph (Abb. 3) erscheinen oder eine periodische Substruktur (20 nm, Abb. 4) aufweisen kann;
3. Anhäufung von Z-Streifenmaterial ohne periodische Substruktur zwischen den Myofibrillen, im subsarkolemmalen Raum oder in der Nachbarschaft der Glanzstreifen;
4. Verzerrung und wellenförmiger Verlauf einzelner oder mehrerer aufeinanderfolgender Z-Streifen (Abb. 5);
5. Verlust einzelner oder mehrerer aufeinanderfolgender Z-Streifen, verbunden mit einer zwar parallelen, aber unregelmäßigen Anordnung der Aktin- und Myosinfilamente (Abb. 6);

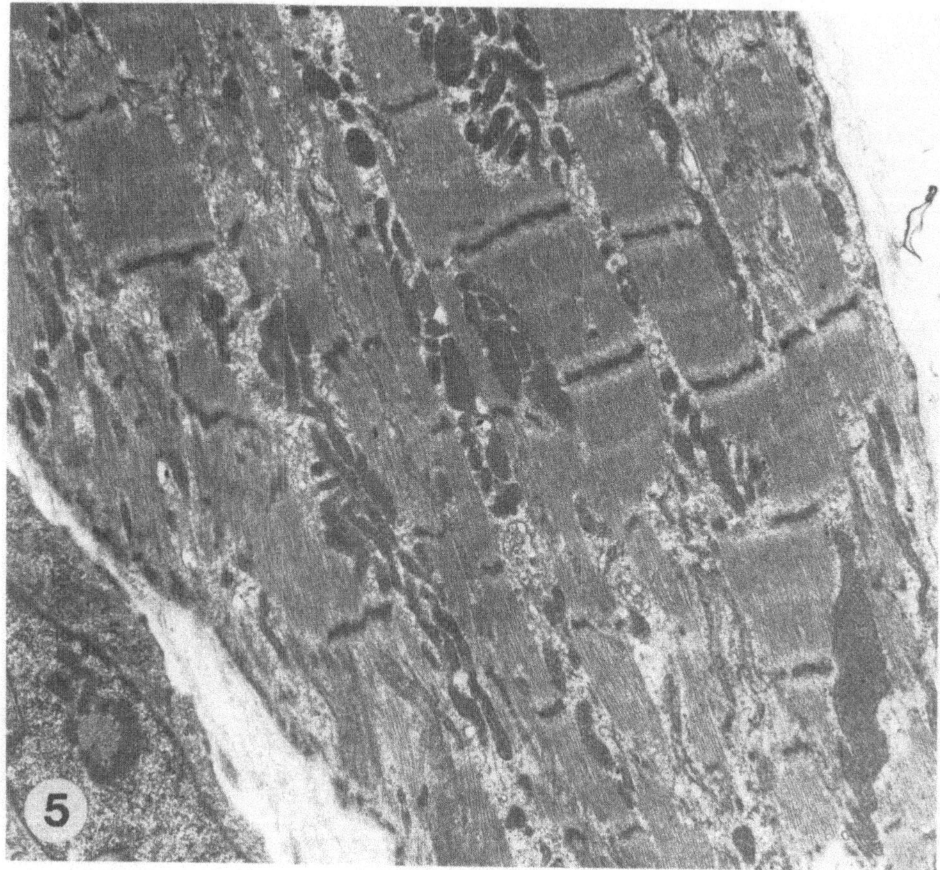

Abb. 5. Ausschnitt eines Myozyten, in dem Verzerrung und Fragmentierung von Z-Streifen sowie intramyofibrilläre und subsarkolemmale Anhäufungen von Z-Streifenmaterial und ein Verlust von Myosinfilamenten erkennbar sind. In den intermyofibrillären Räumen zahlreiche, sehr kleine Mitochondrien. Ventrikelmyokard einer 80 Wochen alten SHR-Ratte. Vergr. 8600:1

6. Verklumpungen größerer Mengen Z-Streifenmaterials ohne (Abb. 7) oder mit (Abb. 8) Periodizität in der Nachbarschaft beschädigter oder disorganisierter Bereiche der Myofibrillen, die sich über mehrere Sarkomerlängen erstrecken können.

Die unter 1.-3. beschriebenen Veränderungen wurden in hypertrophischem menschlichen Myokard, in tierischem Myokard unter Bedingungen der experimentell erzeugten Hypertrophie und im Myokard von alten, aber gesunden Katzen und Hunden beoachtet (Übersicht bei Maron et al. 1975). Es ist wiederholt vorgeschlagen worden, sie als Ausdruck der Neubildung von Sarkomeren zu deuten (Legato 1970; Bishop u. Cole 1969). Im embryonalen Myokard findet die Neubildung von Sarkomeren bevorzugt im subsarkolemmalen Bereich statt (Markwald 1973). Kleine Anhäufungen von amorphem, elektronendichten Material scheinen als Organisationszentren für die Myofibrillogenese zu dienen. Dabei werden zunächst Aktin-

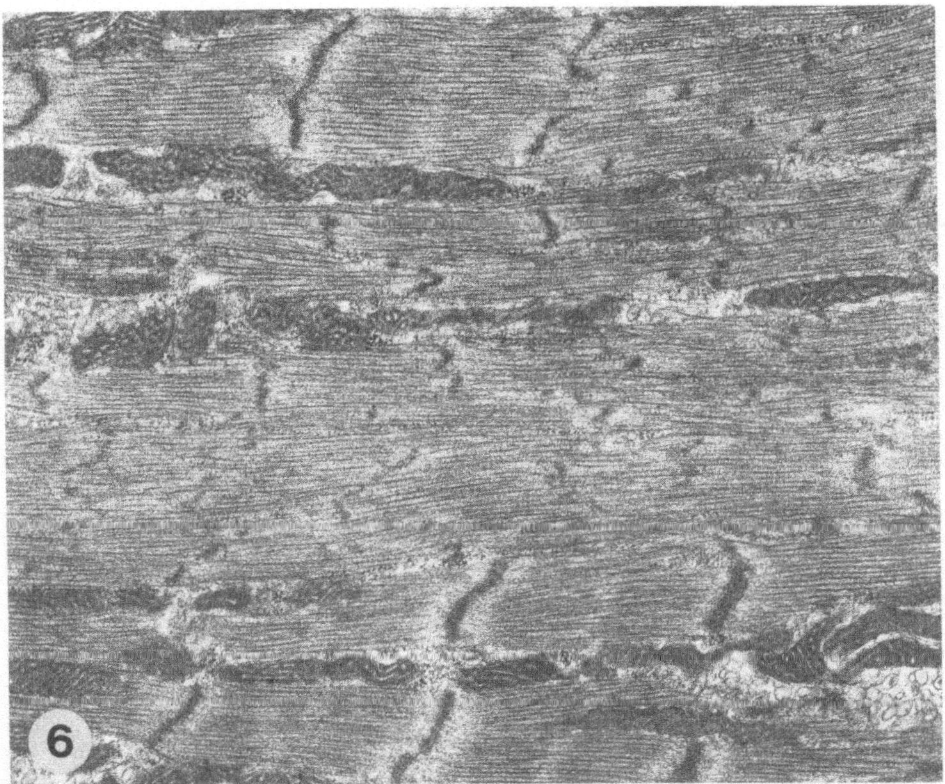

Abb. 6. Wellenförmiger Verlauf von Z-Streifen im oberen und unteren Randbereich der Abbildung. In der Mitte Verlust der Z-Streifen verbunden mit zwar paralleler, aber unregelmäßiger Anordnung der Aktin- und Myosinfilamente. Ventrikelmyokard einer 80 Wochen alten SHR-Ratte. Vergr. 30000 : 1

filamente in diesem Material verankert, an die sich später Myosinfilamente anlagern. Autoradiographische Untersuchungen (Anversa et al. 1973; Morkin 1974) haben gezeigt, daß neu synthetisierte kontraktile Proteine bevorzugt an der Peripherie von Myofibrillen, subsarkolemmal und in der Nähe von Glanzstreifen eingebaut werden. In Anversas Untersuchung bei experimentell induzierter Herzhypertrophie waren allerdings die Anhäufungen von Z-Streifenmaterial nicht besonders stark markiert, was eher dagegen spricht, daß in diesen Strukturen neu gebildete kontraktile Proteine angelagert werden.

Aufspaltungen von Sarkomeren, die man sich am ehesten als ein Zeichen für die Neubildung von Sarkomeren vorstellen kann, sind nie in embryonalem Muskel beobachtet worden. Sie stellen daher wohl keine normale Form der Verlängerung von Myofibrillen dar.

Anhäufungen von Z-Streifenmaterial weisen auf eine Störung des Gleichgewichts in der Synthese der Proteinbausteine des kontraktilen Materials hin, so daß die Myofibrillogenese zwar normal eingeleitet wird, durch den Mangel einer oder mehrerer Komponenten, aber nicht regelrecht zu Ende geführt werden kann. Daher haben derartige Materialanhäufungen wohl eher degenerativen Charakter. Diese

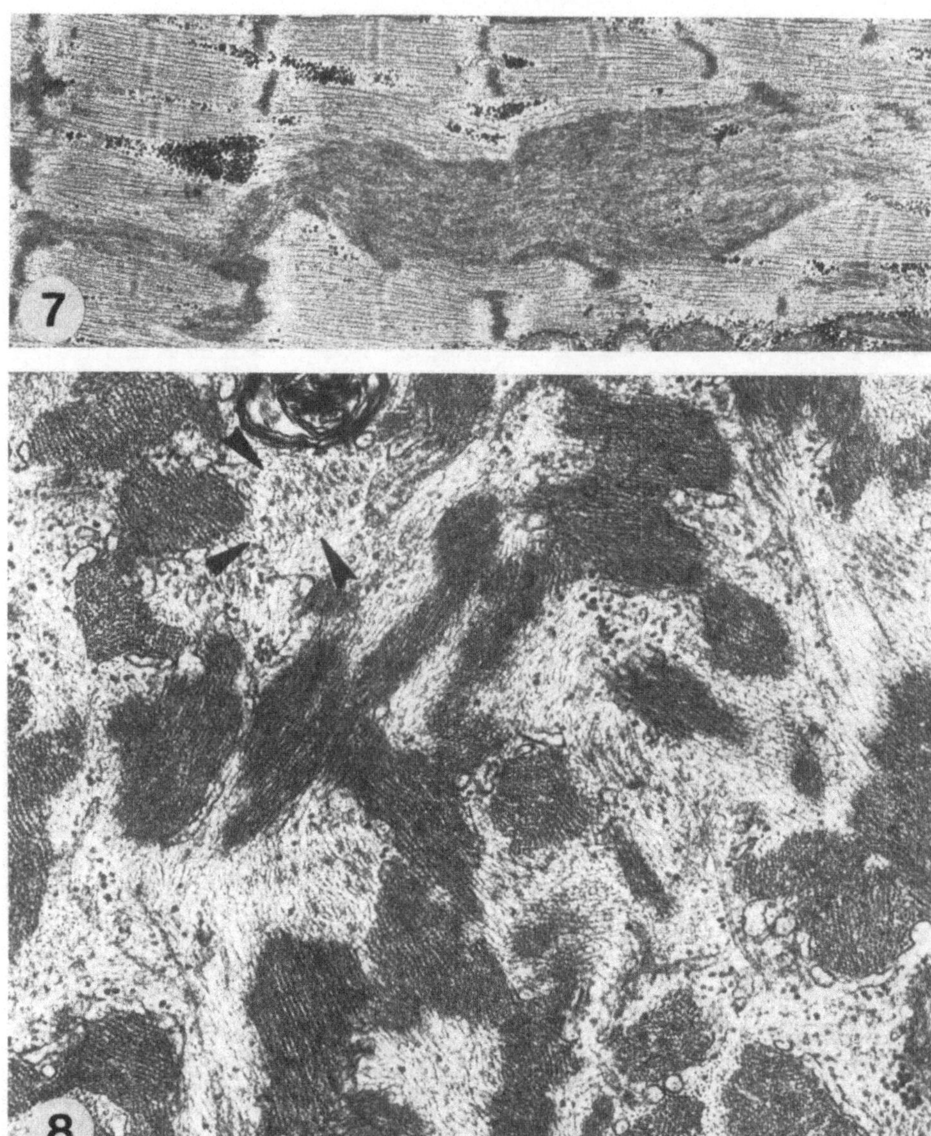

Abb. 7. Intramyofibrilläre Anhäufung einer größeren Menge von amorphem Z-Streifenmaterial im Vorhofmyokard eines Patienten, der zur Korrektur eines kombinierten Mitralvitiums operiert wurde. Verg. 24 300 : 1

Abb. 8. Zahlreiche Anhäufungen von Z-Streifenmaterial in einem Vorhofmyozyten eines Patienten mit Mitralinsuffizienz und pulmonaler Hypertension. Die periodische Substruktur ist erkennbar. Die *Pfeilspitzen* markieren einen kleinen Bereich, in dem noch Myosinfilamente vorhanden sind. Vergr. 39 700 : 1

Ansicht wird unterstützt durch die Beobachtung ähnlicher Erscheinungen im Skelettmuskel bei degenerativen Erkrankungen, Myopathien und experimentell verursachter Zellschädigung (Übersicht bei Maron et al. 1975).

Die unter 4.–6. aufgeführten Veränderungen werden v. a. im stärker geschädigten Myokard bei Patienten mit langanstehenden Klappenfehlern, insbesondere bei kombinierten Vitien (Maron et al. 1975), bei hypertrophisch-obstruktiver Kardiomyopathie (Ferrans et al. 1972) und im Gewebe dilatierter Vorhöfe bei Patienten mit Mitralklappenfehlern (Thiedemann u. Ferrans 1977) beobachtet. Sie gehen zumeist einher mit einer unregelmäßigen Anordnung der benachbarten Aktinfilamente und einem selektiven Verlust von Myosinfilamenten und weisen auf eine beginnende Myofibrillolyse hin. Sie müssen daher als degenerative Veränderungen angesehen werden.

Ultrastruktur der Myozyten im Stadium der kompensierten Hypertrophie

Nach dem Konzept von Meerson soll beim Übergang vom 1. zum 2. Stadium der Hypertrophie die Neubildungsrate von Zellorganellen in den Myozyten abnehmen. Die ablaufenden Syntheseprozesse sollen ein neues Gleichgewicht erreicht haben. Die in den vorhergehenden Abschnitten beschriebenen morphologischen Veränderungen werden zwar weiterhin beobachtet, kommen aber seltener vor.

Zahlreiche morphometrische Untersuchungen haben ergeben, daß im Stadium der „stabilen Überfunktion" die quantitativen Verhältnisse der verschiedenen Zellorganellen zueinander verändert sind. Insbesondere haben sich die Volumenanteile der Mitochondrien und des kontraktilen Materials am Gesamtvolumen der Myozyten geändert. Die Ergebnisse lassen sich aber nicht verallgemeinern, da sie je nach verwendetem experimentellen Hypertrophiemodell sehr verschieden sind. Auch werden durchaus konträre Ergebnisse, selbst bei Verwendung gleicher experimenteller Ansätze, beschrieben. Eine ausführliche Diskussion dieses Problems findet sich bei Ferrans (1984).

Wenige neu auftretende qualitative Veränderungen in der Morphologie der Myozyten sind für dieses Stadium der Hypertrophie beschrieben worden:

- multiple Glanzstreifen
- Veränderungen der Kernmembran
- intramitochondriales Vorkommen von Glykogenpartikeln
- lipidähnliche Einschlüsse in den Mitochrondrien
- Vorkommen von rosettenartigen Glykogenpartikeln im Zytoplasma.

Bei den multiplen Glanzstreifen (Adomian et al. 1974; Laks et al. 1970; Maron u. Ferrans 1973) handelt es sich um 2 oder mehr kürzere Glanzstreifensegmente, die im Abstand weniger Sarkomerlängen parallel zueinander und quer zur Längsachse des Myozyten verlaufen. Sie stellen Grenzen lateraler Abzweigungen hypertropher Myozyten dar, die mit benachbarten Zellen interdigitieren. Durch den Hypertrophieprozeß wird das Fasergefüge des Myokards so verändert, daß während der Kontraktion zwischen benachbarten Myozyten vermehrt Scherkräfte wirksam werden (Spotnitz et al. 1974). Die Ausbildung multipler Glanzstreifen wird als eine Reaktion der Myozyten auf diese veränderte mechanische Situation angesehen. Diese Strukturen verhindern, daß innerhalb eines Muskelzellbündels die Myozyten sich gegeneinander verschieben.

Die Kernmembran der vergrößerten Zellkerne hypertropher Myozyten zeigt häufig eine gegenüber dem Normalzustand vermehrte Einfaltung (Ferrans et al. 1975a). Dadurch entstehen Invaginationen, die in Schnitten als Pseudoeinschlüsse von Zytoplasma im Karyoplasma erscheinen können. Solche Pseudoeinschlüsse sind charakteristischerweise immer von parallel zueinander verlaufender äußerer und innerer Kernmembran umgeben. Auch Einfaltungen der inneren Kernmembran und des mit ihr assoziierten Chromatins, die nicht von der äußeren Kernmembran begleitet werden, sind beschrieben worden (Ferrans et al. 1975a; Boor et al. 1979). Sie erscheinen morphologisch als „intranukleäre Tubuli".

In hypertrophen Myozyten haben Maron u. Ferrans (1975) eine kleine Population von Mitochondrien beobachtet, die im Raum zwischen äußerer und innerer Mitochondrienmembran Glykogenpartikel enthielten. Auch in Zellkernen sind Glykogeneinschlüsse beschrieben worden (Ferrans et al. 1975b). Das Zustandekommen dieser Glykogeneinschlüsse wird in Zusammenhang gebracht mit Episoden fokaler Hypoxie, denen hypertrophierte Muskelzellen unterworfen sein können. Während normalerweise Herzmyozyten nur monopartikuläres β-Glykogen enthalten, ist in hypertrophen Myozyten gelegentlich rosettenartiges α-Glykogen beobachtet worden (Ferrans et al. 1973b; Maron u. Ferrans 1974a).

Ultrastruktur der Myozyten im Stadium der Erschöpfung

Das morphologische Erscheinungsbild von Myokard im späten Stadium der Hypertrophie ist gekennzeichnet durch degenerative Veränderungen der Myozyten und eine mehr oder weniger ausgeprägte interstitielle Fibrose. Die Degeneration von Myozyten stellt sich als ein Kontinuum von Veränderungen dar, das von einer qualitativ nahezu normal erscheinenden Zelle bis zu Zellen reicht, die ihre spezialisierte, zur Kontraktion befähigte Organisation verloren haben, atrophisch sind und lichtmikroskopisch z. T. von Bindegewebszellen nicht unterschieden werden können. In Myokardbiopsien mit langanstehender Hypertrophie ist i. allg. das gesamte Spektrum von Veränderungen zu beobachten: Nahezu normale Zellen können unmittelbar solchen benachbart sein, die sich im Spätstadium der Degeneration befinden. Worauf diese unterschiedliche Reaktion eng benachbarter Zellen zurückzuführen ist, ist bisher völlig ungeklärt. Es handelt sich möglicherweise um dasselbe Phänomen, das während des Hypertrophieprozesses zu unterschiedlicher Größe benachbarter Zellen führt.

Myozyten im fortgeschrittenen Stadium der Degeneration können eine normale Größe haben oder atrophisch sein. Man findet sie i. allg. in Bereichen mit starker interstitieller Fibrose. Sie sind meist, aber nicht immer, durch Bindegewebselemente von ihren benachbarten Zellen isoliert. Von dem Degenerationsprozeß können offenbar alle Bausteine der Myozyten betroffen sein. Man beobachtet z. B. Veränderungen

- des kontraktilen Apparates,
- der T-Tubuli,

- der Zellmembran und der Glanzstreifen,
- der Mitochondrien,
- des sarkoplasmatischen Retikulums (SR),
- Anhäufungen von Rückstandskörpern.

Die Degeneration von Myozyten geht immer mit Veränderungen der Myofibrillen und einem Verlust von Myosinfilamenten einher. In frühen Stadien der Degeneration kann dieser Verlust nur fokal kleine Teile einer Zelle, etwa in der Zellperipherie, betreffen, oder er kann diffus die ganze Ausdehnung einer Zelle erfassen (s. Abb. 9). Die intermyofibrillären Räume können mit Intermediärfilamenten (10 nm Durchmesser), Aktinfilamenten oder Tubuli des SR angefüllt sein. Mitochondrien sind meist in den von Myofibrillolyse betroffenen Bereichen der Zelle entweder klein oder völlig abwesend. Während des Hypertrophieprozesses scheinen die Myozyten zunehmend ihre T-Tubuli zu verlieren. Statt dieser findet man unregelmäßige, nicht mehr in der Höhe der Z-Streifen angeordnete, tiefe Invaginationen der Zellmembran, die das Zytoplasma durchziehen. Diese Invaginationen sind, wenn ihr Lumen weit genug ist, schon lichtmikroskopisch erkennbar.

Die Degeneration von Myozyten geht meist mit Veränderungen im Bereich der Glanzstreifen einher, die zu einer allmählich zunehmenden Lösung der Kontakte benachbarter Muskelzellen führt. Die Auflösung der Glanzstreifen beginnt mit einer Erweiterung (Abb. 10) des interzellulären Raums außerhalb der Zellkontakte

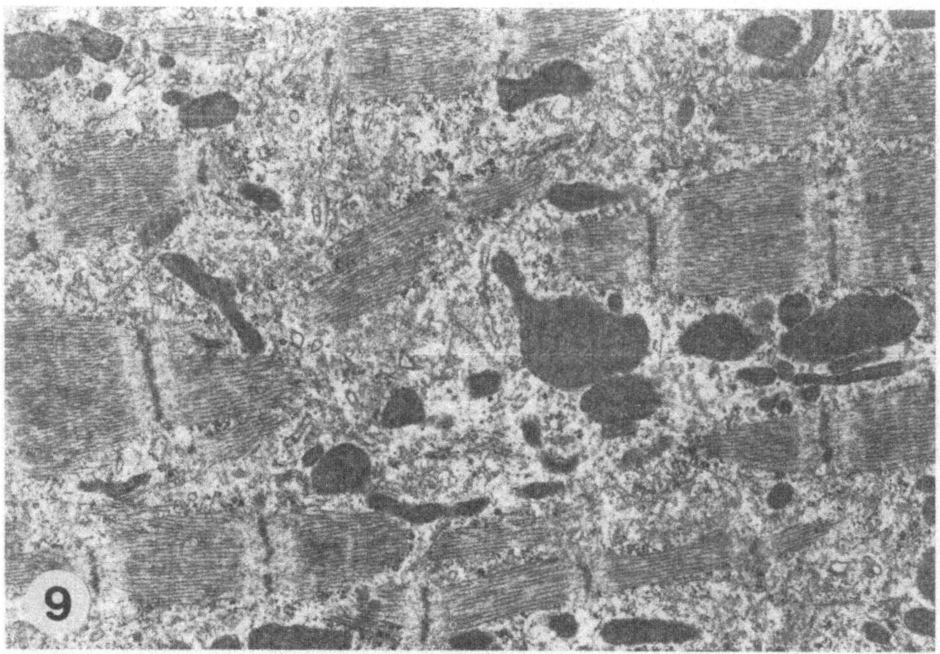

Abb. 9. Ausschnitt aus einem linksventrikulären Myozyten einer 80 Wochen alten SHR-Ratte mit diffuser Myofibrillolyse. Der intermyofibrilläre Raum enthält ungeordnete dünne Filamente, Tubuli des SR und Mitochondrien sehr unterschiedlicher Größe. Verg. 16900:1

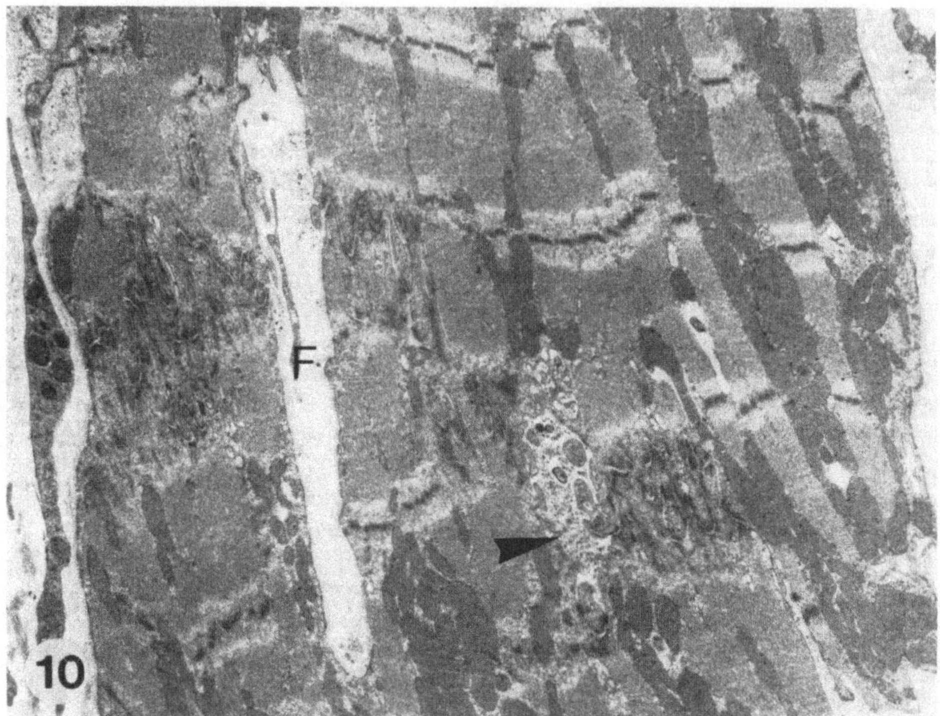

Abb. 10. Der 2 benachbarte Zellen verknüpfende Glanzstreifen ist stark eingefaltet. An 2 Stellen des Glanzstreifens ist der interzelluläre Raum erweitert. In einer dieser Erweiterungen liegt ein Ausläufer eines Fibrozyten *(F)*, die andere *(Pfeil)* ist mit zahlreichen „spherical microparticles" gefüllt. Linksventrikuläres Myokard einer 80 Wochen alten SHR-Ratte. Verg. 8100:1

(Nexus-„gap junction"; Maculae adhaerentes; Fasciae adhaerentes) (Ferrans et al. 1973 c). Dadurch wird der Anteil der Zellkontakte vermindert und die Gesamtlänge der Glanzstreifen verkleinert (Abb. 11). Dieser Prozeß führt schließlich zur vollständigen Isolierung benachbarter Myozyten (Abb. 12).

Die erweiterten Zwischenräume der Glanzstreifen können mit Basalmembranmaterial und Ansammlungen kleiner, membranbegrenzter Partikel („spherical microparticles"; Ferrans et al. 1976a) angefüllt sein (Abb. 10, 13). „Spherical microparticles" werden auch außerhalb von Glanzstreifen in der Basalmembran degenerierender Myozyten beobachtet. Sie stellen wahrscheinlich Material dar, das ehemals an der Ausbildung spezialisierter Zellkontakte beteiligt war und von den degenerierenden Myozyten abgestoßen wird.

In den bei der Dissoziation der Glanzstreifen frei gewordenen Membranbereichen können Insertionsstellen der Myofibrillen als Hemidesmosomen erhalten bleiben (Abb. 14). Oft ist jedoch das kontraktile Material in der Nähe aufgelöster Glanzstreifen stark desorganisiert.

Bei der Umformung ehemals an der Bildung spezifischer Zellkontakte beteiligter Membranbereiche können „intracytoplasmic junctions" (Buja et al. 1974) entstehen (Abb. 15). Dies sind glanzstreifenähnliche Strukturen, die von der Zellmembran ein- und derselben Zelle gebildet werden.

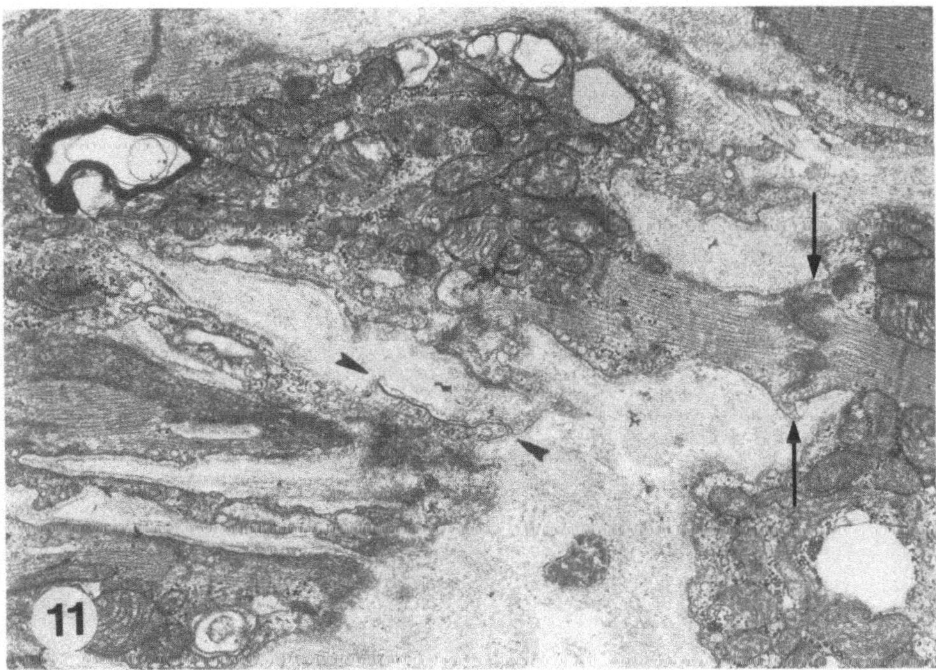

Abb. 11. Von den die beiden Myozyten verknüpfenden Glanzstreifen ist nur noch ein kleiner Bereich intakt *(Pfeile)*. Die *Pfeilspitzen* markieren einen Nexus, der möglicherweise 2 andere, tangential angeschnittene Ausläufer der beiden Myozyten verbindet. Der linke Myozyt enthält viel subsarkolemmal angehäuftes Z-Streifenmaterial. Der interzelluläre Raum ist mit Basalmembranmaterial und großen Mengen von Mikrofibrillen angefüllt. Vorhofmyokard eines Patienten, der zur Korrektur eines kombinierten Mitral-Vitiums operiert wurde. Verg. 16340:1

Die Größe der Mitochondrien in degenerierenden Myozyten ist sehr variabel (Abb. 16). Neben extrem kleinen oder langgestreckten Mitochondrien kommen Riesenmitochondrien vor, die möglicherweise durch Fusion entstehen. Mitochondrien mit konzentrisch angeordneten Cristae, einer Anordnung, die in normalem Myokard nicht vorkommt, werden bei einigen Patienten beobachtet (s. Abb. 16). Außer den schon erwähnten Einschlüssen von Glykogen (Abb. 17) und lipidähnlichen Substanzen können Mitochondrien Anhäufungen filamentösen Materials enthalten (Abb. 18) (Thiedemann u. Ferrans 1977).

In den intermyofibrillären Räumen der von Myofibrillolyse betroffenen Zellen befinden sich häufig große Mengen stark verzweigter Tubuli des SR. In manchen Zellen ist die Zahl der SR-Tubuli so groß, daß man annehmen muß, daß sie durch Proliferation vermehrt sind (Maron u. Ferrans 1975; Thiedemann u. Ferrans 1976). Eine Struktur, die in normalem Myokard nicht, im hypertrophen aber häufig beobachtet wird, sind regelmäßig hexagonal angeordnete Aggregate von Tubuli (Abb. 19), die entstehen, wenn SR-Tubuli in Ansammlungen von Z-Streifenmaterial mit periodischer Substruktur einwachsen (Maron u. Ferrans 1974b).

Myozyten im Endstadium des Degenerationsprozesses sind charakterisiert durch einen Verlust des kontraktilen Materials, wie er aus der Lichtmikroskopie als Myolyse bekannt ist. Sie sind meist atrophisch und durch Bindegewebe vollständig von

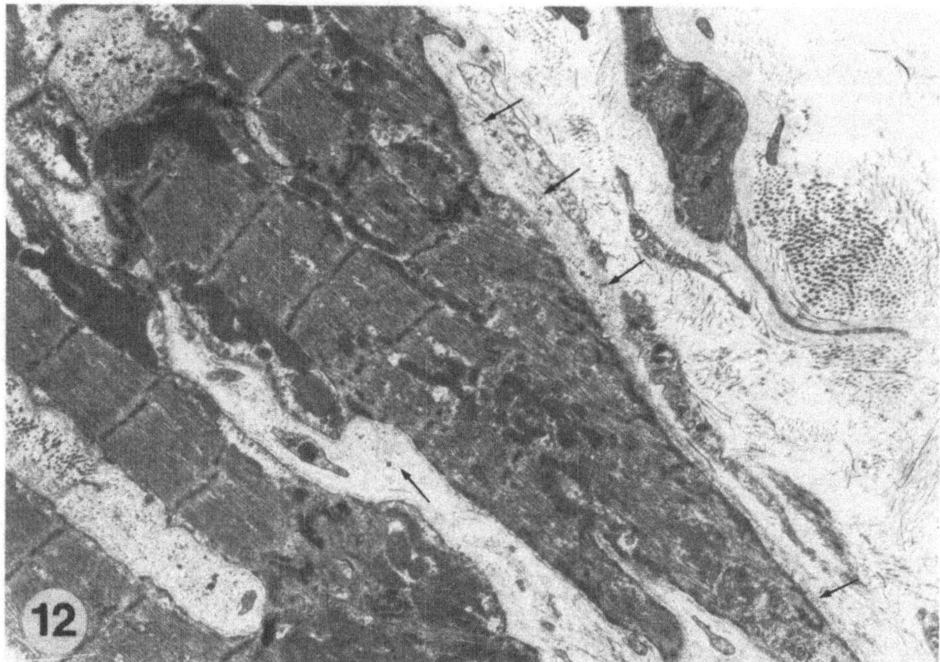

Abb. 12. Freies Ende eines Myozyten, der seinen Glanzstreifenkontakt zu den Nachbarmyozyten verloren hat und nun in das fibrotische Interstitium ausläuft. Das kontraktile Material ist desorganisiert. Zahlreiche hemidesmosomenartige Fasciae adhaerentes sind vorhanden. „Spherical microparticles" *(Pfeile)* sind in die Basalmembran eingelagert. Linksventrikuläres Myokard einer 80 Wochen alten SHR-Ratte. Vergr. 11 700:1

umliegenden Myozyten isoliert. Elektronenmikroskopisch können sie interstitiellen Zellen recht ähnlich sein, bleiben aber durch charakteristische Merkmale wie z. B. „intracytoplasmic junctions" oder hexagonal angeordnete Aggregate von Tubuli als Zellen erkennbar, die sich von Myozyten ableiten. Ihr Zytoplasma kann enthalten: große Mengen von Intermediärfilamenten, Anhäufungen von Z-Streifenmaterial, große Mengen von Tubuli des SR, Mitochondrien, Glykogen, Fetttropfen und Rückstandskörpern (Abb. 20).

Mitochondrien, SR und Zellkerne degenerierter Myozyten weisen außer den beschriebenen Veränderungen keine Merkmale auf, die als Anzeichen dafür zu deuten wären, daß diese Zellen akut nekrotisch sind (Abb. 21). Man muß vielmehr davon ausgehen, daß diese Zellen vital sind und möglicherweise „verdämmern". Es handelt sich also bei dem Prozeß der Degeneration um eine andere Art der Myolyse als die durch akute Schädigungen (z. B. Anoxie) ausgelöste, die z. B. durch das Auftreten von Kontraktionsbändern, Aufhellung der Mitochondrienmatrix, Zerfall der Mitochondrien-Cristae und Kernpyknose gekennzeichnet ist.

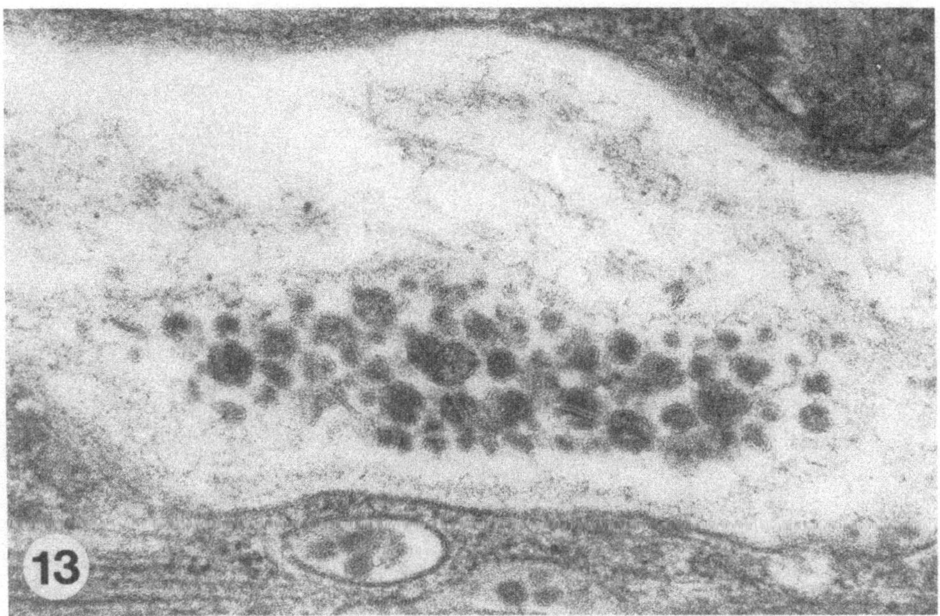

Abb. 13. Membranumschlossene „spherical microparticles" in der Peripherie eines degenerierenden Myozyten. Einige sind durch eine nexusähnliche Struktur miteinander verbunden. Ventrikelmyokard einer 80 Wochen alten SHR-Ratte. Verg. 100000:1

Tierexperimentelle Modelle zur Induktion der Hypertrophie

Zahlreiche Tiermodelle sind für die Untersuchung der Herzhypertrophie ausgearbeitet worden; eine Übersicht findet sich bei Bishop (1984). Neben dem Schwimm- oder Lauftraining sind v. a. die Modelle, die die Hypertrophie durch Druckbelastung des rechten bzw. linken Ventrikels herbeiführen (experimentelle Pulmonal- bzw. Aortenstenose), untersucht worden. Der Hypertrophiegrad bei experimentell induzierter Hypertrophie bleibt weit hinter dem zurück, der bei Tieren mit kongenitalen Anomalien oder beim Menschen unter pathologischen Bedingungen beobachtet wird: Meist wird nicht einmal eine Verdoppelung des Herzgewichts erreicht, während bei menschlichen Herzen eine Verdreifachung des Herzgewichts nicht selten ist. Die ultrastrukturellen Veränderungen, die im Verlauf solcher Experimente gefunden werden, sind eher moderat: Verkleinerung der Mitochondrien und Reduktion ihres Volumenanteils, Zunahme des Volumenanteils des kontraktilen Materials, Z-Streifenveränderungen und verstärkte Faltung der Glanzstreifen (Übersicht bei Maron et al. 1975; Bishop 1984). Nur in wenigen Publikationen sind bisher bei experimentell induzierter Herzhypertrophie degenerative Veränderungen beschrieben worden, die in ihrem Ausmaß das in menschlichem Material beobachtete Bild erreichen (Hatt 1976; Hatt et al. 1970a, b, 1980).

Dies kann mehrere Ursachen haben:

1. Tierexperimentelle Modelle arbeiten meist mit einer Läsion, die plötzlich („sudden onset") oder schnell zunehmend das endgültige Ausmaß erreicht. Die mögli-

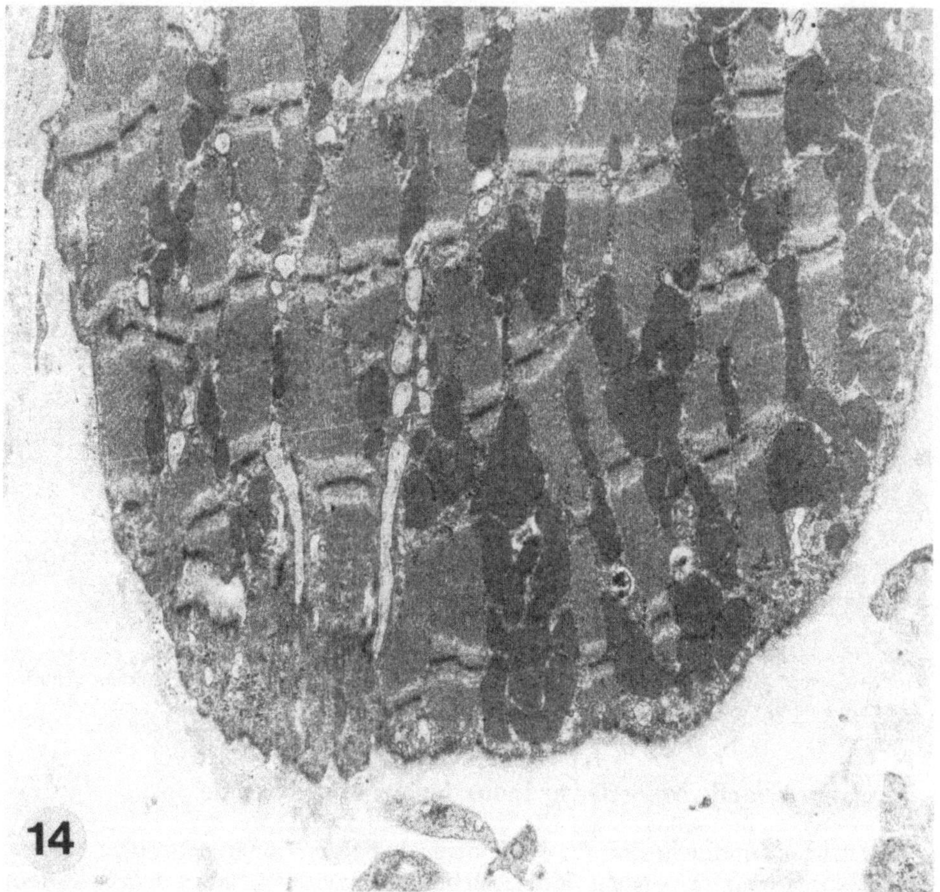

Abb. 14. Längsschnitt des Endes eines durch Bindegewebe von den Nachbarn isolierten Myozyten.
Die flachen Einstülpungen der peripheren Zellmembran setzen sich als tubuläre intrazytoplasmati-
sche Invaginationen in der Längsrichtung der Zelle fort. Linksventrikuläres Myokard einer 80 Wochen alten SHR-Ratte. Vergr. 10 260:1

che hämodynamische Belastung ist dadurch zwangsläufig begrenzt: Eine zu starke Läsion führt sofort oder sehr bald zur Dekompensation und zum vorzeitigen
Tod des Versuchstiers. Die beim Menschen z. B. bei Klappenvitien über einen
langen Zeitraum langsam zunehmende hämodynamische Belastung erreicht im
Spätstadium ein Ausmaß, das im Tierversuch (mit „sudden onset") nicht toleriert
werden würde.

2. Langzeitexperimente sind bisher nur selten durchgeführt worden. Die Versuchs-
zeit beträgt häufig nur wenige Wochen, in seltenen Fällen 1 Jahr. Man muß daher
daran denken, daß in dieser Zeit das Stadium der zellulären Erschöpfung noch
nicht erreicht wird, das Myokard sich also noch im Stadium der stabilen Überfunktion befindet.

3. Es ist nicht auszuschließen, daß erhebliche Speziesunterschiede in bezug auf die
Hypertrophieausbildung und -toleranz bestehen.

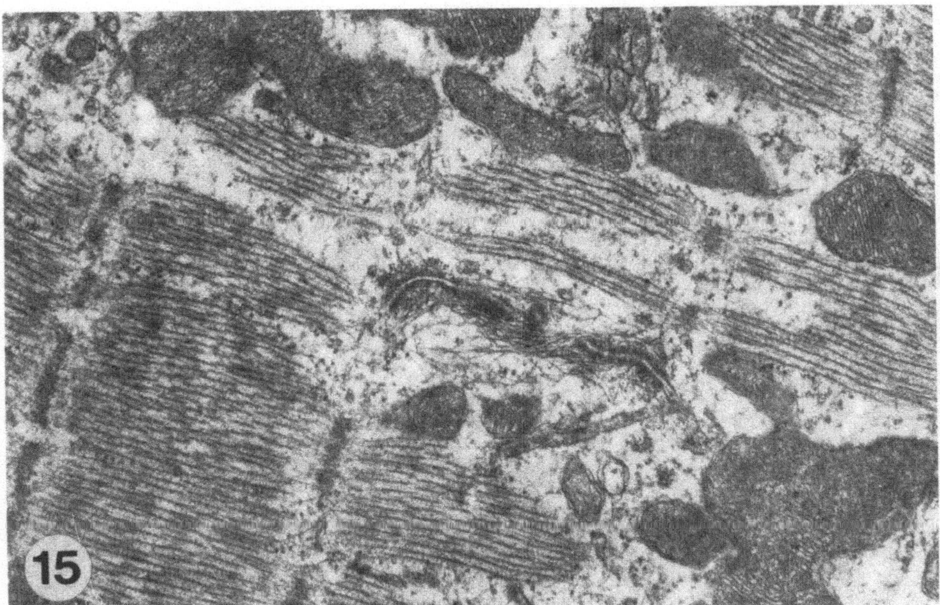

Abb. 15. Zwei kleine „intracytoplasmic junctions" in einem längsgeschnittenen Ventrikelmyozyten einer 80 Wochen alten SHR-Ratte. Verg. 34000:1

Befunde bei alten spontanhypertensiven Ratten (SHR)

In einer gemeinsam mit der Arbeitsgruppe von Prof. Jacob (Physiologisches Institut, Universität Tübingen) durchgeführten kombinierten Studie haben wir den Zusammenhang zwischen dem chemisch und morphometrisch ermittelten Bindegewebsgehalt und den mechanischen Eigenschaften des Myokards hypertensiver Ratten (Goldblatt-II-Modell und spontanhypertensive Wistar-Kyoto-Ratten) untersucht (Holubarsch et al. 1983; Thiedemann et al. 1983). Unsere Ergebnisse zeigten, daß schon bei 40 Wochen alten SHR-Ratten der Bindegewebsgehalt erhöht ist. Da die Fibrose aber im wesentlichen auf die perivaskulären Räume beschränkt ist, werden die mechanischen Eigenschaften des Myokards davon nur wenig beeinflußt. Bei 80 Wochen alten Tieren ist die Dehnbarkeit des Gewebes stark vermindert; gleichzeitig ist der chemisch und morphometrisch bestimmte Bindegewebsgehalt stark erhöht.

Die morphologische Untersuchung von Gewebsproben der linksventrikulären Vorderwand und der Papillarmuskeln ergab, daß bei 40 Wochen alten SHR-Ratten weite Bereiche des Myokards lichtmikroskopisch nahezu normale Struktur haben. Der Durchmesser der Muskelzellen ist deutlich erhöht. Am Rande fibrotischer Bereiche war die Gewebetextur aufgelockert (s. Abb. 1) und die Myozyten waren z. T. bizarr geformt. Einige zeigten einen beginnenden Verlust von Myofibrillen.

Bei 80 Wochen alten Tieren war eine ausgeprägte diffuse Fibrose vorhanden (s. Abb. 2). Die Muskelzellen waren durch Bindegewebe voneinander getrennt. Die Größe der Myozyten war sehr unterschiedlich, viele hatten lange, schmale Ausläu-

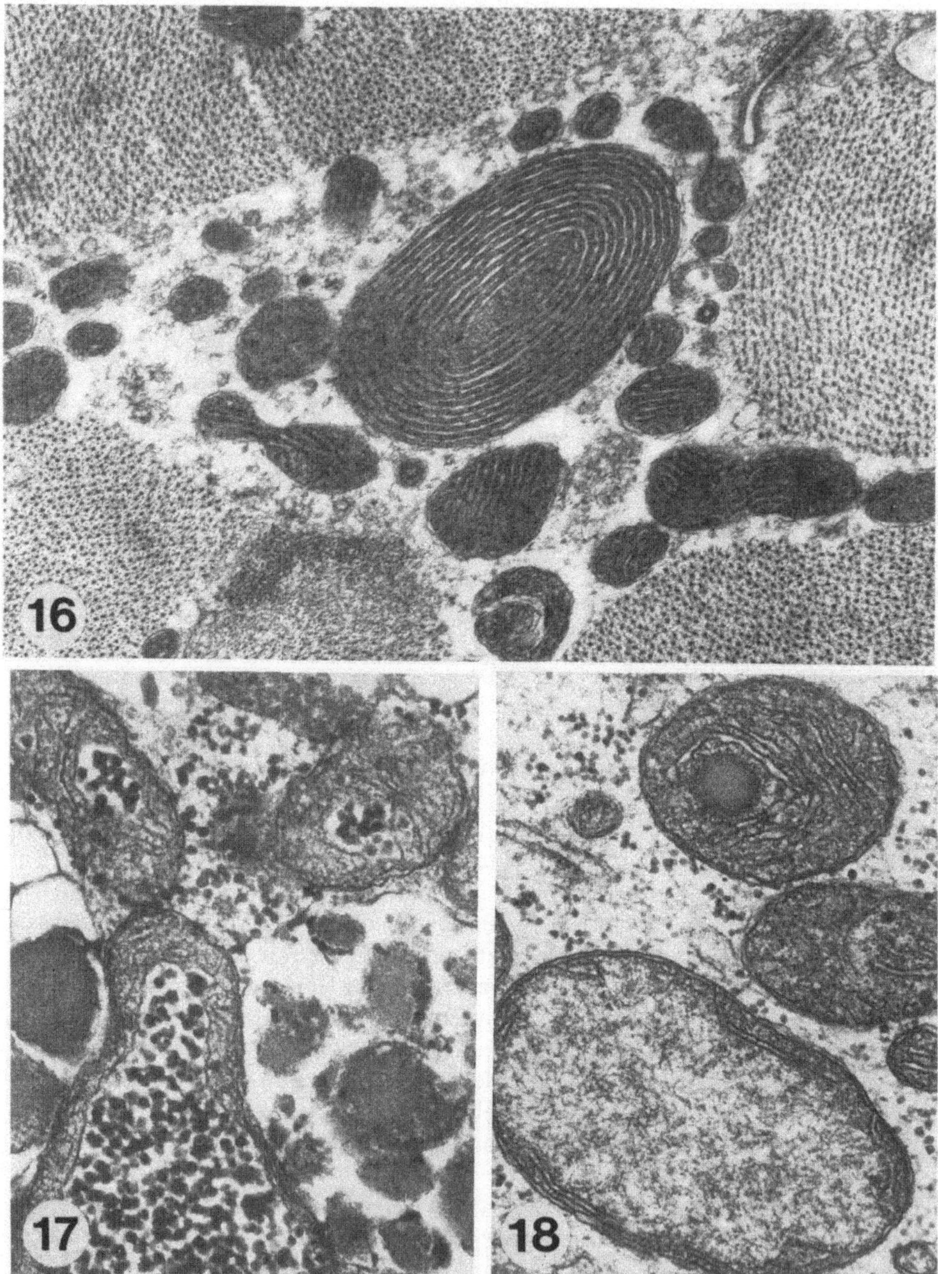

Abb. 16. Großes Mitochondrium mit konzentrisch angeordneten Cristae im Ventrikelmyokard einer 80 Wochen alten SHR-Ratte. Die übrigen Mitochondrien sind z. T. sehr klein. *Rechts oben* eine kleine „intracytoplasmic junction". Vergr. 33 200 : 1

Abb. 17. Intramitochondriale Glykogeneinschlüsse in einem Vorhofmyozyten eines Patienten mit Mitralinsuffizienz. Vergr. 70 000 : 1

Abb. 18. Lipidähnlicher Einschluß in einem Mitochondrium *(oben)*. Das untere Mitochondrium enthält nur wenige randständige Cristae und ist mit flockig-filamentösem Material angefüllt. Gleiches Gewebe wie Abb. 17. Vergr. 47 200 : 1

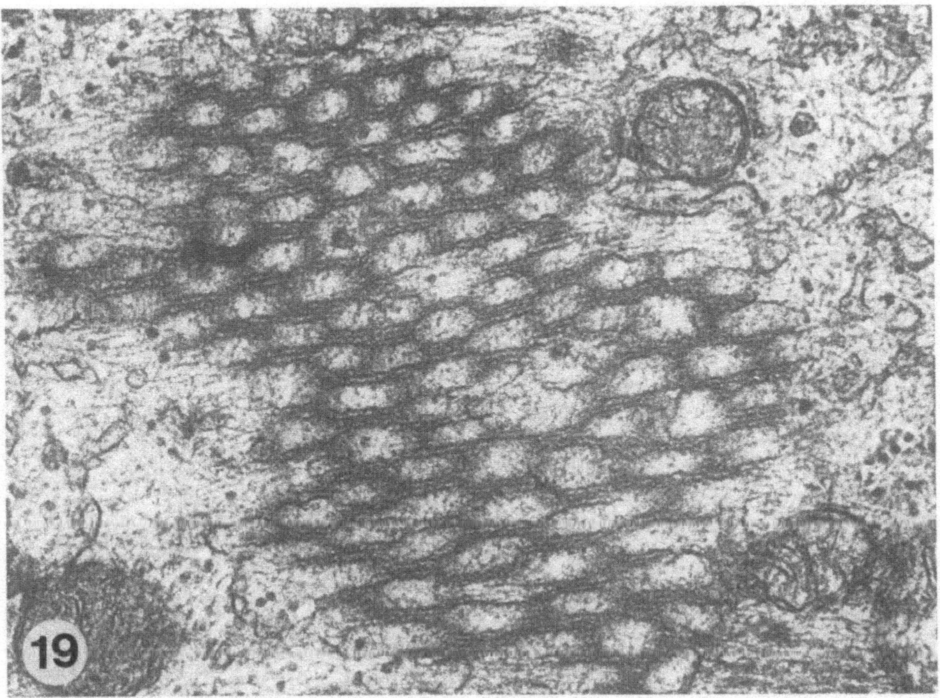

Abb. 19. Aggregat von hexagonal angeordneten Tubuli des SR im Vorhofmyokard eines Patienten mit Mitralregurgitation. Zwischen den Tubuli sind dünne, mit Z-Streifensubstanz assoziierte Filamente erkennbar. Verg. 58 600 : 1

fer. Einzelne hochgradig degenerativ veränderte Myozyten waren schon lichtmikroskopisch erkennbar.

Elektronenmikroskopisch waren in den breiten Bindegewebsräumen, die die Muskelzellen voneinander trennten, zahlreiche feine Fibrozytenausläufer vorhanden, die z. T. bis in die enge Nachbarschaft der Myozyten reichten.

Die Mehrzahl der Myozyten wies ultrastrukturelle Veränderungen auf.

Die Anzahl der T-Tubuli war vermindert, die Sarkomerenstruktur war zumindest in kleinen Bereichen gestört und ein Verlust an kontraktilem Material war meist deutlich zu erkennen.

Einzelne Zellen waren atrophisch und zeigten mehr oder weniger ausgeprägte degenerative Veränderungen, die bis hin zu nahezu vollständigem Verlust der Myofibrillen reichten. Insgesamt umfaßten die feinstrukturellen Veränderungen das gesamte in diesem Kapitel beschriebene Spektrum. Eine detaillierte Beschreibung unserer Beobachtungen werden wir an anderer Stelle geben (Thiedemann, in Vorbereitung). Unsere Befunde zeigen also, daß im Langzeitversuch in der Spätphase der Hypertrophie auch in tierischem Myokard Prozesse ablaufen, die zu schweren degenerativen Schädigungen der Myozyten führen.

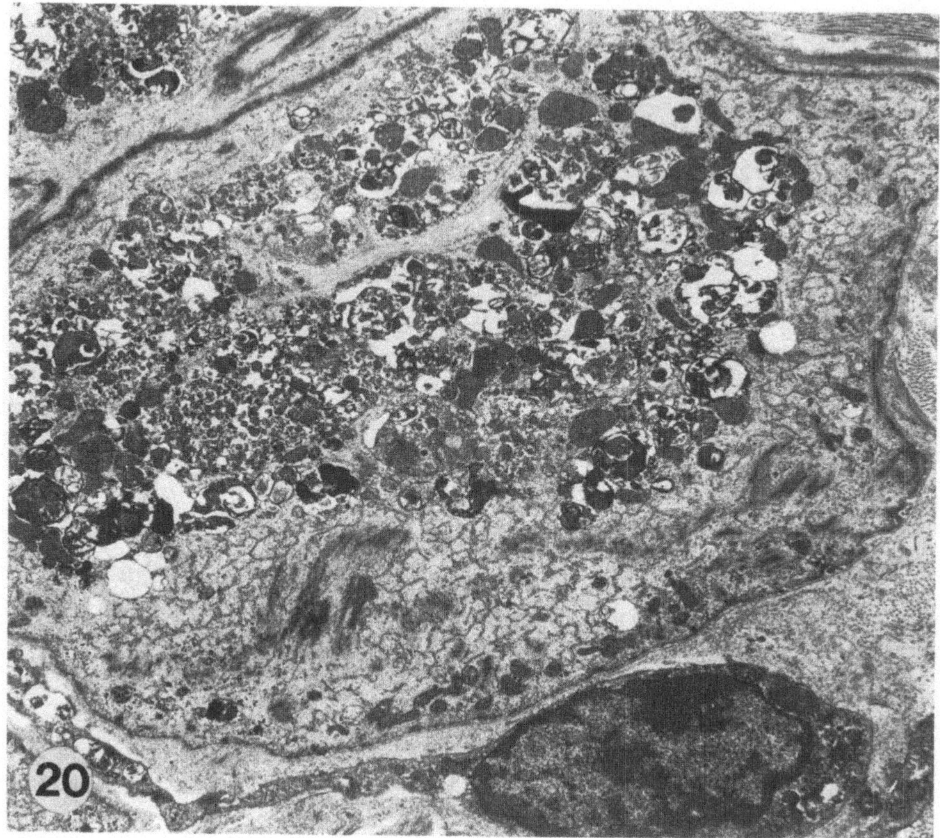

Abb. 20. Hochgradig degenerierter Myozyt aus dem Vorhof eines Patienten mit schwerer Mitralinsuffizienz. Es ist scheinbar kein regulär angeordnetes kontraktiles Material mehr vorhanden. Das Zytoplasma ist angefüllt mit Tubuli des SR, kleinen Mitochondrien und einer großen Menge lysosomaler Rückstandskörper. *Oben links* ist eine Glanzstreifenverknüpfung zu einem anderen ebenfalls stark degenerierten Myozyten sichtbar. Verg. 9100 : 1

Funktionelle Bedeutung der Myozytendegeneration

Degenerative Veränderungen von Myozyten sind nicht auf das Spätstadium der Hypertrophie beschränkt. Qualitativ gleiche morphologische Veränderungen sind auch unter anderen pathologischen Bedingungen beobachtet worden: bei Kardiomyopathien unterschiedlicher Ätiologie (Hibbs et al. 1965; Alexander 1967; Ferrans et al. 1973a; van Noorden et al. 1971; Auger u. Chenard 1967; Haese et al. 1972; Bulloch et al. 1970; Ferrans et al. 1976b), bei Zytostatikainduzierter Kardiomyopathie (Ferrans u. Herman 1978; Buja et al. 1973), bei Patienten mit koronarer Herzkrankheit (Thiedemann 1979), in Ventrikelaneurysmen nach Myokardinfarkt (Thiedemann, unveröffentlicht), im Randgebiet experimenteller Infarkte (Dusek et al. 1971) und nach wiederholter Hypoxie (Hasper 1964). Man muß daraus schließen, daß die Herzmuskelzelle auf unterschiedliche Schädigungen in morphologisch

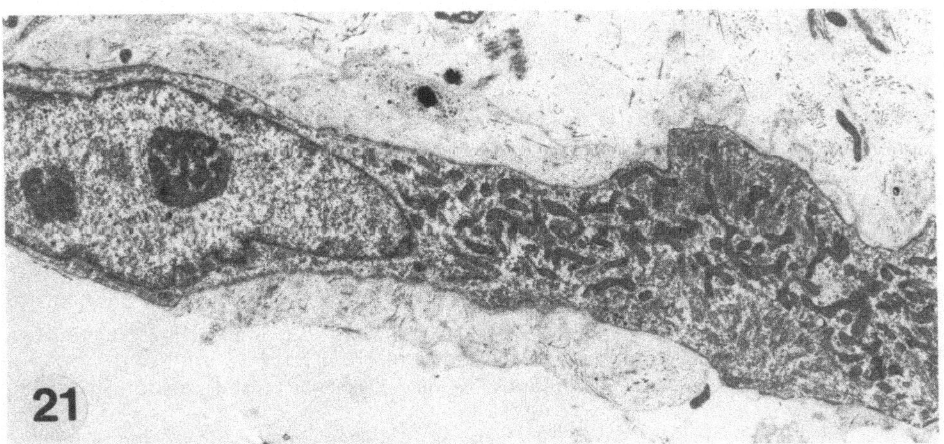

Abb. 21. Hochgradig degenerierter, atrophischer Myozyt aus dem Ventrikelmoykard einer 80 Wochen alten SHR-Ratte. Die Zelle ist umgeben von großen Mengen von mit Kollagenfibrillen durchsetztem Basalmembranmaterial, in das „spherical microparticles" eingelagert sind. Zellkern und Mitochondrien zeigen keine Anzeichen einer akuten Zellschädigung. Verg. 7300 : 1

monotoner Weise, nämlich durch Degeneration unter Verlust des kontraktilen Materials, reagiert.

Über die Auswirkungen der degenerativen Veränderungen auf die kontraktile Funktion der Muskelzellen sind bisher nur Mutmaßungen möglich. Die ultrastrukturellen Merkmale degenerierter Myozyten deuten darauf hin, daß diese Zellen einen Endzustand dessen darstellen, was von Meerson das „Stadium der zellulären Erschöpfung" genannt worden ist. Es ist nur schwer vorstellbar, daß diese Zellen noch zu geregelter Kontraktionstätigkeit fähig sein sollen.

Für die Funktion des gesamten Herzens ist sicherlich nicht das Auftreten einzelner veränderter Zellorganellen oder einzelner degenerierter Zellen ausschlaggebend. Vielmehr kommt es für den gegebenen Fall auf den durchschnittlichen Grad der Veränderungen in allen Zellen und auf das zahlenmäßige Verhältnis zwischen weitgehend normalen Zellen und solchen mit hochgradiger Degeneration an. Kombinierte Studien, die funktionelle mit morphometrischen Daten vergleichen (Schaper u. Schaper 1983), können hier weitere Erkenntnisse bringen.

Zusammenfassung

Während der Hypertrophie von Herzmuskelzellen tritt ein weites Spektrum morphologischer Veränderungen auf. Die in frühen Stadien beobachteten strukturellen Veränderungen sind Anzeichen vermehrter Syntheseleistungen, die während der Vergrößerung der Myozyten ablaufen. In späteren Stadien treten zunehmend Veränderungen auf, die anzeigen, daß das Gleichgewicht der zellulären Syntheseprozesse gestört ist. Bei langanstehender Hypertrophie beobachtet man zudem degenerativ veränderte Myozyten, die atrophisch werden oder bereits weitgehend ihre kontraktilen Strukturen verloren haben. Es ist nicht anzunehmen, daß diese veränderten Myozyten zu geregelten Kontraktionen fähig sind. Wie die Funktion des Gesamtventrikels von diesen Degenerationsvorgängen beeinflußt wird, ist bisher noch nicht untersucht worden. Es ist aber sehr wahrscheinlich, daß zunehmende Degeneration der Myozyten einer der Faktoren ist, die im Spätstadium der Hypertrophie zum Nachlassen der Myokardfunktion und zur kardialen Dekompensation führen.

Literatur

Adomian GE, Laks MM, Morady F, Swan HJC (1974) Significance of the multiple intercalated disc in the hypertrophied canine heart. J Mol Cell Cardiol 6: 105–109

Alexander CS (1967) Electron microscopic observations in alcoholic heart disease. Br Heart J 29: 200–206

Anversa P, Hagopian M, Loud AV (1973) Quantitative radioautographic localization of protein synthesis in experimental cardiac hypertrophy. Lab Invest 29: 282–292

Auger C, Chenard J (1967) Quebec beer drinkers' cardiomyopathy: Ultrastructural changes in one case. Can Med Assoc J 97: 916–921

Bishop SP (1984) Cardiac hypertrophy with congenital heart disease and cardiomyopathy. In: Zak R (ed) Growth of the heart in health and disease. Raven, New York, pp 241–274

Bishop SP, Cole CR (1969) Ultrastructural changes in the canine myocardium with right ventricular hypertrophy and congestive heart failure. Lab Invest 20: 219–229

Boor PJ, Ferrans VJ, Jones M, Kawanami O, Thiedemann K-U, Herman EH, Roberts WC (1979) Tubuloreticular structures in myocardium: An ultrastructural study. J Mol Cell Cardiol 11: 967–979

Buja LM, Ferrans VJ, Mayer RJ, Roberts WC, Henderson ES (1973) Cardiac ultrastructural changes induced by daunorubicin therapy. Cancer 32: 771–788

Buja LM, Ferrans VJ, Maron BJ (1974) Intracytoplasmic junctions in cardiac muscle cells. Am J Pathol 74: 613–648

Bulloch RT, Murphy ML, Pearce MB (1970) Fine structural lesions in the myocardium of a beer drinker with reversible heart failure. Am Heart J 80: 629–637

Chowrashi PK, Pepe FA (1982) The Z-band: 85000-dalton amorphin and α-actinin and their relation to structure. J Cell Biol 94: 565–573

Dušek J, Rona G, Kahn DS (1971) Healing process in the marginal zone of an experimental myocardial infarct: Findings in the surviving cardiac muscle cells. Am J Pathol 62: 321–338

Ferrans VJ (1984) Cardiac hypertrophy: Morphological aspects. In: Zak R (ed) Growth of the heart in health and disease. Raven, New York, pp 187–239

Ferrans VJ, Herman EH (1978) Cardiomyopathy induced by antineoplastic drugs. In: Kaltenbach M, Loogen F, Olsen EGJ (eds) Cardiomyopathy and myocardial biopsy. Springer, Berlin, Heidelberg, New York, pp 12–26

Ferrans VJ, Morrow AG, Roberts WC (1972) Myocardial ultrastructure in idiopathic hypertrophic subaortic stenosis. A study of operatively excised left ventricular outflow tract muscle in 14 patients. Circulation 45: 769–792

Ferrans VJ, Massumi RA, Shugoll GI, Ali N, Roberts WC (1973a) Ultrastructural studies of myocardial biopsies in 45 patients with obstructive or congestive cardiomyopathy. In: Bajusz E, Rona G, Brink AJ, Lochner A (eds) Recent advances in studies on cardiac structure and metabolism, vol 2: The cardiomyopathies. University Park Press, Balitmore, pp 231–272

Ferrans VJ, Buja LM, Jones M (1973b) Ultrastructure and cytochemistry of glycogen in cardiac diseases. In: Dhalla NS (ed) Recent advances in studies on cardiac structure and metabolism, vol 3: Myocardial metabolism. University Park Press, Baltimore, pp 97–144

Ferrans VJ, Roberts WC, Shugoll GI, Massumi RA, Ali N (1973c) Plasma membrane extensions in intercalated discs of human myocardium and their relationship to partial dissociations of the discs. J Mol Cell Cardiol 5: 161–169

Ferrans VJ, Jones M, Maron BJ, Roberts WC (1975a) The nuclear membranes in hypertrophied human cardiac muscle cells. Am J Pathol 78: 427–460

Ferrans VJ, Maron BJ, Buja LM, Ali N, Roberts WC (1975b) Intranuclear glycogen deposits in human cardiac muscle cells: Ultrastructure and cytochemistry. J Mol Cell Cardiol 7: 373–386

Ferrans VJ, Thiedemann K-U, Maron BJ, Jones M, Roberts WC (1976a) Spherical microparticles in human myocardium. An ultrastructural study. Lab Invest 35: 349–368

Ferrans VJ, McAllister HA, Haese WH (1976b) Infantile cardiomyopathy with histiocytoid change in cardiac muscle cells. Circulation 53: 708–719

Goldstein MA, Schroeter JP, Sass RL (1979) The Z lattice in canine cardiac muscle. J Cell Biol 83: 187–204

Haese WH, Maron BJ, Mirowski M, Rowe RD, Hutchins GM (1972) Peculiar focal myocardial degeneration and fatal ventricular arrhythmias in a child. N Engl J Med 287: 180–181

Hasper B (1964) Ultramikroskopische Herzmuskelveränderungen nach wiederholter Hypoxie. Beitr Pathol Anat 130: 321–351

Hatt PY (1976) Cellular changes in mechanically overloaded heart. Basic Res Cardiol 72: 198–202

Hatt PY, Berjal G, Moravec J, Swynghedauw B (1970a) Le myocarde ventriculaire dans l'insuffisance cardiaque experimentale par insuffisance aortique chez le lapin: Étude au microscope électronique. Arch Mal Coeur 63: 383–407

Hatt PY, Berjal G, Moravec J, Swynghedauw B (1970b) Heart failure: An electron microscopic study of left ventricular papillary muscle in aortic insufficiency in the rabbit. J Mol Cell Cardiol 1: 235–247

Hatt PY, Rakusan K, Gastineau P, Laplace M (1980) Aortocaval fistula in the rat. An experimental model of heart volume overloading. Basic Res Cardiol 75: 105–108

Hibbs RG, Ferrans VJ, Black WC, Weilbaecher DG, Walsh JJ, Burch GE (1965) Alcoholic cardiomyopathy: An electron microskopic study. Am Heart J 69: 766–779

Holubarsch CH, Holubarsch TH, Jacob R, Medugorac J, Thiedemann K-U (1983) Passive elastic properties of myocardium in different models and stages of hypertrophy. In: Alpert NR (ed) Biology of myocardial hypertrophy and failure. Raven, New York, pp 323–336

Jones M, Ferrans VJ, Morrow AG, Roberts WC (1975) Ultrastructure of crista supraventricularis muscle in patients with congenital heart diseases associated with right ventricular outflow tract obstruction. Circulation 51: 39–67

Knieriem HJ (1978) Electron-microscopic findings in congestive cardiomyopathy. In: Kaltenbach M, Loogen F, Olsen EGJ (eds) Cardiomyopathy and myocardial biopsy. Springer, Berlin, Heidelberg, New York, pp 71–86

Kunkel B, Lapp H, Kober G, Kaltenbach M (1978) Ultrastructural evaluations in early and advanced congestive cardiomyopathies. In: Kaltenbach M, Loogen F, Olsen EGJ (eds) Cardiomyopathy and myocardial biopsy. Springer, Berlin, Heidelberg, New York, pp 87–99

Laks MM, Morady F, Adomian GE, Swan HJC (1970) Presence of widened and multiple intercalated discs in the hypertrophied canine heart. Circ Res 27: 391–402

Legato MJ (1970) Sarcomerogenesis in human myocardium. J Mol Cell Cardiol 1: 425–437

Markwald RR (1973) Distribution and relationship of precursor Z material to organizing myofibrillar bundles in embryonic rat and hamster ventricular myocytes. J Mol Cell Cardiol 5: 341–350

Maron BJ, Ferrans VJ (1973) Significance of multiple intercalated discs in hypertrophied human myocardium. Am J Pathol 73: 81–87

Maron BJ, Ferrans VJ (1974a) The occurence of α-glycogen in human cardiac muscle cells. J Mol Cell Cardiol 6: 85–90

Maron BJ, Ferrans VJ (1974b) Aggregates of tubules in human cardiac muscle cells. J Mol Cell Cardiol 6: 249–264

Maron BJ, Ferrans VJ (1975) Intramitochondrial glycogen deposits in hypertrophied human myocardium. J Mol Cell Cardiol 7: 697–702

Maron BJ, Ferrans VJ, Roberts WC (1975) Ultrastructural features of degenerated cardiac muscle cells in patients with cardiac hypertrophy. Am J Pathol 79: 387–434

Meerson FZ (1969a) Compensatory hyperfunction of the heart and cardiac insufficiency. Circ Res 10: 250–258

Meerson FZ (1969b) The myocardium in hyperfunction, hypertrophy and heart failure. Circ Res [Suppl II] 25: 1–163

Meerson FZ, Zaletayeva TA, Lagutchev SS, Pshennikova MG (1964) Structure and mass of mitochondria in the process of compensatory hyperfunction and hypertrophy of the heart. Exp Cell Res 36: 568–578

Morkin E (1974) Activation of synthetic processes in cardiac hypertrophy. Circ Res 35: 37–48

Van Noorden S, Olsen EG, Pearse AG (1971) Hypertrophic obstructive cardiomyopathy: A histological, histochemical and ultrastructural study of biopsy material. Cardiovasc Res 5: 118–131

Richter GW, Kellner A (1963) Hypertrophy of the human heart at the level of fine structure. An analysis and two postulates. J Cell Biol 18: 195–206

Schaper J, Schaper W (1983) Ultrastructural correlates of reduced cardiac function in human heart disease. European Heart J 4, Suppl A, 35–42

Spotnitz HM, Spotnitz WD, Cottrell TS, Spiro D, Sonnenblick EH (1974) Cellular basis for volume related wall thickness change in the rat left ventricle. J Mol Cell Cardiol 6: 317–331

Thiedemann K-U (1979) Ultrastructure in chronic ischemia. Studies in human hearts. In: Schaper W (ed) The pathophysiology of myocardial perfusion. Elsevier North-Holland, Amsterdam, p 675–716

Thiedemann K-U, Ferrans VJ (1976) Ultrastructure of sarcoplasmic reticulum in atrial myocardium of patients with mitral valvular disease. Am J Pathol 83: 1–38

Thiedemann K-U, Ferrans VJ (1977) Left atrial ultrastructure in mitral valvular disease. Am J Pathol 89: 575–604

Thiedemann K-U, Holubarsch CH, Medugorac J, Jacob R (1983) Connective tissue content and myocardial stiffness in pressure overload hypertrophy. A combined study of morphologic, morphometric, biochemical and mechanical parameters. Basic Res Cardiol 78: 140–155

Entwicklung der Herzgewichte im Sektionsgut 1900–1979

K. Kayser

Einleitung

Obduktionen, im Pathologischen Institut der Universität Heidelberg bis aus dem Jahr 1841 dokumentiert, können nicht nur dazu dienen, die Wertigkeit klinischer Diagnosen zu überprüfen und gegebenenfalls zu korrigieren, sondern können auch durch Bestimmung der anfallenden Körpermaße und Organgewichte zur Bildung eines „Normmaßes" beitragen. Hierunter wird ein Durchschnittswert empirischer Merkmalsausprägung inklusive einer gewissen Streubreite verstanden. Sind die individuellen Organgewichte – wie im vorliegenden Fall – über einen längeren Zeitraum bekannt, so kann ihre Abhängigkeit von direkt meßbaren Größen wie Lebensalter, Körperlänge, Körpergewicht bestimmt und in Relation zur zeitlichen Entwicklung gesetzt werden. Die Schwierigkeit derartiger Analysen und der zu erwartende wissenschaftliche Gewinn werden klar und übersichtlich in der 1932 von Roessle u. Roulet verfaßten Arbeit „Maß und Zahl in der Pathologie geschildert".

Ziel der folgenden Untersuchung war die Analyse des durchschnittlichen Herzgewichts bei Patienten, die während der Jahre 1900–1979 im Pathologischen Institut der Universität Heidelberg obduziert wurden und bei denen weder klinisch noch bei der Obduktion eine Erkrankung des Herzens nachgewiesen werden konnte. Dabei interessierte neben der Abhängigkeit des Herzgewichts vom Lebensalter, vom Körpergewicht, von der Körperlänge auch die Fragestellung, inwieweit das mittlere Herzgewicht und das relative Herzgewicht (bezogen auf das Körpergewicht) vom Geburtsjahrgang abhängen.

Material und Methode

Es wurden sämtliche Sektionsprotkolle des Pathologischen Instituts der Universität Heidelberg aus den Jahren 1900–1979 durchgesehen und die relevanten Daten (Sektionsnummer, Sektionsjahrgang, Lebensalter, Geschlecht, Körpergewicht, Körperlänge, Herzgewicht) auf ein EDV-gerechtes Dokumentationsformular übertragen und anschließend in die Rechneranlage des Pathologischen Instituts eingegeben. Insgesamt konnte das Herzgewicht von 18 274 obduzierten Kindern und 22 723 autoptisch untersuchten erwachsenen Patienten erhoben werden. Die eingegebenen Daten wurden mit Hilfe der Sektionsnummer an den bereits verschlüsselt vorliegenden Sektionsdiagnosen (vergl. Höpker 1976) vorbeigeführt und anschließend die Fälle herausgefiltert, bei denen weder die klinische Anamnese noch die Obduktion einen Hinweis auf eine Erkrankung zeigte, die direkt oder indirekt das Herzgewicht beeinflussen könnte. Hierdurch reduzierte sich die Fallzahl bei Kindern auf 1307 Fälle und bei Erwachsenen auf 7333 Fälle. Die statistische Analyse wurde mit einem linearen Regressionsmodell (BASIC-Programm) durchgeführt*.

Ergebnisse

Das mittlere Herzgewicht in Abhängigkeit von Lebensalter bei verstorbenen männlichen und weiblichen Kindern ist in Abb. 1 und 2 aufgetragen. Das durchschnittliche absolute Herzgewicht bei 19jährigen Knaben beträgt 294,9 g und bei 19jährigen Mädchen 231 g. Die Differenz von 63,9 g ist statistisch signifikant ($p < 0,005$). Bei den Knaben ist eine statistisch signifikante Zunahme des mittleren Herzgewichts ab dem 17. Lebensjahr und bei Mädchen ab dem 16. Lebensjahr nicht mehr gegeben, d.h. bei den in diesem Alter verstorbenen Knaben und Mädchen konnte jeweils kein signifikanter Unterschied mehr zu dem mittleren Herzgewicht der verstorbenen 19jährigen gleichen Geschlechts festgestellt werden (Signifikanzschranke $p < 0,05$).

Bezieht man die Zunahme des Herzgewichts während der Wachstumsphase auf das jeweils vorliegende Körpergewicht, so bleibt bis auf einige statistische Schwankungen das relative Herzgewicht ab dem 3. Lebensjahr konstant (Abb. 3). Es beträgt bei männlichen verstorbenen Jugendlichen ungefähr 5,5‰ des Körpergewichts, bei weiblichen verstorbenen Jugendlichen ungefähr 5,0‰ des Körpergewichts. Diese Prozentsätze werden nahezu unverändert bis ins hohe Lebensalter beibehalten.

Die retrospektive Analyse eines über einen langen Zeitraum erhobenen und dokumentierten Materials muß, um wissenschaftliche Aussagen zuzulassen, sicherstellen, daß keine Meß- und Dokumentationsfehler in stärkerem Ausmaß vorliegen.

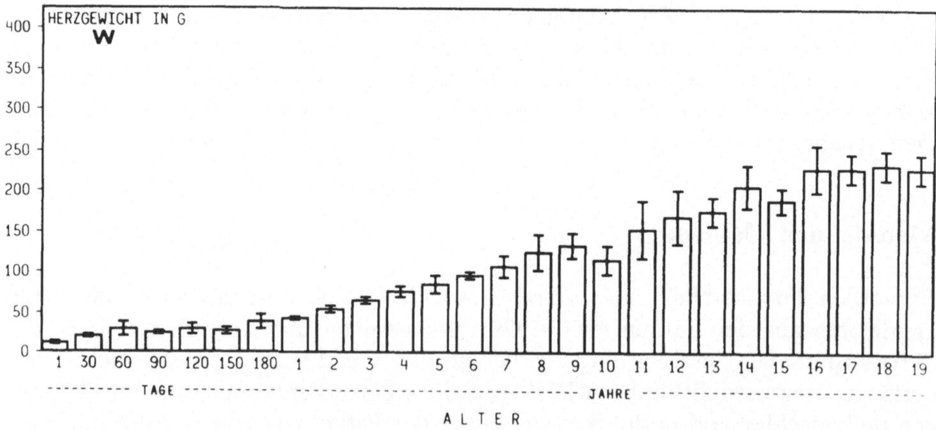

Abb. 1. Mittleres Herzgewicht in Abhängigkeit von Lebensalter bei männlichen Kindern und Jugendlichen

---

* Die Programme wurden von Herrn Dipl. Volkswirt H.-U. Burkhardt im Rahmen der Institutionsdokumentation erstellt.

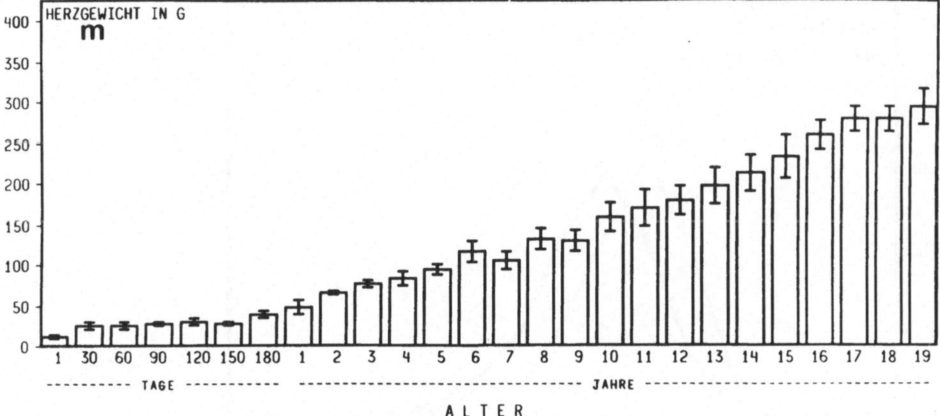

Abb. 2. Mittleres Herzgewicht in Abhängigkeit von Lebensalter bei weiblichen Kindern und Jugendlichen

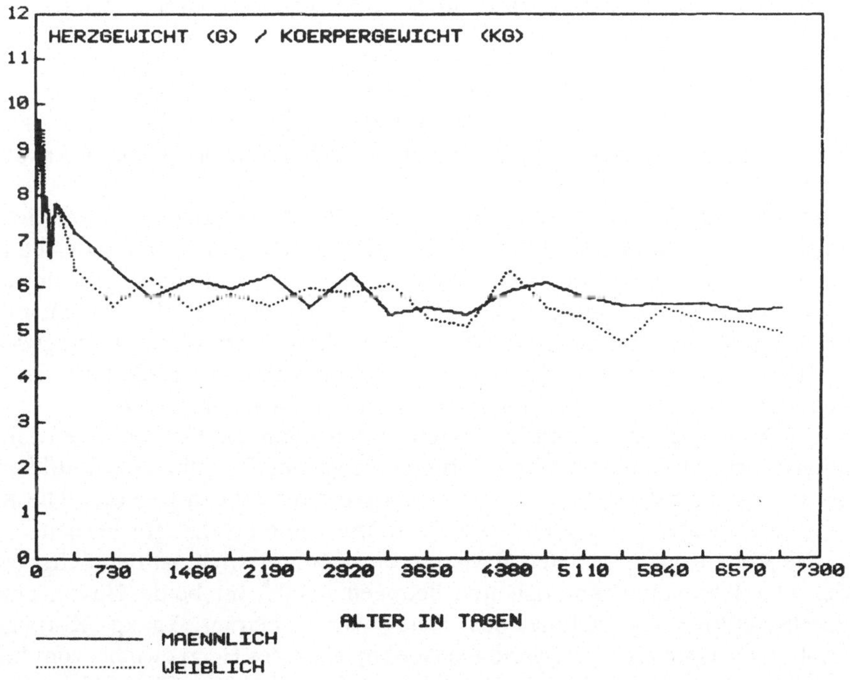

Abb. 3. Relatives Herzgewicht (Herzgewicht [g]/Körpergewicht [kg]) in Abhängigkeit von Lebensalter (Kinder und Jugendliche)

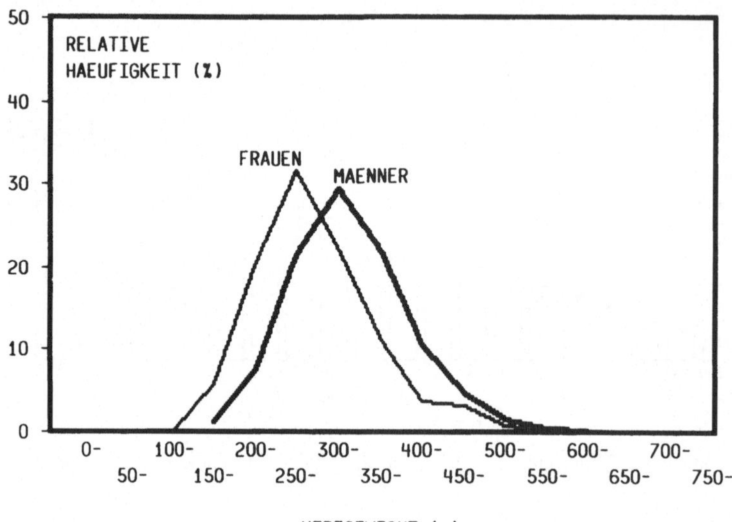

Abb. 4. Häufigkeitsverteilung der Herzgewichte bei erwachsenen Männern und Frauen

Es ist nur dann sinnvoll, von einem mittleren Herzgewicht zu sprechen, wenn die Verteilung der Herzgewichte annähernd normal verteilt ist. Das ist in der Tat sowohl bei den untersuchten Kindern als auch bei den obduzierten Erwachsenen (Abb. 4) der Fall.

Das mittlere Herzgewicht hängt bei gesunden Probanden im wesentlichen von 3 Faktoren ab: dem Lebensalter, der Körperlänge und dem Körpergewicht. Die Abhängigkeit des Herzgewichts vom Lebensalter ist bei Annahme einer linearen Regression nur schwach ausgebildet und in Abb. 5 dargestellt. Mit zunehmendem Lebensalter ist für beide Geschlechter eine Zunahme des mittleren Herzgewichts von 1 g/Lebensjahr gegeben. Erst im sehr hohen Lebensalter (80 Jahre und älter) kommt es zu einem leichten Absinken des mittleren Herzgewichts.

Die Abhängigkeit des mittleren Herzgewichts von der Körperlänge ist in Abb. 6 aufgetragen. Mit zunehmender Körperlänge ist eine Zunahme des mittleren Herzgewichts um 3,5 g/cm für Männer und 3 g/cm für Frauen gegeben. Die Korrelationskoeffizienten betragen r = 0,26 für Männer und r = 0,22 für Frauen.

Die Abhängigkeit des Herzgewichts vom Körpergewicht ist deutlicher ausgebildet. Die Korrelationskoeffizienten betragen r = 0,5 für beide Geschlechter. Die durchschnittliche Zunahme des Herzgewichts beträgt 3 g/kg Körpergewicht (Abb. 7). Entsprechend der geringen Abhängigkeit des Herzgewichts vom Lebensalter bleibt das relative Herzgewicht (Herzgewicht: Körpergewicht) über alle Altersklassen konstant (Abb. 8). Eine Ausnahme ist nur für sehr alte Menschen (Lebensalter 80 Jahre und älter) gegeben. In diesem Lebensalter ist das relative Herzgewicht leicht erhöht (5,6‰ für Männer und 5,2‰ für Frauen).

Die große Anzahl der zur Verfügung stehenden obduzierten Fälle, die erstaunliche Konstanz der Sektionszahlen pro Jahr in den letzten 80 Jahren sowie die wahrscheinliche Konstanz der Selektionsfaktoren (Kayser et al. 1978) erlauben es, Rückschlüsse auf evtl. vorhandene Änderungen in Körperlänge, Körpergewicht und

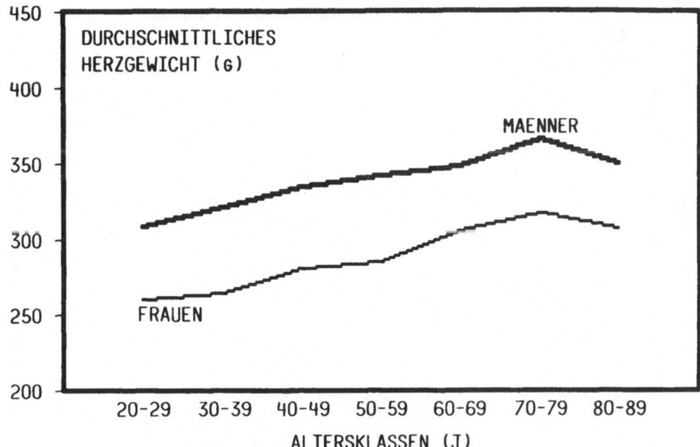

Abb. 5. Mittleres Herzgewicht in Abhängigkeit vom Lebensalter bei erwachsenen Männern und Frauen

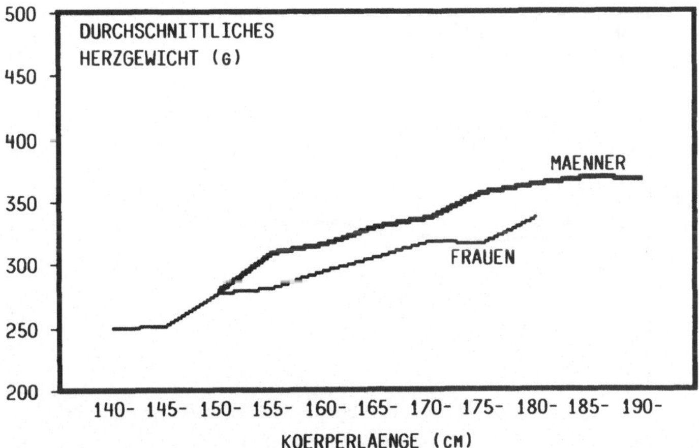

Abb. 6. Mittleres Herzgewicht in Abhängigkeit von der Körperlänge bei erwachsenen Männern und Frauen

Herzgewicht in Abhängigkeit vom Geburtsjahrgang (Lebensepoche) zu ziehen. Die Analyse der Körperlänge der obduzierten Patienten über einen Zeitraum von 120 Jahren zeigt eine nahezu konstante Zunahme der Körperlänge um 1 cm/10 Jahre, bezogen auf unterschiedliche Geburtsjahrgänge (Abb. 9). So sind z. B. erwachsene Männer und Frauen des Geburtsjahrgangs 1950 im Durschnitt um 1 cm größer als die im Jahre 1940 geborenen Männer und Frauen (Abb. 9, 10). Die Analyse des mittleren Herzgewichts zeigt diese Zunahme nicht (Abb. 11). Es ist über den betrachteten Zeitraum nahezu unverändert geblieben und beträgt im Durchschnitt 350 g für Männer und 295 g für Frauen.

Untersucht man das relative Herzgewicht in Abhängigkeit vom Geburtsjahrzehnt, so ergibt sich eine deutliche Rückbildung des relativen Herzgewichts über

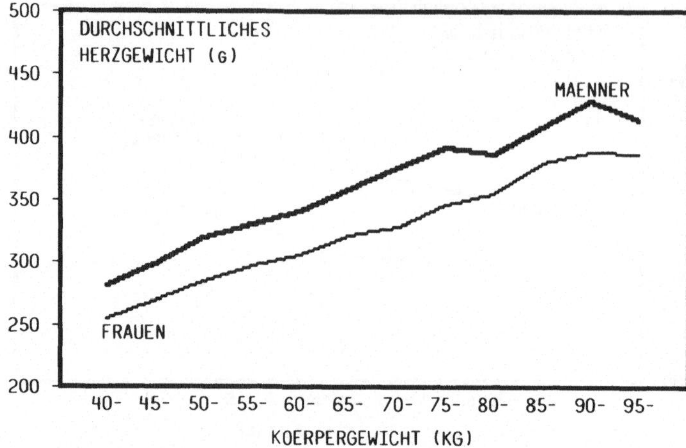

Abb. 7. Mittleres Herzgewicht in Abhängigkeit vom Körpergewicht bei erwachsenen Männern und Frauen

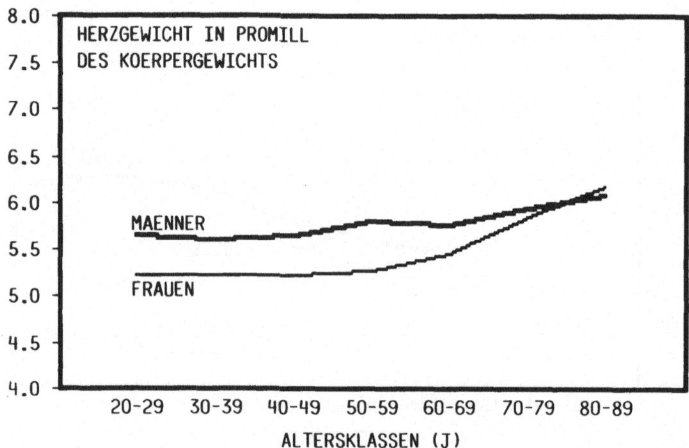

Abb. 8. Mittleres relatives Herzgewicht (Herzgewicht [g]/Körpergewicht [kg]) in Abhängigkeit vom Lebensalter

den untersuchten Zeitraum. Für die Geburtsjahrgänge 1840–1849 betrug das relative Herzgewicht 6,5‰ des Körpergewichts für beide Geschlechter, bei den Geburtsjahrgängen 1940–1949 hat sich dieses auf 5,3‰ für Männer und auf 5,0‰ für Frauen zurückgebildet. Die Unterschiede sind statistisch signifikant (p < 0,0001).

Diskussion

Zuverlässige Messungen des Herzgewichts wurden bereits um 1880 veröffentlicht. Boyd (1861) fand ein absolutes Herzgewicht von 334,8 g bei Männern und 280,2 g bei Frauen. Thoma (1882) maß für Männer und Frauen ein mittleres Herzgewicht

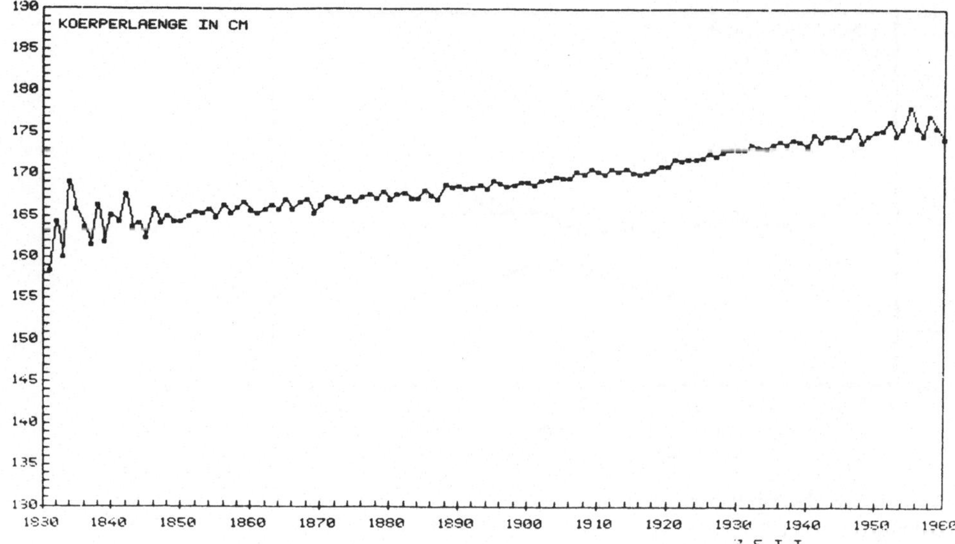

Abb. 9. Zeitliche Entwicklung der Körperlänge bei erwachsenen Männern für die Geburtsjahrgänge 1830-1960

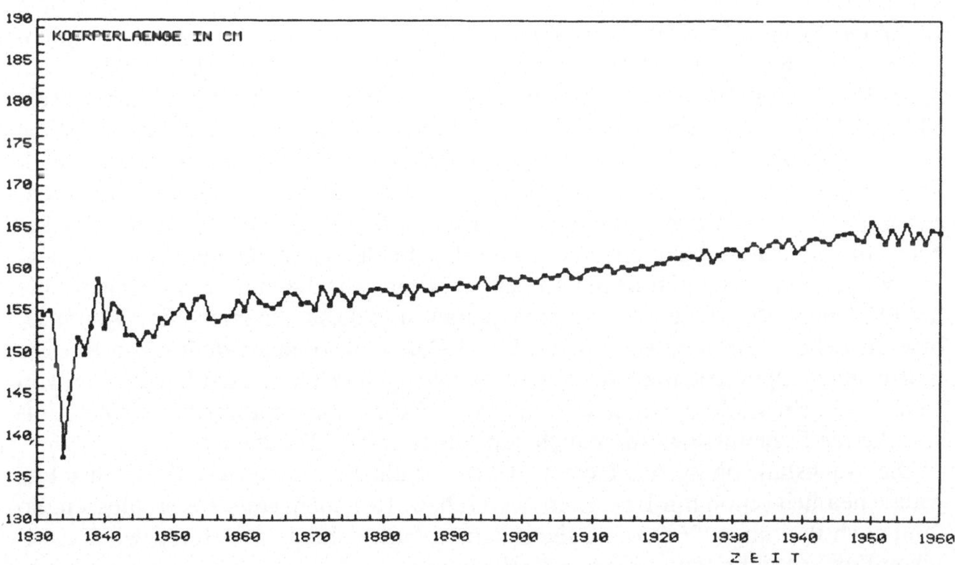

Abb. 10. Zeitliche Entwicklung der Körperlänge bei erwachsenen Frauen für die Geburtsjahrgänge 1830-1960

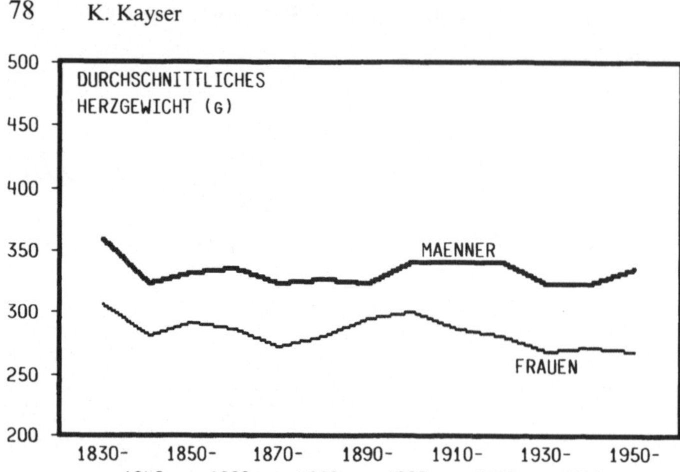

Abb. 11. Durchschnittliches Herzgewicht bei erwachsenen Männern und
Frauen in Abhängigkeit vom Geburtsjahrgang (1830–1950)

von 285,6 g. Müller (1883) untersuchte 466 Männer und 378 Frauen und fand ein
mittleres Herzgewicht von 318,9 g bei Männern und 259,3 g bei Frauen. Diese Arbeit ist insofern bemerkenswert, als sie erstmals auf die möglichen Fehlerquellen
wie mitgewogenes Herzfett, belassene Gefäßstrecken von Aorta und Aa. pulmonales hinweist. Neben den Arbeiten von Gray (1910) ist u. a. auf die Arbeiten von
Aschoff (1924), Roessle u. Roulet (1932) sowie von Linzbach (1973) hinzuweisen.
Müller (1883) fand unterschiedliche Ausprägungen des Herzgewichts zwischen
Knaben und Mädchen ab dem 5. bzw. 6. Lebensjahr und führt dies auf unterschiedliche Wachstumsverhältnisse zurück. Laut Gewert (1929) ergibt sich diese Differenzierung bereits nach dem 1. Lebensjahr, Fahr (1921) fand jedoch bis zum 21. Lebensjahr keine Gewichtsunterschiede zwischen beiden Geschlechtern. Auch in dem
hier vorgestellten Material liegen ab dem 5. Lebensjahr die mittleren Herzgewichte
der Mädchen unter denen der Knaben, jedoch sind diese Unterschiede bis zum 17.
bzw. 16. Lebensjahr nicht signifikant. Diese Daten entsprechen denen von Roessle
u. Roulet (1932) mitgeteilten Werten, bei denen auch erst ab einem Lebensalter von
14 bzw. 15 Lebensjahren ein deutlicher Unterschied festgestellt werden konnte. Entsprechende Ergebnisse wurden auch von Linzbach (1973) mitgeteilt.

Die Wachstumsphase des Herzens ist sicher mit Erreichen des 20. Lebensjahrs,
wahrscheinlich schon mit Erreichen des 17. bzw. 16. Lebensjahrs abgeschlossen. So
fand auch Breining (1968) keine signifikanten Unterschiede des Herzgewichts zwischen Fünfzehnjährigen und Zwanzigjährigen.

Die von vielen Autoren bestätigte Zunahme des Herzgewichts und geringe Abhängigkeit vom Lebensalter (1 g/Lebensjahr) wurde von mehreren Autoren bestätigt (Boyd 1861; Müller 1883; Gewert 1929; Greenwood 1904; Ganter 1921; Roessle u. Roulet 1932; Linzbach 1973; Meyer et al. 1963; Zschoch u. Zipfel 1977). Übereinstimmend wird von diesen Autoren eine Altersatrophie des Herzens – wenn
überhaupt – nur in sehr hohem Lebensalter (9. Lebensjahrzehnt und darüber) gefunden.

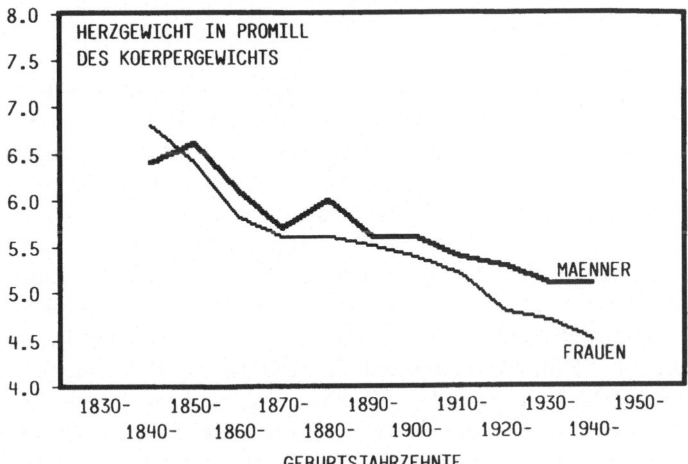

Abb. 12. Durchschnittliches relatives Herzgewicht (Herzgewicht [g]/Körpergewicht [kg]) bei erwachsenen Männern und Frauen in Abhängigkeit vom Geburtsjahrgang (1830–1950)

Nach den vorliegenden Daten und in Übereinstimmung mit der Literatur (Rosahn 1941; Zschoch u. Klemm 1972; Meyer et al. 1963; Müller 1883) hat das Körpergewicht den größten Einfluß auf die Herzmuskelmasse, sofern keine schwerwiegenden, auf das Herzgewicht einflußnehmenden Erkrankungen vorliegen. Die in der Literatur mitgeteilten Korrelationskoeffizienten liegen zwischen $r = 0,5$ bis $r = 0,6$ und stehen in Übereinstimmung mit den hier gefundenen Werten.

Die im Sektionsgut beobachtete Zunahme der Körperlänge (s. Abb. 9, 10), die auch in anderen Regionen beobachtet wurde (vergl. z. B. Kenntner 1963), kann als gesichert gelten. Von mehreren Autoren wird hierfür die veränderte Nahrung als Ursache angesehen (Lenz 1943, 1959; Knussmann 1968). Laut Lenz (1959) verändere die heutige proteinreiche Nahrung den Hormonstatus über eine Anregung des Hypophysenvorderlappens, der Nebenschilddrüse und der Schilddrüse. Die Abnahme des relativen Herzgewichts (Abb. 12) könnte durch die geringere körperliche Bewegung und zunehmende Immobilität erklärt werden. Linzbach (1973) wies auf eine obere kritische Herzmuskelmasse hin, ab der eine normale Blutversorgung des Herzens nicht mehr gewährleistet ist und ab der ein akutes Herzversagen eintreten kann (sog. kritisches Herzgewicht, Herzmuskelmasse über 500 g). In Anlehnung an diese Vorstellungen könnte es auch eine untere Grenze des relativen Herzgewichts geben, ab der eine normale Blutversorgung der übrigen Organe des Körpers nur noch bedingt gewährleistet ist. Es bleibt zukünftigen Untersuchungen überlassen, ob diese Grenze bei weiter zunehmender Immobilität der Bevölkerung oder in Ausnahmesituationen (Schwerelosigkeit, Weltraumfahrt) erreicht bzw. klinische Bedeutung erlangt.

Zusammenfassung

Die im Zeitraum 1900-1979 anhand der Obduktionen im Pathologischen Institut der Universität Heidelberg dokumentierten Herzgewichte wurden nach Lebensjahr, Geschlecht, Körperlänge, Körpergewicht und Geburtsjahrgang analysiert. Ab dem 5. Lebensjahr können geschlechtsspezifische Unterschiede des mittleren Herzgewichts beobachtet werden, ein statistisch signifikanter Unterschied ist erst ab dem 16. Lebensjahr gegeben (p < 0,05). Bei Knaben kann ab dem 18. Lebensjahr und bei Mädchen ab dem 16. Lebensjahr keine statistisch signifikante Zunahme des mittleren Herzgewichts im Vergleich mit dem 19. Lebensjahr festgestellt werden. Ab dem 3. Lebensjahr verändert sich das relative Herzgewicht bezogen auf das Körpergewicht bei Kindern nicht mehr. Das durchschnittliche Herzgewicht beträgt bei Männern 350 g, bezogen auf ein Körpergewicht von 64 kg, eine Körperlänge von 176 cm und auf ein Lebensalter von 53 Jahren. Bei Frauen beträgt das durchschnittliche Herzgewicht 295 g bezogen auf ein Körpergewicht von 58 kg, eine Körperlänge von 164 cm und auf ein Lebensalter von 53 Jahren. Das Herzgewicht steht in engem Zusammenhang mit dem Körpergewicht (Korrelationskoeffizient r = 0,5). Die Zunahme beträgt 3 g/kg bei Männern und 2,6 g/kg bei Frauen. Über den Beobachtungszeitraum hat sich das mittlere Herzgewicht nicht verändert. Das relative Herzgewicht hat sich von 6,5‰ bei Männern (6,5‰ bei Frauen) auf 5,3‰ bei Männern (5,0‰ bei Frauen) verändert (Geburtsjahrgänge 1840-1949). Die Abnahme wird mit der zunehmenden Immobilität der Bevölkerung erklärt.

Literatur

Aschoff L (1924) Lectures of pathology. P. B. Boeber: New York 1925

Boyd R (1861) Tables of the weights of the human body and internal organs in the sane and insane of both sexes, in various ages, arranged from 2614 postmortem examinations. Philos Trans R Soc Lond [Biol] 151: 21–262

Breining H (1968) Massenverhältnisse und Gewichtsrelationen des Herzens von der Frühgeborenenperiode bis zum Erwachsenenalter. Virchows Arch [A] 345: 15–22

Fahr T (1921) Verhalten des Herzens und der Herzkrankheiten. In: Handbuch der ärztlichen Forschung im Weltkrieg, Bd VIII. Schjerning

Ganter R (1921) Über Aortenumfang und Herzgewicht nach den Sektionsergebnissen bei Epileptischen und Schwachsinnigen. Virchows Arch [A] 232: 160–175

Gewert M (1929) Über die Schwankungen des Herzgewichtes in den verschiedenen Lebensaltern unter normalen und pathologischen Verhältnissen. Fischer, Jena

Gray H (1910) Textbook of anatomy. Lea & Febiger, Philadelphia

Greenwood M (1904) A first study of the weight, variability and correlation of the human viscera, with special reference to the healthy and diseased heart. Biometrika 3: 63–82

Höpker W (1976) Obduktionsgut des Pathologischen Institutes der Universität Heidelberg, 1841–1972. Springer, Berlin, Heidelberg, New York

Kayser K, Burkhardt H-U, Boschmann W (1978) Incidenz und Obduktionsfrequenz maligner Tumoren von Magen, Colon, Rectum und Lunge - 1900 bis 1975, Raum Heidelberg. Virchows Arch [A] 380: 163–175

Kenntner G (1963) Die Veränderungen der Körpergröße des Menschen. Eine biographische Untersuchung. Phil. Dissertation, Universität Karlsruhe

Knussmann R (1968) Größen- und Formenmerkmale des Körpers. In: Becker PE (Hrsg) Humangenetik. Thieme, Stuttgart, S 197–273

Lenz W (1943) Über die Wandlungen des menschlichen Wachstums in der Gegenwart. Thieme, Stuttgart

Lenz W (1959) Ursachen des gesteigerten Wachstums der heutigen Jugend. Akzeleration und Ernährung, fettlösliche Wirkstoffe. Hauptvorträge der zweiten wissenschaftlichen Arbeitstagung der Dtsch Gesellschaft f Ernährung e. V. Mainz, 1.–2. April 1959, Darmstadt, S 1–33
Linzbach AJ (1973) Altern und Polypathie am Beispiel des menschlichen Herzens. Med Klin 69: 1915–1926
Meyer WW, Peter B, Solth K (1963) Die Organgewichte in den höheren Altersstufen (70–92 Jahre) in ihrer Beziehung zum Alter und Körpergewicht. Virchows Arch 337: 17–32
Müller W (1883) Die Massenverhältnisse des menschlichen Herzens. Voss, Hamburg, Leipzig
Roessle R, Roulet F (1932) Maß und Zahl in der Pathologie. Springer, Berlin, Wien
Rosahn PD (1941) The weight of the normal heart in adult male. Yale J Biol Med 14: 209–223
Thoma R (1882) Untersuchungen über die Größe und das Gewicht der anatomischen Bestandteile des menschlichen Körpers im gesunden und im kranken Zustand. Vogel, Leipzig
Zschoch H, Klemm PG (1972) Die Abhängigkeit der Organgewichte von anderen Größen und vom Grundleiden. Zentralbl Allg Pathol 115/3/4: 259–264
Zschoch H, Zipfel E (1977) Zur Bewertung des postmortalen Herzgewichtes. Zentralbl Allg Pathol Pathol Anat 121: 417–419

Intrazellulärer Turnover
bei druckinduzierter Herzhypertrophie

U. Pfeifer und J. Dämmrich

Wenn von Herzhypertrophie die Rede ist, so meint man für gewöhnlich einen *Zustand,* nämlich den der über die Norm hinaus vermehrten Herzmuskelmasse. Im Vordergrund des Interesses stehen dann naturgemäß diejenigen funktionellen und strukturellen Eigenschaften, durch die sich der hypertrophierte vom normalen Herzmuskel unterscheidet. Mit dem Terminus Hypertrophie kann aber auch der *Vorgang* der Massenzunahme und damit die Frage nach dem *Wachstum* und seiner Regulation angesprochen sein.

Morphologen tendierten dazu, den jeweiligen Bestand an Strukturen und strukturellen Untereinheiten als etwas eher Statisches, mehr oder weniger fest Vorgegebenes zu betrachten. Aus dieser Sicht wäre für Wachstum grundsätzlich erforderlich, daß die Neubildung von Untereinheiten als etwas in Gang gesetzt wird, was im Zustand der Wachstumsruhe nicht stattfindet. Dies kann der Fall sein, wenn es beispielsweise in einem postmitotischen Gewebe um den *Zellkern* als den Repräsentanten der strukturellen Einheit Zelle geht. Sollen diese „stabilen Elemente" im Zuge eines Wachstumsvorgangs vermehrt werden, so müssen DNA-Synthese und Kernteilungen stattfinden; und in dieser Hinsicht unterscheidet sich dann das wachsende vom nichtwachsenden System eindeutig. Interessiert man sich aber für das *Zytoplasma,* also für das, was die funktionell und strukturell vollwertige Masse im Sinne Rössles (1923) letztlich ausmacht, so gibt es hier, gerade auch in postmitotischen Geweben, keinen stabilen Ausgangszustand, sondern grundsätzlich nur das „labile" Gleichgewicht zwischen Aufbau und Abbau der Untereinheiten – Vorgänge, die man in ihrer Gesamtheit als intrazellulären *Turnover* bezeichnet.

Wachstum wird damit zu einer Frage der Bilanz: Es kommt nicht nur darauf an, ob synthetisiert wird oder nicht, sondern daß in der Zeiteinheit mehr aufgebaut als abgebaut wird. Unseren Denkgewohnheiten entspricht dabei die Vorstellung, die für das Wachstum erforderliche *positive Bilanz* sei am ehesten und vernünftigerweise durch eine Intensivierung derjenigen Vorgänge zu erreichen, die der Synthese von Makromolekülen und dem Aufbau subzellulärer Strukturen dienen. Weniger leicht macht man sich mit dem Gedanken vertraut, daß aus dem Gleichgewichtszustand heraus positive Bilanz auch, und genauso effektiv, durch eine Hemmung der Degradation erzielt werden kann. Dieser *antikatabole* Mechanismus wäre aber um so vieles ökonomischer als der *hyperanabole,* daß man sich eigentlich wundern müßte, wenn die Natur davon keinen Gebrauch machen würde.

Was soll in dieser Frage die Morphologie? Intrazellulärer Turnover und der dadurch bedingte dynamische Gleichgewichtszustand sind eine Erfindung der Biochemie (Schoenheimer 1942), und für lange Zeit gab es analytische Zugänge auch

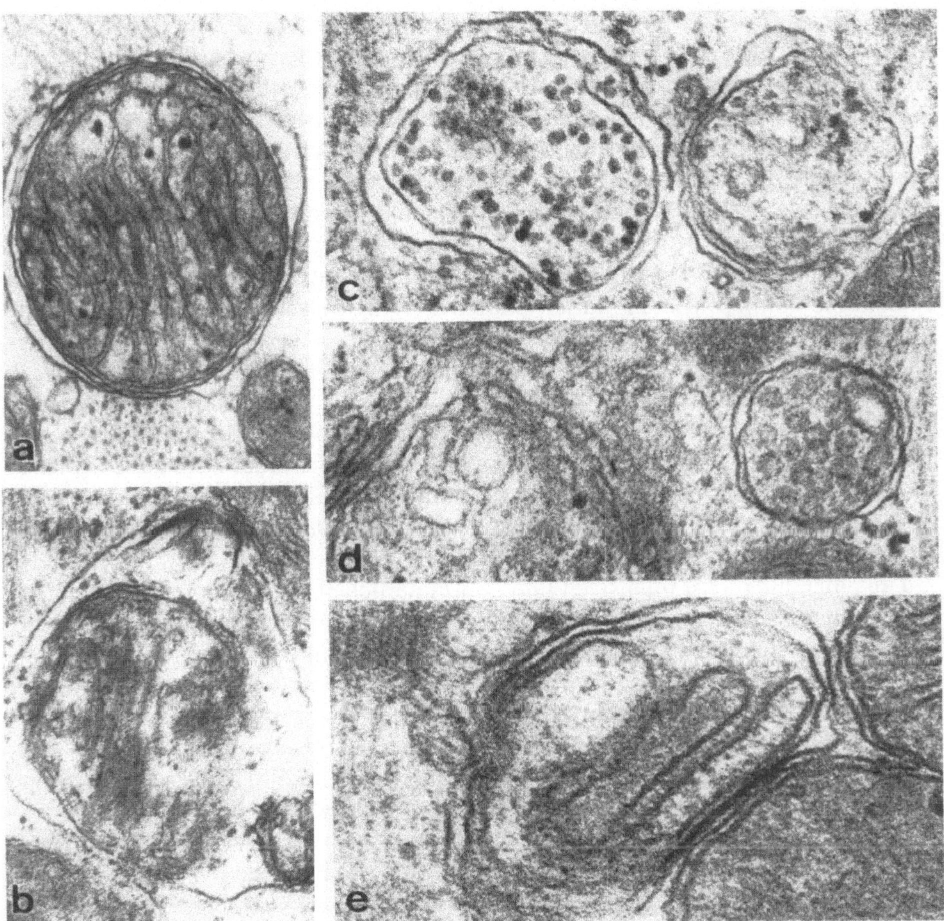

Abb. 1a–e. Autophage Vakuolen (AV) in Herzmuskelzellen. **a** Mitochondrium mit teilweise wabenartig deformierten Cristae als Inhalt einer AV. **b** Fortgeschrittene Desintegration eines in einer AV eingeschlossenen Mitochondriums. **c** Glykogengranula *(links)* sowie Anteile des SR *(rechts)* zusammen mit zytoplasmatischer Grundsubstanz als AV-Inhalt. **d** mit segregierten Golgi-Vesikeln in der Nachbarschaft eines Golgi-Felds. **e** Anteile des t-tubulären Systems als Inhalt einer AV. *Vergrößerung:* **a** 54000:1, **b** 47000:1, **c** 65000:1, **d** 62000:1, **e** 103000:1

nur in der molekularen, unsichtbaren Dimension. Zwar war spätestens Mitte der 60er Jahre bekannt, daß die Zelle mit den *Lysosomen* (De Duve u. Wattiaux 1966) über ein Kompartiment verfügt, mit dessen Hilfe auch sichtbare Untereinheiten des Zytoplasmas, also Zellorganellen, sozusagen betriebsintern abgebaut werden können. Aber erst durch systematische morphologische und biochemische Untersuchungen der letzten Jahre ist erwiesen, daß der lysosomale Abbau über *zelluläre Autophagie* in der Tat ganz wesentlich am intrazellulären Turnover beteiligt ist (Pfeifer 1976; Mortimore u. Schworer 1977; Schworer et al. 1981).

Autophage Vakuolen (AV) entstehen dadurch, daß kleine Portionen des Zytoplasmas segregiert, d.h. durch membranöse Abgrenzung vom übrigen Zytoplasma abgesondert werden. Diese erste, prälysosomale Phase endet damit, daß die segregierte Zytoplasmaportion mit einem Lysosom fusioniert und dann lysosomal verdaut, d.h. mit Hilfe der lysosomalen Hydrolasen in niedermolekulare Bruchstücke zerlegt wird. (Übersicht bei Pfeifer 1976). AV kommen schon normalerweise nur selten vor. Ihr Volumenanteil beträgt im Zytoplasma meist weniger als 0,1%. Man weiß aber, daß ihr Inhalt nur für eine kurze Zeit morphologisch identifizierbar ist; die Halblebenszeit des AV-Kompartiments liegt bei etwa 8 min (Pfeifer 1976; Schworer et al. 1981). Daraus lassen sich Abbauraten kalkulieren, die je nach Zytoplasmakomponente zwischen 5% und 10% pro Tag liegen.

Auch im normalen Herzmuskel sind AV bei systematischer Suche regelmäßig zu finden. Sie können Mitochondrien (Abb. 1a, b), zytoplasmatische Grundsubstanz mit Glykogen und Anteile des ER (Abb. 1c), des Golgi-Apparats (Abb. 1d) oder des t-Systems (Abb. 1e) enthalten. Durch hernienartige Einstülpungen und Abschnürungen von Nexusabschnitten können sogar Anteile der Plasmamembran auf diesem Wege abgebaut werden (Dämmrich, unveröffentlichte Beobachtungen; vgl. Pfeifer 1980b). Das Auftreten der AV unterliegt, wie in anderen Organen (Pfeifer 1976), so auch im Herzmuskel ausgeprägten tageszeitlichen Schwankungen (Pfeifer u. Strauss 1981), was für die Standardisierung experimenteller Bedingungen von Wichtigkeit ist.

Um einen möglichst intensiven und kontinuierlichen Wachstumsstimulus zu setzen, wurde das bei Dämmrich u. Pfeifer (1983a) ausführlich beschriebene Modell der supravalvulären Aortenkonstriktion gewählt. Männliche Sprague-Dawley-Ratten (mittleres Körpergewicht 190 g) wurden in Ketanest-Anästhesie (7,5 mg/100 g Körpergewicht i.p.) intubiert und unter manueller Beatmung parasternal thorakotomiert. Nach Eröffnung des Herzbeutels wurde die Aorta ascendens frei präpariert und zwischen 2 Haltefäden mit Hilfe eines ringförmigen Silberclips stenosiert. Wie an den später perfusionsfixierten Präparaten ausgemessen, wurde dabei die Querschnittsfläche auf im Mittel 20% des bei scheinoperierten Tieren gemessenen Werts eingeengt. Im postoperativen Verlauf des Körpergewichts bestand zwischen aortenstenosierten (n = 33) und scheinoperierten Tieren (n = 25) kein Unterschied.

3, 7, 14, 21 und 35 Tage nach der Operation wurden die Tiere durch retrograde Perfusion über die Lendenaorta mit 2,5% Glutaraldehyd in 0,05 M Kakodylatpuffer + 4% Dextran 35 jeweils zwischen 10.00 Uhr und 13.00 Uhr getötet. Gewebsproben aus dem subperikardialen Anteil der Vorderwand des linken Ventrikels wurden mit 2% OsO_4 in 0,05 M Kakodylatpuffer nachfixiert und nach Entwässerung in Ethanol über Propylenoxid so in Epon eingebettet, daß die Herzmuskelfasern entweder längs oder quer zur späteren Schnittrichtung orientiert waren.

Wie an anderer Stelle geschildert (Dämmrich u. Pfeifer 1983a) nimmt die Masse des linken Herzventrikels nach der Aortenkonstriktion rasch zu und erreicht nach 21 Tagen einen Wert, der um 70% über den scheinoperierten Kontrollen liegt. Die Gesamtzahl der Herzmuskelzellen bleibt dabei unverändert. Die Zunahme des mittleren Kardiomyozytenvolumens ($V_{(c)}$) ist in Abb. 2 dargestellt. Da während des Versuchszeitraums im Rahmen des noch nicht ganz abgeschlossenen Körperwachstums auch die Kardiomyozyten der scheinoperierten Tiere noch an Volumen zunehmen, wird die Differenz zwischen den relativen Wachstumsraten ($G = d\ V_{(c)}/dt \times V_{(c)}$) bei Aortenstenosierten und Scheinoperierten als Maß für die hier interessierende Wachstumsgeschwindigkeit errechnet. Mit etwas weniger als 5%/Tag erreicht sie um den 7. postoperativen Tag ihr Maximum.

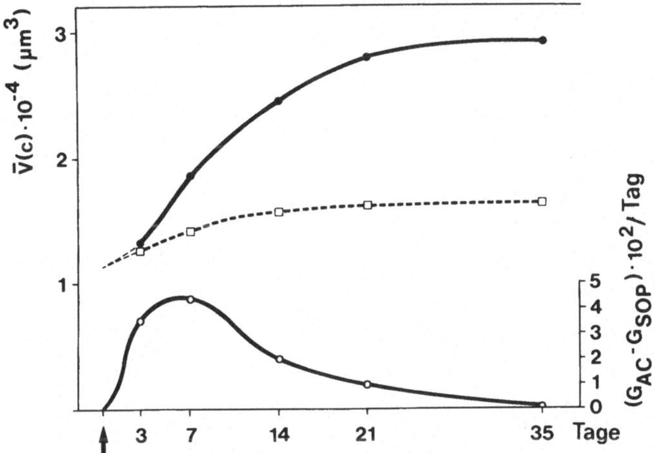

Abb. 2. Zeitlicher Verlauf des mittleren Kardiomyozytenvolumens ($\bar{V}_{(c)}$) nach Aortenkonstriktion (*AC*, ●——●) und nach Scheinoperation (*SOP*, □ - - - □). Die Differenz der relativen Wachstumsraten (○——○) hat mit knapp 5%/Tag ihr Maximum um den 7. postoperativen Tag. (Aus Dämmrich u. Pfeifer 1983 b)

Volumenanteil und numerische Dichte der AV werden durch Auswertung großer Testflächen (40 000 μm^2 Kardiomyozytenanschnittsfläche/Tier) nach einer an anderer Stelle ausführlich geschilderten Methode (Pfeifer 1976, 1980 b; Dämmrich u. Pfeifer 1983 b) ermittelt. Wie aus Abb. 3 ersichtlich, ergeben sich für beide Parameter nach Aortenkonstriktion niedrigere Werte als nach Scheinoperation, woraus geschlossen werden kann, daß im wachsenden Herzmuskel pro Zeiteinheit ein geringerer Anteil des Zytoplasmas über Autophagie abgebaut wird als im nichtwachsenden. Die maximale *Hemmung der Autophagie* findet man am 7. postoperativen Tag, zur selben Zeit also, zu der die Wachstumsgeschwindigkeit am größten ist. Nach Abschluß des Hypertrophiewachstums liegen Volumenanteil und numerische Dichte der AV wieder in derselben Größenordnung wie in den scheinoperierten Kontrollen.

Wie im Schema der Abb. 4 dargestellt, ist also die Bilanz im normalen, wie im hypertrophierten Zustand jeweils ausgeglichen: Synthese und Degradation halten sich die Waage. Natürlich setzt die vergrößerte Zelle oder das vergrößerte Organ insgesamt mehr um als im Normalzustand. Bezogen auf ein Einheitsvolumen, sind aber die Turnover-Raten hier wie dort die gleichen. Am Wachstum in der dazwischen liegenden Phase hat die partielle Blockierung der autophagen Degradation maßgeblichen Anteil. Daß es während dieser Zeit im Herzmuskel auch zu einer Steigerung der Syntheseleistungen kommt, dafür gibt es in der biochemischen Literatur genügend Evidenz (Gudbjarnason et al. 1964; Everett et al. 1979; Morgan et al. 1980; Millward 1980). Das Zusammenspiel beider Mechanismen - Hemmung der Degradation und gleichzeitige Steigerung der Synthese - wäre ein einleuchtendes Prinzip im Sinne einer „konzertierten Aktion", um das Wachstum so ökonomisch und so effektiv wie nur möglich zu gestalten.

Inwieweit das antikatabole Prinzip auch für die Zunahme der Myofibrillenmasse von Bedeutung ist, läßt sich morphologisch nicht entscheiden. Strukturell intakte

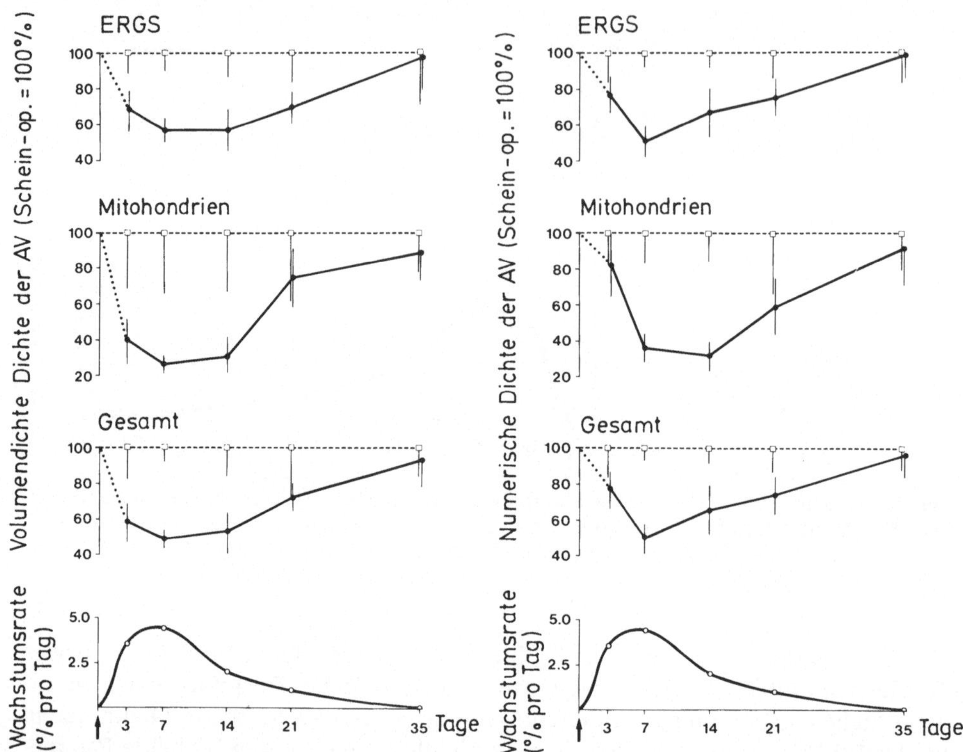

Abb. 3. Volumenanteil *(links)* und numerische Dichte *(rechts)* der autophagen Vakuolen nach Aortenkonstriktion (●——●) relativ zu den Werten nach Scheinoperation (□ --- □). Die maximale Reduktion findet man um den 7. Tag nach Aortenkonstriktion, also z. Z. der höchsten Wachstumsrate (○——○). Dies gilt sowohl für segregierte Mitochondrien (vgl. Abb. 1 a, b) als auch für AV mit ER, Grundsubstanz, Glykogen, Vesikeln und t-Tubuli als Inhalt *(ERGS)*. (Aus Dämmrich u. Pfeifer 1983 b)

Myofibrillen werden nie als Inhalt der AV beobachtet. Ihre Desintegration im Rahmen des normalen Turnovers scheint außerhalb der Lysosomen stattzufinden, und erst die Degradation der morphologisch nicht mehr faßbaren, konstituierenden Proteine intralysosomal (Gerhard u. Schneider 1979; Murakami u. Uchida 1979).

Daß das antikatabole Prinzip für Wachstumsvorgänge ausgenutzt wird, ist keine Besonderheit des Herzmuskels. Wir finden eine signifikante Reduktion des Volumenanteils der AV in der nach Wiederfütterung (Pfeifer u. Bertling 1977) oder nach ⅔-Teilhepatektomie (Pfeifer 1979) wachsenden Leber ebenso wie beim kompensatorischen Nierenwachstum nach unilateraler Nephrektomie (Pfeifer u. Jurilj, 1979) oder in der unter ACTH-Stimulation wachsenden Nebennierenrinde (Müller 1985). Einleuchtenderweise ist das Ausmaß der Reduktion um so ausgeprägter, je schneller das jeweilige System wächst. In der schnell wachsenden Leber und Nebennierenrinde beträgt die maximale Hemmung 90-100%, in den langsamer wachsenden Organen Niere und Herzmuskel dagegen nur 40-50% (Pfeifer 1983).

Die Hemmung der autophagen Degradation kann übrigens nach einem entsprechenden Stimulus viel rascher eintreten, als man es nach den bisher geschilderten

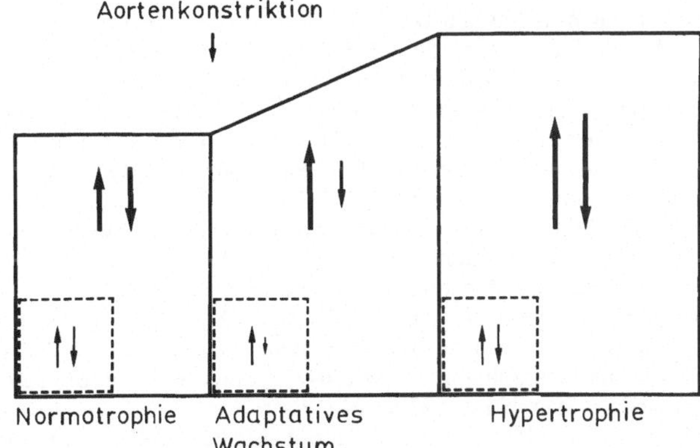

Abb. 4. Schematische Darstellung der Bilanz des intrazellulären Turnovers unter Normalbedingungen *(rechts)*, während der Hypertrophie *(mitte)* und nach Abschluß des hypertrophiewachstums *(rechts)*. Die *Pfeile aufwärts* symbolisieren die Syntheserate, die *Pfeile abwärts* die der Degradation. Die für das adaptative Wachstum erforderliche positive Bilanz resultiert aus einer Hemmung der autophagen Degradation und einer Steigerung der Synthese. Bezogen auf das Einheitsvolumen (kleine Quadrate) besteht zwischen dem Zustand der Normotrophie und dem der Hypertrophie kein Unterschied. (Aus Dämmrich u. Pfeifer 1983 b)

Ergebnissen vermuten würde. Veranlaßt man den Herzmuskel durch Isoproterenol in einer nicht zur Nekrose führenden Dosis (1,5 mg/kg Körpergewicht i. v.) akut zur Mehrarbeit, so ist bereits 10 min nach der Injektion der Volumenanteil der AV auf die Hälfte des Kontrollwerts abgesunken (Föhr 1984). Der antikatabole Effekt und damit die Umschaltung auf positive Bilanz ist also eine Sofortreaktion. Wachstum resultiert daraus, wenn der Stimulus langfristig anhält, wie es bei der durch Isoproterenol erzeugten Herzhypertrophie (Stanton et al 1969; Alderman u. Harrison 1971; Gordon 1972) der Fall ist. Weil im Herzmuskel, verglichen mit anderen Organen, Arbeit als mechanische Arbeit gut zu definieren ist, dürfte dieses Organ besonders geeignet sein, die generelle Frage nach der *funktionellen Koppelung* zwischen Mehrarbeit einerseits und Wachstumsantwort andererseits unter den geschilderten neuartigen Aspekten weiter zu untersuchen.

Literatur

Alderman EL, Harrison DC (1971) Myocardial hypertrophy resulting from low dosage isoproterenol administration in rats. Proc Soc Exp Biol Med 136: 268–270

Everett AW, Sparrow MP, Taylor RR (1979) Early changes in myocardial protein synthesis in vivo in response to right ventricular pressure overload in the dog. J Mol Cell Cardiol 11: 1253–1263

Dämmrich J, Pfeifer U (1983 a) Cardiac hypertrophy in rats after supravalvular aortic constriction. I. Size and number of cardiomyocytes, endothelial and interstitial cells. Virchows Arch [Cell Pathol] 43: 265–286

Dämmrich J, Pfeifer U (1983 b) Cardiac hypertrophy in rats after supravalvular aortic contriction II. Inhibition of cellular autphagy in hypertrophying cardiomyocytes. Virchows Arch [Cell Pathol] 43: 287–307

De Duve C, Wattiaux R (1966) Functions of lysosomes. Ann Rev Physiol 28: 435–492

Föhr J (1984) Akute Hemmung der zellulären Autophagie im Herzmuskel nach Isoproterenol. Inauguraldissertation, Universität Würzburg

Gerhard KW, Schneider DL (1979) Evidence for degradation of myofibrillar proteins in lysosomes. Myofibrillar proteins derivatized by intramuscular injection of N-ethylmaleimide are sequestered in lysosomes. J Biol Chem 254: 11798–11805

Gordon AL (1972) Isoproterenol-induced cardiomegaly: Assessment of myocardial protein content, actomyosion-ATPase, and heart rate. J Mol Cell Cardiol 4: 543

Gudbjarnason S, Telerman M, Bing RJ (1964) Protein metabolism in cardiac hypertrophy and heart failure. Am J Physiol 206: 294–298

Millward DJ (1980) Protein turnover in sceletal and cardiac muscle during normal growth and hypertrophy. In: Wildenthal K (ed) Degradative processes in heart and sceletal muscle. Elsevier/North-Holland, Amsterdam, pp 161–199

Morgan HE, Chua BHL, Fuller EO, Siehl D (1980) Regulation of protein synthesis and degradation during in vitro cardiac work. Am J Physiol 238: E431–442

Mortimore GE, Schworer GM (1977) Induction of autophagy by aminoacid deprivation in perfused rat liver. Nature 270: 174–176

Müller J (1985) Hemmung der Autophagie beim ACTH-stimulierten Wachstum der Nebennierenrinde von Ratten. Eine elektronenmikroskopische und morphometrische Untersuchung. Inauguraldissertation, Universität Würzburg

Murakami U, Uchida K (1979) Degradation of rat cardiac myofibrils and myofibrillar proteins by a myosin-cleaving protease. J Biochem 86: 553–562

Pfeifer U (1976) Lysosomen und Autophagie. Verh Dtsch Ges Pathol 60: 28–64

Pfeifer U (1978) Inhibition by insulin of the formation of autophagic vacuoles in rat liver. J Cell Biol 78: 152–167

Pfeifer U (1979) Inhibited autophagic degradation of cytoplasm during compensatory growth of liver cells after partial hepatectomy. Virchows Arch [Cell Pathol] 30: 313–333

Pfeifer U (1980a) Autophagic sequestration of internalized gap junctions in rat liver. Eur J Cell Biol 21: 244–246

Pfeifer U (1980b) The evaluation of large test field for morphometric studies in electron microscopy. Pathol Res Pract 166: 188–202

Pfeifer U (1982) Kinetic and subcellular aspects of hypertrophy and atrophy. Int Rev Exp Pathol 23: 1–45

Pfeifer U (1983) Von der Tagesrhythmik zur Wachstumsregulation: Intracellulärer Katabolismus durch Autophagie. Verh Anat Ges 77: 113–120

Pfeifer U, Bertling J (1977) A morphometric study of the inhibition of autophagic degradation during restorative growth of liver cells in rats re-fed after starvation. Virchows Arch [Cell Pathol] 24: 109–120

Pfeifer U, Jurilj N (1979) Hemmung des intrazellulären Organellenabbaus als Prinzip der Wachstumsregulation in Leber und Niere. Verh. Dtsch. Ges Pathol 63: 505

Pfeifer U, Strauss P (1981) Autophagic vacuoles in heart muscle and liver. A comparative morphometric study including circadian variations in mealfed rats. J Mol Cell Cardiol 13: 37–49

Rössle R (1923) Wachstum und Altern. Springer (Bergmann), Berlin, Heidelberg, New York

Schoenheimer R (1942) The dynamic state of body constituents. Harvard University Press, London Cambridge

Schworer CM, Shiffer KA, Mortimore GE (1981) Quantitative relationship between autophagy and proteolysis during graded amino acid deprivation in perfused rat liver. J Biol Chem 256: 7652–7658

Stanton HC, Brenner G, Mayfield ED (1969) Studies on isoproterenol-induced cardiomegaly in rats. Am Heart J 77: 72–80

Morphologische Untersuchungen am Myokard von Patienten mit koronarer Herzkrankheit

J. Schaper, M. Meis und R. Froede

Einleitung

Unsere Arbeitsgruppe hat vor einigen Jahren bereits über qualitative und quantitative licht- und elektronenmikroskopische Daten, gewonnen an Myokardbiopsien von Patienten mit Aortenklappenfehlern, berichtet (Schaper et al. 1981; Schaper 1983; Schaper u. Schaper 1983). Es fanden sich zahlreiche ultrastrukturelle Veränderungen am chronisch hypertrophierten Myokard, wie z. B. unregelmäßige Sarkomerenanordnung, sarkomerenfreie Areale, vergrößerte Kerne von unterschiedlicher Form, degenerierte Mitochondrien und Proliferation des T-Systems. Der extrazelluläre Raum war erweitert und enthielt zahlreiche Makrophagen und Zelldebris. Quantitativ ergaben sich eine Erhöhung des Fibrosegehalts und eine Reduktion der Volumendichte des kontraktilen Materials bei gleichzeitigem Anstieg der Zellgröße. Diese quantitativen Befunde entsprechen ungefähr denjenigen anderer Autoren (Schwarz et al. 1981 a, b; Schneider et al. 1985; Fleischer et al. 1980; Kunkel et al. 1982). Eine ausführliche Literaturübersicht über quantitative Befunde an menschlichem Myokard befindet sich in Form einer Tabelle in der Diskussion dieser Arbeit. Die qualitativen Veränderungen waren schon früher, besonders von der Arbeitsgruppe von Ferrans, für das hypertrophierte menschliche Myokard beschrieben worden (Ferrans et al. 1972, 1975 a, b; Ferrans 1984; Maron u. Ferrans 1973, 1974; Maron et al. 1975 a–c; Thiedemann u. Ferrans 1976, 1977).

Im Gegensatz zur Hypertrophie, die den gesamten linken Ventrikel betrifft und daher eine globale kardiale Funktionsbeeinträchtigung hervorruft, liegt bei der koronaren Herzerkrankung eine regionale, nur bestimmte Gebiete des Myokards betreffende Funktionseinschränkung, besonders in Form verringerter Wandbeweglichkeit, vor. Es sollte daher in der vorliegenden Arbeit überprüft werden, ob, wie bei der Hypertrophie, der Funktionsminderung bei der koronaren Herzkrankheit ein morphologisches Korrelat zugrunde liegt.

Flameng et al. (1981) berichteten über einen erhöhten Fibrosegehalt bei Patienten mit koronarer Herzkrankheit und vorausgegangenem Infarkt. Thiedemann (1979) kam zu ähnlichen Ergebnissen in einer Studie, in der auch die qualitativen Veränderungen des Myokards bei koronarer Herzkrankheit sehr sorgfältig beschrieben wurden, und unsere eigene Gruppe berichtete 1982 über quantitative Befunde bei 52 Patienten, wobei jedoch nur bei 20 Patienten eine Unterscheidung des Gewebes in subepi- und subendokardiale Schicht vorgenommen worden war (Wagner 1982). Die quantitativen morphologischen Daten streuen bei Patienten mit koronarer Herzerkrankung sehr stark, wie unsere eigenen Untersuchungen zeigen konnten.

Deshalb sollte in der vorliegenden Arbeit das zu untersuchende Patientenkollektiv erweitert werden, wobei Patienten mit annähernd gleichen klinischen Befunden in die Studie aufgenommen wurden, um die Homogenität der Befunde möglicherweise zu erhöhen. Außerdem wurden nur Patienten untersucht, von welchen subepi- und subendokardiale Gewebeproben vorlagen. In dieser Studie sollte geklärt werden, welche qualitativen und quantitativen morphologischen Veränderungen in durch chronische Koronarstenose oder -okklusion betroffenen Myokardarealen zu finden sind und ob ein Zusammenhang zu klinischen Befunden besteht. Außerdem sollte die Frage nach möglichen Unterschieden zwischen morphologischen Befunden in den unterschiedlichen Myokardschichten geklärt werden. Schließlich sollten die früher erhobenen Befunde von normalem und hypertrophiertem menschlichen Myokard mit den Befunden bei koronarer Herzkrankheit verglichen und Ähnlichkeiten oder Unterschiede herausgearbeitet werden.

Material und Methoden

Biopsien von 40 Patienten mit koronarer Herzkrankheit wurden in dieser Arbeit untersucht. Nach der routinemäßigen kardiologischen Untersuchung, die auch die Koronarangiographie mit einschließt, wurden die Patienten in die Abteilung Herz- und Thoraxchirurgie der Universität Gießen überwiesen, um dort operiert zu werden. Das Patientenkollektiv bestand aus 38 Männern und 2 Frauen mit einem mittleren Alter von 53 Jahren (38–69 Jahre).

Bei allen Patienten wurden im totalen Herzstillstand durch Kardioplegie und im kardiopulmonalen Bypass ein oder mehrere aortokoronare Bypasse angelegt, wobei ein Zweifach-Bypass am häufigsten vorkam. Bei 4 Patienten wurde ein Vierfach- und in 1 Fall sogar ein Fünffach-Bypass durchgeführt.

Biopsieentnahme

Im Verlauf der Operation nach Eröffnung von Thorax und Perikard wurde bei allen Patienten vor Abklemmen der Aorta am schlagenden Herzen eine Biopsie vom linken Ventrikel entnommen. Die Entnahme erfolgte mit einer Tru-Cut-Nadel, und das Gewebe wurde sofort in einem kalten (4 °C) Glutaraldehydtropfen in eine subepikardiale und subendokardiale Schicht geteilt, sämtliche Proben wurden weiterhin getrennt behandelt.

Alle Biopsien wurden aus dem unteren Teil der linksventrikulären Vorderwand entnommen, aus dem Dreieck zwischen linker deszendierender Koronararterie (LAD) und deren R. diagonalis. Bei allen Patienten war dieses Myokardareal durch eine Koronarstenose oder -okklusion in seiner Funktion beeinträchtigt und wurde mit einem aortokoronaren Bypass im Verlauf der Operation versorgt.

Präparation für Licht- und Elektronenmikroskopie

Zur weiteren Immersionsfixierung kamen diese beiden Gewebestücke für 2 h in kaltes 3%iges Glutaraldehyd in 0,1 M Kakodylatpuffer, pH 7,4 und 400 mosmol.

Anschließend wurden diese Biopsien mindestens 3mal in 0,1 M Kakodylatpuffer mit 7,5%iger Saccharose gewaschen und danach für 2 h in 1,6%igem OsO$_4$ in Veronalazetatpuffer postfixiert. Nach wiederholtem Waschen, diesmal in Veronalazetatpuffer mit 7,5%iger Saccharose, folgte die Entwässerung in der aufsteigenden Alkoholreihe. Über eine zweimalige Behandlung mit Propylenoxid folgte schließlich das Einbetten der Gewebestückchen in Kunstharz. Nach 3tägigem Auspolymerisieren wurden dann semidünne Schnitte von 1 μm angefertigt. Nach dem Anfärben mit Toluidinblau wurden unter dem Lichtmikroskop artefaktfreie Gebiete ausgesucht. Dieselben Schnitte wurden verwendet, um mit Hilfe des Lichtmikroskops den nichtmuskulären Anteil einer Myokardbiopsie morphometrisch zu bestimmen. Mit einem LKB Ultratome III wurden anschließend ultradünne Schnitte, die im Mittel bei 50 nm lagen, angefertigt. Diese Schnitte wurden auf ein Kupfernetz („grid") aufgefangen und mit Bleizitrat und Uranylazetat kontrastiert.

Qualitative Auswertung

In einem Elektronenmikroskop EM 300 von der Fa. Philips wurden die Präparate angeschaut, und für die qualitativen Untersuchungen wurden Fotografien hergestellt, deren Vergrößerung zwischen 800 und 20000 lag. Für jedes Präparat wurden im Mittel 15 Aufnahmen gemacht. Der Grad der strukturellen Veränderungen in der epi- und endokardialen Myokardschicht eines Patienten wurde mit Kontrollbildern einer Gruppe von ASD Patienten verglichen. Die qualitativen Veränderungen an folgenden Zellbestandteilen wurden ausgewertet: Kerne, Mitochondrien, kontraktiles Material, sonstige Zellinhalte wie Lipofuszin, Fett, Glykogen, Vakuolen. Außerdem wurden der Zustand der Gefäße und der Inhalt des interstitiellen Raums befundet.

Lichtmikroskopie, quantitative Auswertung

Die mit Toluidinblau angefärbten semidünnen Schnitte wurden mit den Objektträgern in einen für biologische Präparate bestimmten Projektor eingespannt. Das Bild wurde auf einen Tisch projiziert und mit einem 144-Punkte-Raster abgedeckt. Alle Schnittpunkte der einzelnen Quadrate dieses Rasters, die auf den nicht myokardialen Anteil dieser Schnitte fielen, wurden gezählt. Stellen die 144 Punkte 100% dar, so läßt sich anhand der gezählten Punkte der fibrotische Teil des Gewebes in Prozent ausdrücken. Für die epi- und endokardiale Schicht jedes einzelnen Patienten wurde so der Fibrosegehalt des Myokards ermittelt.

Elektronenmikroskopie, quantitative Auswertung

Die Untersuchung der ultradünnen kontrastierten Schnitte erfolgte mit dem Elektronenmikroskop, ausgestattet mit einem 70-mm-Rollfilm.

Von jedem Präparat wurden bei einer 10000fachen Vergrößerung 10 Aufnahmen angefertigt. Jeweils in der linken oberen und der rechten unteren Ecke von 5 aufeinanderfolgenden Quadraten wurden so für alle Patienten nach dem gleichen Muster die Präparate fotografiert, um so dem Prinzip der größtmöglichen Zufälligkeit gerecht zu werden (Weibel u. Elias 1967).

Die morphometrische Datenverarbeitung erfolgte mit einem graphischen Tablett, auf das die angefertigten Aufnahmen der Ultradünnschnitte mit einem Projektor projiziert wurden. Mit dem am Tablett angeschlossenen Zeichengerät konnten so die gewünschten Strukturen wie Mitochondrien, Myofibrillen und der interstitielle Raum einzeln umfahren werden. Die Daten wurden von einem Terminal erfaßt und zur Kontrolle wiedergegeben. Der angeschlossene Rechner nahm mit den eingegebenen Werten die Berechnung der Volumendichten von Mitochondrien, Myofilamenten und Zytoplasma vor, wobei die von Weibel u. Elias (1967) angegebene Formel

$$V_v = P_p$$

angewandt wurde.

Mittelwerte und Standardabweichungen wurden von jeder Gewebeprobe bestimmt. Als statistischer Test für die Analyse der Differenzen zwischen den Gruppen wurde der Mann-Whitney-Test benutzt. Der Grad der Signifikanzen wurde bei $p < 0,05$ festgelegt.

Resultate

Qualitative elektronenmikroskopische Auswertung

Normales menschliches Myokard ist in Abb. 1 und 2 dargestellt.

Myokard bei koronarer Herzkrankheit

Unter den Zellveränderungen bei koronarer Herzerkrankung trat die Zellkernvergrößerung, wie Abb. 3 zeigt, am häufigsten auf.

In Abb. 4 sind noch einmal die am häufigsten beobachteten Zellkernveränderungen an einem Beispiel dargestellt: Neben den Zytoplasmaeinschlüssen, der Chromatinverklumpung und der gelappten Form am oberen Rand des Kerns, findet sich auch noch ein abnormal veränderter Nukleolus.

Unregelmäßig kleine Mitochondrien waren häufige Veränderungen bei Patienten mit koronarer Herzerkrankung (Abb. 5).

Das Fehlen von kontraktilem Material war bei über 50% der Patienten zu beobachten. Im Zellzentrum, in der Zellperipherie und an undefinierten Stellen der Zelle waren die Myofibrillen häufig verschwunden. An ihrer Stelle war eine gräuliche Masse von Zytoplasma mit Mitochondrien, ab und zu Glykogen, Ribosomen und sarkoplasmatisches Retikulum (SR) zu sehen (Abb. 5–7).

Die Immersionsfixierung der Myokardbiopsien bedingt ein unterschiedliches Aussehen der Gefäße in bezug auf ihre Lumenweite. Die vollständig kollabierten Endothelzellen, genauso wie die halb oder ganz geöffneten Lumina der Gefäße

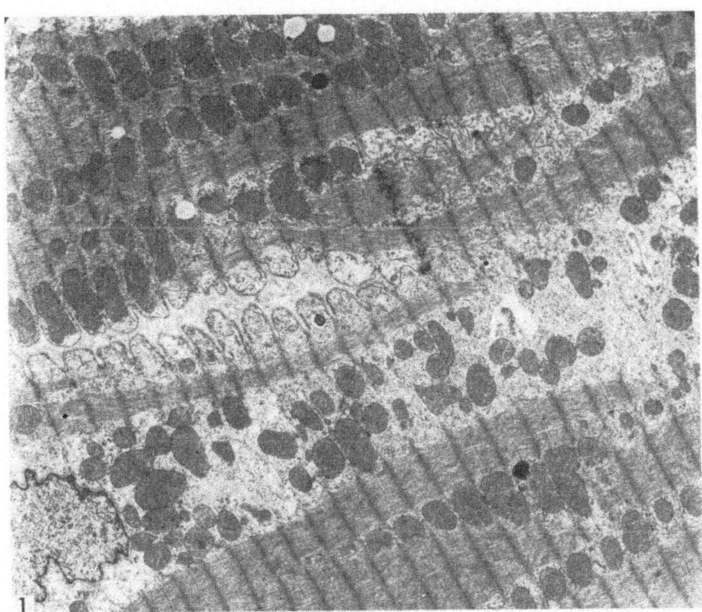

Abb. 1. Normales, leicht kontrahiertes Myokard, durch Immersion fixiert. Der Zellkern hat eine normale Chromatinverteilung, und die Mitochondrien besitzen normale Granula. Vergr. 5350:1

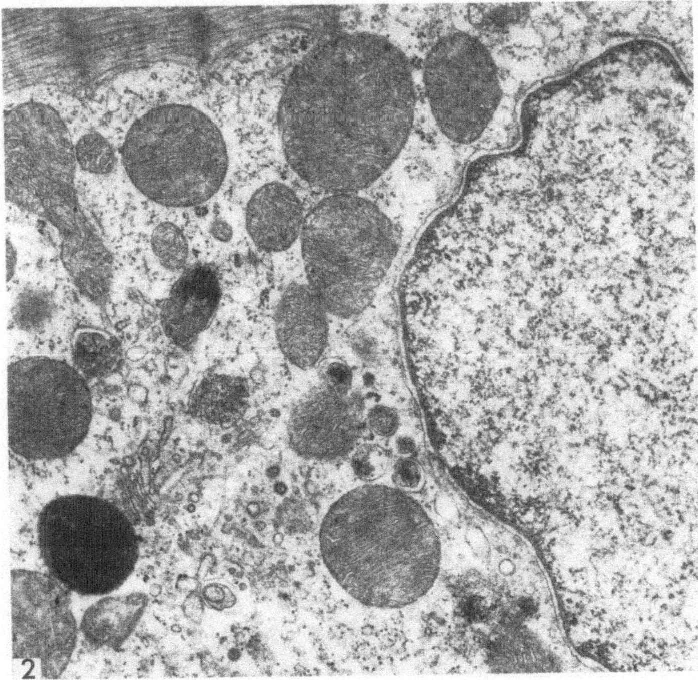

Abb. 2. Normales menschliches Myokard bei höherer Vergrößerung. Vergr. 18600:1

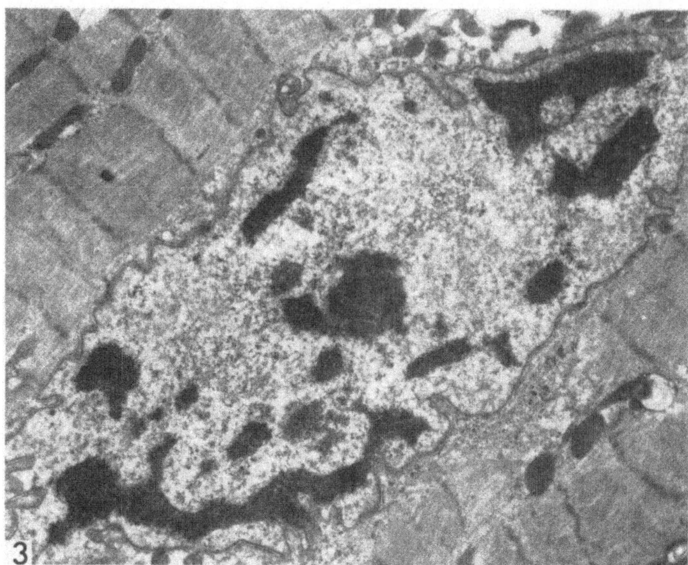

Abb. 3. Stark vergrößerter Myokardkern, der auffallende Chromatinansammlungen zeigt. Vergr. 15000:1

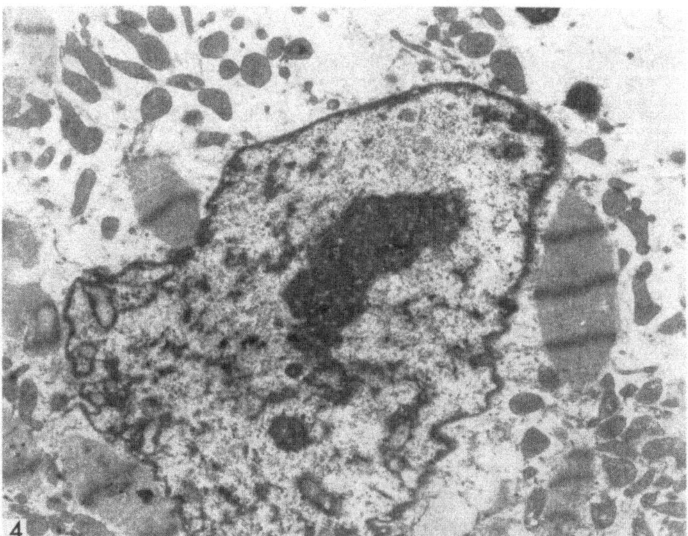

Abb. 4. Typische Kernveränderungen. Der vergrößerte Zellkern besitzt neben der leichten Chromatinverklumpung und den Zytoplasmaeinschlüssen auch einen abnormal vergrößerten Nukleolus. Um den Kern gibt es teilweise myofibrillenfreie Areale. Vergr. 5550:1

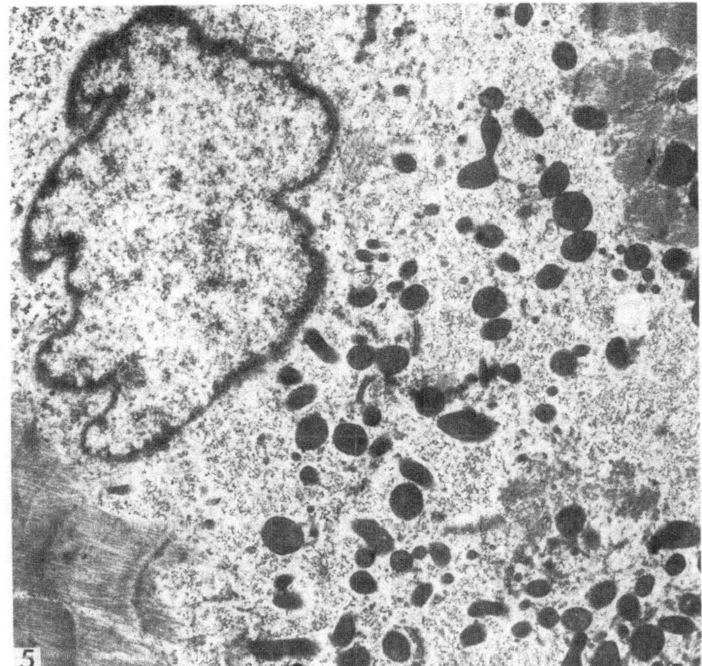

Abb. 5. Zentral fast vollständig fehlendes kontraktiles Material. Dunkle, unregelmäßig kleine Mitochondrien sind neben reichlich Glykogen vorhanden. 2 Golgi-Apparate sind zu erkennen. Vergr. 13 200:1

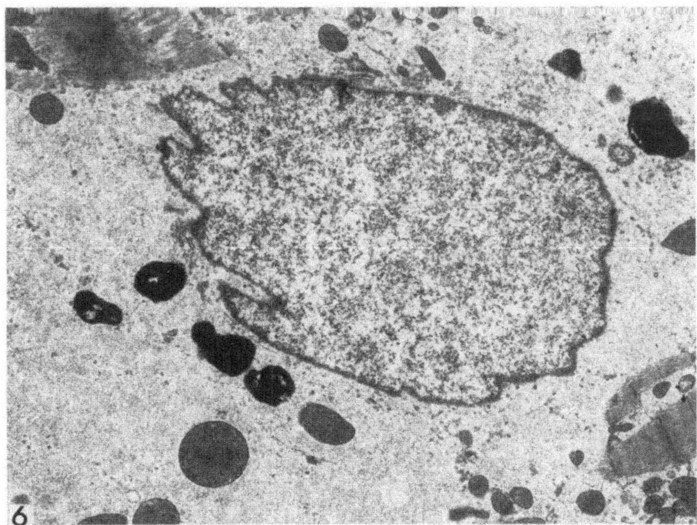

Abb. 6. Perinukleär fehlen die Myofibrillen. Lipofuszin ist vorhanden. Vergr. 8640:1

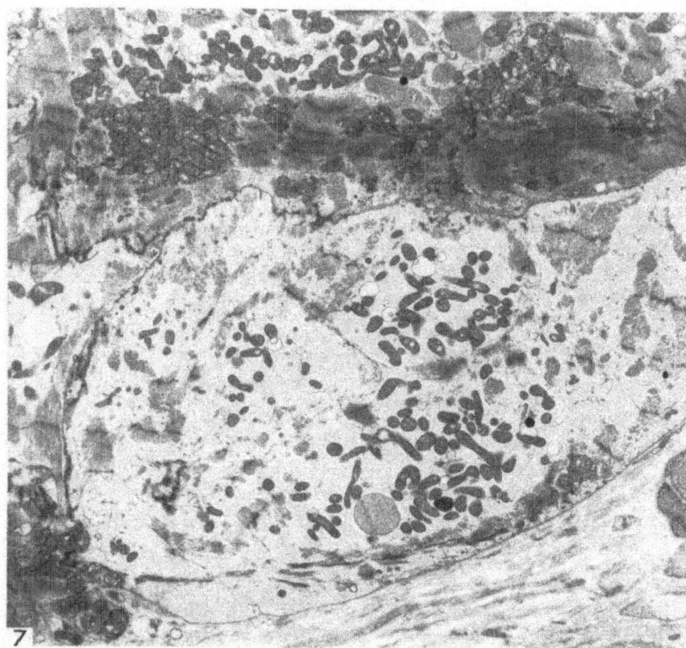

Abb. 7. Unterschiedliches Aussehen zweier benachbarter Zellen. In der unteren Zelle sind die Myofibrillen fast völlig verschwunden. Im oberen Zellteil verläuft ein Kontraktionsband. Beiden Zellteilen gemeinsam sind die kleinen Mitochondrien. Vergr. 4860:1

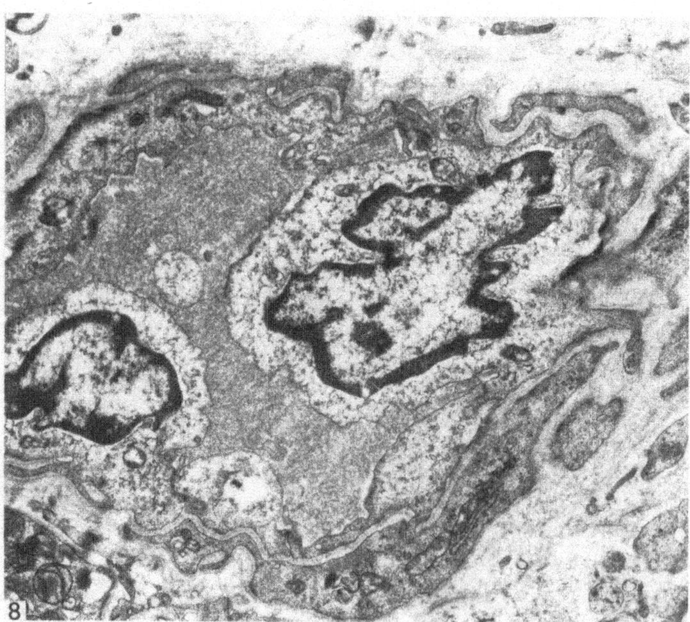

Abb. 8. Gefäß mit geschwollenen Endothelzellen, die in das Lumen hineinragen. Vergr. 11340:1

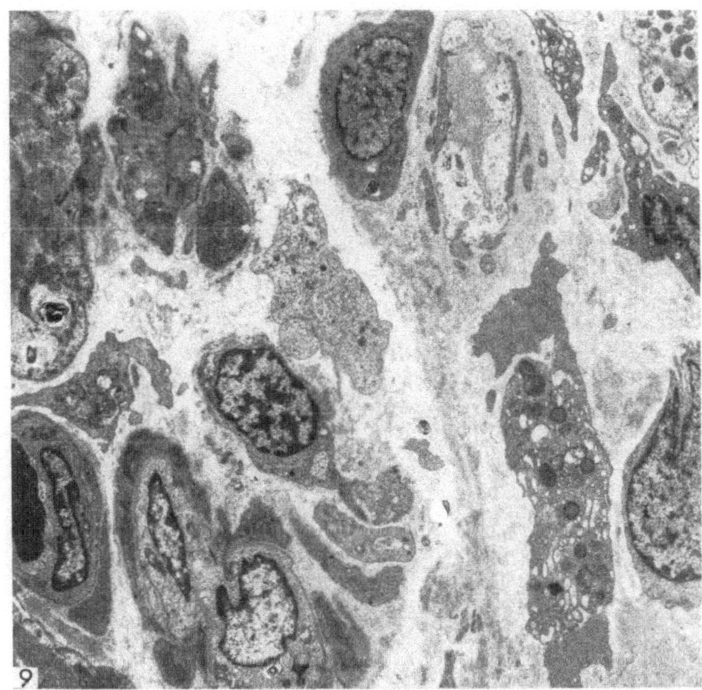

Abb. 9. Aktive Zellen im verbreiterten interstitiellen Raum. Vergr. 5310:1

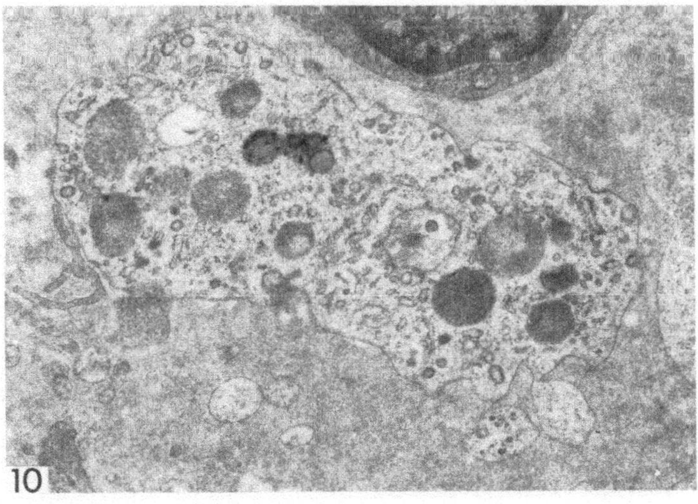

Abb. 10. Aktiver Makrophage im interstitiellen Raum. Vergr. 16000:1

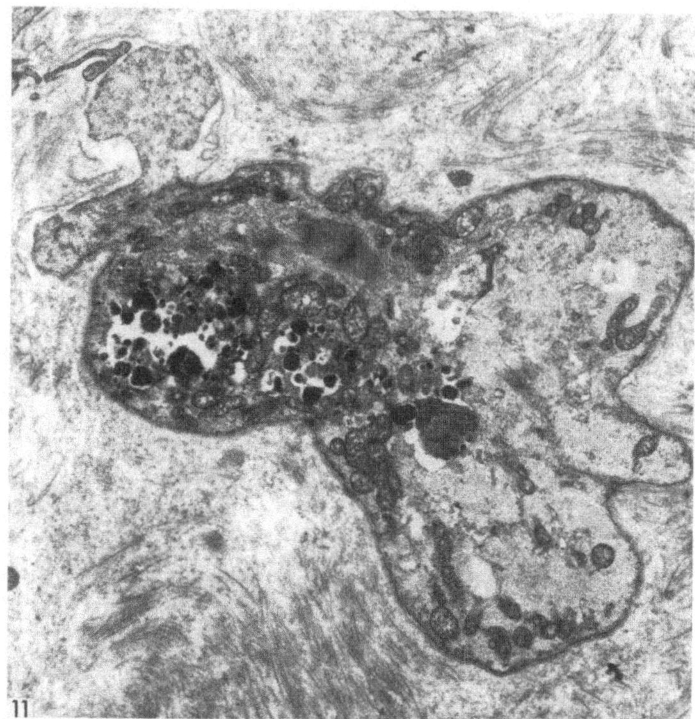

Abb. 11. Vollständig degenerierte Myokardzelle. Vergr. 11 800 : 1

sind daher nicht von vornherein als pathologisch zu betrachten. Vielmehr weist eine geschwollene, ödematös aussehende Endothelzelle auf eine abnormale Situation hin.

Die Endothelzellen waren manchmal z. T. erheblich geschwollen und engten daher das Lumen ein (Abb. 8).

Die Verbreiterung des interstitiellen Raums war in den Myokardbiopsien von Patienten mit koronarer Herzerkrankung eine häufig angetroffene Veränderung. Auch die z. T. aktiven Bindegewebszellen und Makrophagen weisen auf ein verändertes Interstitium hin (Abb. 9 und 10). Außerdem befinden sich größere Mengen von Kollagen und Zelldebris im erweiterten extravaskulären Raum.

Allgemeine degenerative Veränderungen waren sehr häufig. Umbauprozesse in der Myokardzelle wurden durch unterschiedlich große Vakuolen erkennbar, außerdem durch das Vorkommen von Myelinstrukturen.

Der unaufhaltsam fortschreitende Ab- und Umbauprozeß in der Myokardzelle ist in Abb. 11 dargestellt.

Alle qualitativen Veränderungen wurden systematisch ausgewertet und die Häufigkeit ihres Vorkommens als prozentualer Anteil des gesamten Patientenkollektivs, wie in Tabelle 1 dargestellt, angegeben.

Tabelle 1. Qualitative ultrastrukturelle Veränderungen bei Patienten mit KHK

Myokardzellenbestandteile	[%]
Kerne:	
– vergrößerte Form	45,0
– intranukleäre Chromtinverklumpung	35,0
– gelappte Form	32,5
– Zytoplasmaeinschlüsse	12,5
Mitochondrien:	
– unregelmäßig, kleine Form	37,5
Kontraktiles Material:	
– Kontraktionsbänder	77,5
– fehlendes kontraktiles Material im Zellzentrum	57,5
– fehlendes kontraktiles Material in der Zellperipherie	57,5
– Zellgebiete ohne kontraktiles Material	52,5
Sonstige intrazelluläre Veränderungen:	
– Lipofuszin	80,0
– Vakuolen	45,0
– Fett	35,0
– Vakuolen mit Zellresten	32,5
– dilatiertes T-System	32,5
– vorhandenes Glykogen	32,5
– Myelinfiguren	20,0
– stark degenerierte Zellen	5,0
Interstitieller Raum:	
– aktive Bindegewebszellen	57,5
– Zelldebris	35,0
– Makrophagen	10,0
– Mastzellen	7,5
Gefäße:	
– geschwollenes Endothel	30,0
– verbreiterte Basallamina	22,5

Quantitative lichtmikroskopische Auswertung

Bei den 40 untersuchten Patienten mit koronarer Herzerkrankung lag der Fibrosewert in der epikardialen Schicht bei 19,8% und in der endokardialen Schicht bei 25,9%. Bei beiden Untersuchungen lag eine starke Streuung vor, die von 8,6% bis 12,4% reichte (Abb. 12).

Im Vergleich: Der Nichtmuskelgehalt betrug 11,2% des Gesamtmyokards bei Patienten mit ASD, die klinisch keine Anzeichen für eine Erkrankung des linken Ventrikels hatten.

Das Verhältnis zwischen Fibrosewert und dem Grad der LAD-Stenose ist in Abb. 13 und 14 dargestellt.

Die Zeichnungen machen deutlich, daß zwischen diesen beiden Parametern keine Abhängigkeit, weder im epikardialen noch im endokardialen Bereich, besteht.

Die Fibrosewerte sind in Tabelle 2 nach dem Stenosegrad aufgeteilt. Bei der 1. Patientengruppe ist der Grad der LAD-Stenose kleiner oder gleich 95%. Der ermittelte Wert in der subendokardialen Schicht ist signifikant höher (s. Tabelle 2). In

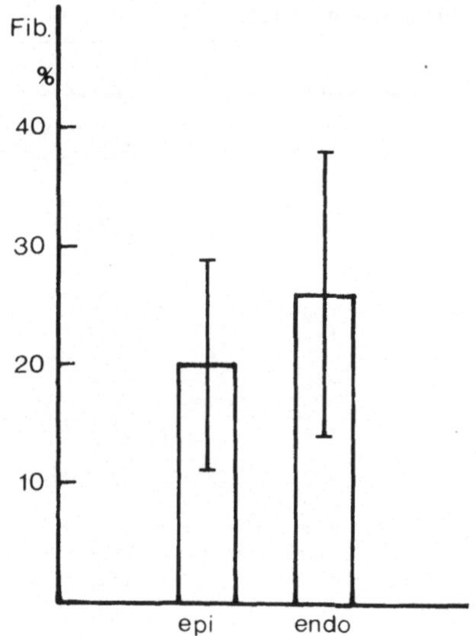

Abb. 12. Fibrosegehalt des Myokards bei KHK in Abhängigkeit von der Myokardschicht. Der fibrotische Anteil ist im Subendokard signifikant höher als im Subepikard

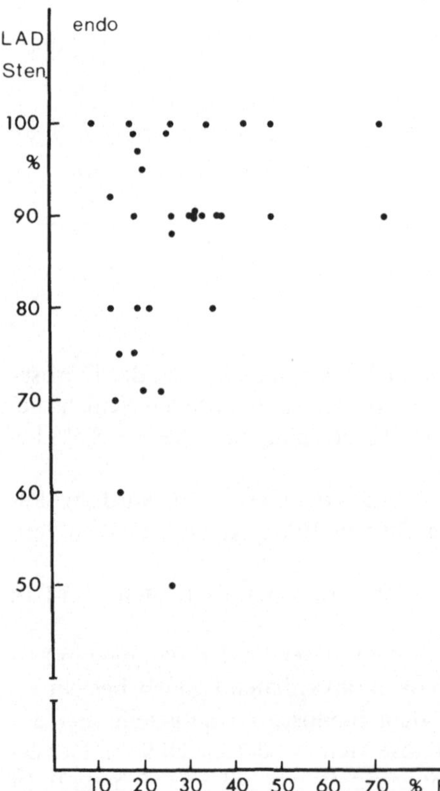

Abb. 13. Es besteht keine Beziehung zwischen Fibrosegehalt im Subendokard und dem Grad der LAD-Stenose

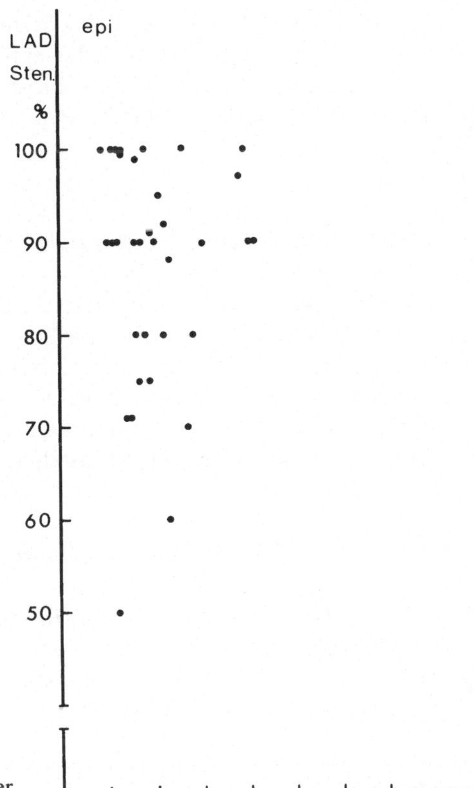

Abb. 14. Es besteht keine Beziehung zwischen Fibrosegehalt im Subepikard und dem Grad der LAD-Stenose

Tabelle 2. Gehalt an nichtmuskulärem Gewebe im Myokard von Koronarkranken (Mittelwerte ± Standardabweichung)

	Fibrose [%]	
epi n = 40	19,8 ± 8,6	(alle Patienten)
endo n = 40	25,9 ± 12,4[a]	
epi n = 28	19,6 ± 8,5	(LAD-Stenose ≤ 95%)
endo n = 28	26,0 ± 13,0	
epi n = 12	20,4 ± 10,7	(LAD-Stenose > 95%)
endo n = 12	25,8 ± 12,1	

[a] $p < 0,05$ im Vergleich von epi zu endo

102   J. Schaper et al.

der 2. Gruppe war der Grad der LAD-Stenose größer als 95%. Hier bestand kein signifikanter Unterschied zwischen der epi- und endokardialen Schicht. Besonders auffallend bei den Werten für die Fibrose ist die sehr hohe Standardabweichung, die anzeigt, wie stark die Werte von Patient zu Patient streuen, d. h. unterschiedlich sind.

Quantitative elektronenmikroskopische Auswertung

Die ultrastrukturellen morphometrischen Daten sind in Tabelle 3 dargestellt. Es ist deutlich, daß der Gehalt an Myofibrillen (Vvmyo) bei der Gesamtgruppe der Patienten im Subendokard gegenüber dem Subepikard herabgesetzt ist. Die subzelluläre Zusammensetzung von Myokard von Patienten mit ASD betrug: V_{vmit} 23,6%, V_{vmyo} 58,7%, V_{vcyt} 17,7%, der Gehalt an Myofibrillen war also wesentlich höher als bei Patienten mit koronarer Herzkrankheit.

Umrechnung der Prozentzahlen in Gewichtseinheiten

Das folgende Beispiel soll zeigen, wie die Umrechnung vorgenommen wurde. Werden die Prozentzahlen in Milligramm ausgedrückt, dann entsteht, unter Berücksichtigung des Fibrosegehalts ein etwas anderes Bild über die Zusammensetzung von gesundem und erkranktem Myokard.

Rechenbeispiel:

1 g Myokard	= 1000 mg	
12% Fibrose	= 120 mg	
		reines Myokard = 880 mg
22% V_{vmit}	= 194 mg	
58% V_{vmyo}	= 510 mg	
20% V_{vcyt}	= 176 mg	

Es zeigt sich, daß die Prozentzahlen eine ganz andere Wertigkeit bekommen, wenn sie unter Einbeziehung der Werte für die Fibrose in 1 g Myokard in Milligramm ausgedrückt werden. Die Ergebnisse dieser Umrechnung sind in Tabelle 4 dargestellt.

Aus Tabelle 4 wird deutlich, daß der Gehalt an fibrotischem Material im Subendokard höher als im Subepikard ist. Das trifft allerdings nicht mehr für die Patienten mit einer LAD-Stenose über 95% zu. Dasselbe Resultat geht auch schon aus Tabelle 2 hervor. Außerdem ist bei allen 3 Gruppen der Gehalt an kontraktilem Material im Subendokard signifikant gegenüber dem Subepikard verringert.

Tabelle 5 zeigt den Vergleich der quantitativen morphologischen Befunde, die von 3 verschiedenen Gruppen von Patienten erhalten wurden. Die Patienten mit ASD stellen die Kontrollgruppe dar, da bei ihnen ein klinisch normaler linker Ventrikel vorlag. Die Hypertrophie infolge von Aortenklappenfehlern stellt eine Gruppe von Patienten dar, bei welchen der gesamte linke Ventrikel betroffen ist, d. h. die hier angegebene quantitative Zusammensetzung gilt für den gesamten linken Ven-

Tabelle 3. Gehalt an Mitochondrien, Myofibrillen und Zytoplasma als Volumendichten im Myokard von Koronarkranken in %

	V_{vmit}	V_{vmyo}	V_{vcyt}
epi n = 40	21,5 ± 4,8	52,4 ± 8,0	26,1 ± 10,3
endo n = 40	23,4 ± 5,7	48,3[a] ± 8,0	27,6 ± 9,8
LAD-Stenose ≤ 95%			
epi n = 28	21,4 ± 4,8	52,5 ± 7,8	26,1 ± 10,3
endo n = 28	23,2 ± 6,3	47,9 ± 8,0	28,8 ± 9,8
LAD-Stenose > 95%			
epi n = 12	23,3 ± 4,6	56,1 ± 7,4	20,6 ± 7,5
endo n = 12	25,1 ± 4,0	48,6 ± 6,2	25,8 ± 4,5

[a] p < 0,05 im Vergleich von epi zu endo

Tabelle 4. Gehalt an Fibrose, Myofibrillen, Mitochondrien und Zytoplasma im Myokard von KHK-Kranken, alle Werte sind in mg, bezogen auf 1 g Biopsie (Mittelwerte ± Standardabweichungen)

		Fibrose	V_{vmit}	V_{vmyo}	V_{vcyt}
epi	n = 40	197,8 ± 85,6	172,3 ± 40,3	419,3 ± 70,0	208,7 ± 8,3
endo	n = 40	259,4 ± 123,5[a]	173,2 ± 48,5	361,1 ± 85,9[a]	205,0 ± 7,5
LAD ≤ 95%					
epi	n = 28	195,8 ± 84,7	172,0 ± 42,0	420,0 ± 62,0	222,2 ± 12,4
endo	n = 28	259,6 ± 130,1[a]	172,0 ± 46,0	373,0 ± 85,2[a]	205,4 ± 9,8
LAD > 95%					
epi	n = 12	204,0 ± 107,1	184,0 ± 37,2	446,2 ± 81,1	166,3 ± 8,7
endo	n = 12	257,7 ± 121,1	186,0 ± 39,3	359,0 ± 88,2[a]	198,3 ± 10,7

[a] p < 0,05 im Vergleich epi gegen endo.

trikel, während bei der KHK-Gruppe nur Teile des linken Ventrikels, nämlich die durch Koronarstenose chronisch unterversorgten Myokardareale, die hier angegebene Zusammensetzung aufweisen.

Diskussion

In dieser Arbeit fanden wir sowohl qualitative als auch quantitative strukturelle Veränderungen in der linken Ventrikelwand von Patienten mit koronarer Herzerkrankung.

Tabelle 5. Gehalt an Fibrose, Myofibrillen, Mitochondrien und Zytoplasma bei Patienten mit ASD, Hypertrophie infolge Aortenklappenfehler und mit KHK (alle Werte sind Mittelwerte mit Standardabweichungen; Werte in mg, bezogen auf 1 g Gewebe)

Patienten	V_{vF}	V_{vmit}	V_{vmyo}	V_{vcyt}
ASD n = 8	110,0	549,5	202,9	137,6
Hypertrophie n = 30	191,0[a]	354,3[b]	186,9[a]	251,5[b]
KHK epi n = 40	200,1[b]	419,2[a]	172,0[a]	208,8[a]
endo n = 40	260,2[b]	361,8[b]	173,0[a]	205,0[a]

[a] $p < 0,05$ im Vergleich zur Kontrolle (ASD)
[b] $p < 0,01$ im Vergleich zur Kontrolle.

Qualitative Veränderungen der Myokardzellen, des interstitiellen Raums oder des Gefäßsystems waren mit Hilfe des Lichtmikroskops nur schwer zu ermitteln. Nur grobe Veränderungen wie Hypertrophie, Hypotrophie oder Atrophie der Zellen können erkannt werden. Mit Hilfe der Normarsky Optik gelang es Thiedemann (1979), abnormales Aussehen der Myozyten und Fehlen von kontraktilem Material im Lichtmikroskop zu ermitteln. Mit dem Elektronenmikroskop ist man in der Lage, sogar feine Veränderungen an der Ultrastruktur der Zelle festzustellen und zieht es aus diesem Grunde zu Studien von erkranktem menschlichen Myokard öfter heran. Ferrans u. Maron waren die ersten, die ultrastrukturelle Veränderungen bei Herzerkrankungen im menschlichen Myokard beschrieben haben. Jedoch untersuchte diese Gruppe hauptsächlich Myokard von Patienten mit Kardiomyopathien (Ferrans et al. 1973; Ferrans 1978; Roberts u. Ferrans 1973), Aortenklappenerkrankung oder Mitralklappenerkrankung (Ferrans et al. 1972, 1976; Ferrans 1984; Maron u. Ferrans 1973, 1974; Maron et al. 1975; Thiedemann u. Ferrans 1976, 1977), aber nicht von Patienten, die an koronarer Herzerkrankung litten. Obwohl sie in einigen Fällen in der Lage waren, Gewebe vom linken Ventrikel zu untersuchen, mußten sie sich doch öfter auf Proben vom linken Vorhof beschränken. Thiedemann (1979) arbeitete mit transmuralen Nadelbiopsien von Patienten mit koronarer Herzkrankheit, die intraoperativ am offenen Herzen entnommen worden waren. Er war der erste, der die qualitativen ultrastrukturellen Veränderungen im Myokard bei Patienten mit koronarer Herzerkrankung gründlich beschrieb. Mit der vorliegenden Arbeit sind wir in der Lage, seine Ergebnisse zu bestätigen, z. B. das Auftreten von abnormalen Kernen und Mitochondrien, fehlendem kontraktilen Material wie auch das „streaming" der Z-Streifen oder deren Fehlen. Auch das Vorkommen von Zellen von abnormaler Größe und Aussehen und ein verbreiterter interstitieller Raum mit aktiven und phagozytierenden Fibroblasten haben wir häufig beobachtet.

Kunkel et al. (1984) beschreiben fast identische ultrastrukturelle Veränderungen bei Patienten mit Angina pectoris, aber normalen Koronararterien bei der Angiographie, wobei das Auftreten der qualitativen ultrastrukturellen Veränderungen als Prozentanteil von der Gesamtzahl der Patienten angegeben wird. Wir konnten seine

Beobachtungen in etwa bestätigen. Unverferth et al. (1983) berichten gleichfalls über Veränderungen bei Patienten mit Angina pectoris, aber mit normalen Koronararterien.

Bei dem Durcharbeiten der Literatur sind wir auf einen interessanten Punkt gestoßen. Uns fiel die Ähnlichkeit von myokardialen, subzellulären Veränderungen bei verschiedenen Arten von Herzkrankheiten auf. Von Kernveränderungen (außer den Glykogeneinschlüssen im Kern, die wir nicht beobachteten) berichten Ferrans et al. (1975a), und das gleiche gilt für veränderte Mitochondrien (Ferrans 1984), Sarkomeren (Ferrans 1984), das SR sowie das Auftreten von tubulären Strukturen (Maron u. Ferrans 1974; Thiedemann u. Ferrans 1976).

Mehrere andere Gruppen berichten über Veränderungen im menschlichen Myokard (Flameng et al. 1981; Kunkel et al. 1978, 1982, 1984; Frenzel et al. 1985; Hess et al. 1980, 1981; Mall et al. 1982; Kuhn et al. 1978; Freudenberg u. Bertram 1974; Matsubara et al. 1982).

Es ist interessant festzustellen, daß ähnliche Veränderungen im linken Vorhof genauso wie im linken Ventrikel beobachtet wurden, eine Tatsache, die aus den Arbeiten von Ferrans (1984) geschlossen werden kann.

Dieser kurze Überblick über die Literatur der qualitativen ultrastrukturellen Veränderungen, die an erkranktem menschlichen Myokard beobachtet wurden, führt uns zu der Schlußfolgerung, daß befallenes Myokard, ungeachtet der Art der Erkrankung, auf die gleiche Weise degeneriert.

Unsere eigenen Untersuchungen an hypertrophiertem menschlichen Myokard, hervorgerufen durch Aortenklappenerkrankungen (Schaper et al. 1981; Schaper 1983) bestätigen diese Beobachtung. Unserer Ansicht nach ist das eine wichtige und bedeutende Feststellung, und es erhebt sich die Frage: Wie spezifisch sind die qualitativen elektronenmikroskopischen Ergebnisse für irgendeine Herzerkrankung in endomyokardialen Katheterbiopsien, die gegenwärtig von vielen Forschungszentren als ein wichtiges Diagnosehilfsmittel für die klinische Kardiologie betrachtet werden.

In der vorliegenden Arbeit wurde berichtet, daß der Gehalt des Myokards an fibrotischem Material im Vergleich zu normalen Herzen auf das Doppelte angestiegen war. Dieser Befund ist denjenigen bei der Hypertrophie durch Aortenklappenfehlern ähnlich, über die wir vor einigen Jahren berichteten (Schaper 1983a, Schaper u. Schaper 1983; Schwarz et al. 1981a, b). Thiedemann (1979) konnte jedoch zeigen, daß der Fibrosegehalt bei Patienten mit koronarer Herzkrankheit bis zu 68% ansteigen konnte, wir selbst fanden bei Patienten mit koronarer Herzkrankheit bis zu 100%, und zwar in solchen Fällen, bei denen ein narbiges Aneurysma vorlag (Wagner 1982). Eine Übersicht über die in der Literatur mitgeteilten Werte für nichtmuskuläre Anteile im menschlichen Myokard sowie für ultrasturkturelle quantitative Daten findet sich in Tabelle 6.

Eine gute Übereinstimmung besteht zwischen den Werten für interstitielles Gewebe an normalen Herzen, wie sie in der vorliegenden Arbeit und in früheren Mitteilungen unserer Arbeitsgruppe berichtet wurden, und denjenigen in der Literatur. Knieriem (1964) maß 9,5% und Schoenmackers (1966) 10% nichtmuskuläres Gewebe im normalen menschlichen Herzmuskel. Die niedrigsten Werte in der Literatur liegen bei 2% (Hess et al. 1981) und 3,7% (Mall et al. 1982), der höchste wird mit 44% von Fujiwara et al. (1983) mitgeteilt.

Im allgemeinen besteht Übereinstimmung darüber, daß mit steigendem Fibrosegehalt die Funktionsfähigkeit des Myokards beeinträchtigt wird. Aus unserer Arbeitsgruppe berichtete Wagner (1982) über das Vorkommen von regionaler Hypokinesie und späterer Akinesie mit steigendem Fibrosegehalt, Thiedemann (1979) berichtete dieselbe Tatsache, und Flameng et al. (1981) beobachteten Akinesie bei Patienten mit 40% Fibrose.

Unterschiede im Gehalt an Fibrose zwischen dem Subepi- und Subendokard wurden jedoch bisher nicht mitgeteilt. In der hier vorliegenden Studie wurde für das Gesamtkollektiv der Patienten mehr Fibrose im Subendo- als im Subepikard gefunden, desgleichen bei Patienten mit einem Stenosegrad der LAD unter 95%. Dieser Unterschied fehlte bei Patienten mit subtotaler Stenose (>95%) und völligem Verschluß der LAD. Es ist vorstellbar, daß das Subendokard, da es die für die Ischämie empfindlichste Schicht des Myokards ist, eine stärkere Fibrosierung, der ein Zelluntergang vorausgeht, aufweist als das Subepikard. Bei einer Stenose über 95% oder einem vollständigen Verschluß der LAD fehlt dieser Unterschied zwischen den Myokardschichten vermutlich deshalb, weil die Schädigung und damit die Fibrosierung mit fortschreitender Krankheit immer mehr einen transmuralen Charakter bekommt.

Bei den ultrastrukturellen quantitativen Befunden ist am auffallendsten, daß der Gehalt an kontraktilem Material im Verhältnis zu den ASD-Patienten, den Kontrollen, stark abgefallen ist. Der Unterschied ist noch nicht so deutlich, wenn man nur die Volumendichten als Prozentzahlen betrachtet, er wird jedoch sehr ausgeprägt bei der Umrechnung in Gewichtseinheiten, die sich auf 1 g Gewebe beziehen. Hier wird deutlich, daß im Subendokard signifikant weniger kontraktiles Material gegenüber dem Subepikard vorhanden ist, daß das kontraktile Material in seiner Menge ebenfalls im Subepikard reduziert ist, wenn man die Werte mit denjenigen der Kontrollgruppe vergleicht. Im Vergleich zur Kontrolle ist auch der Gewebsgehalt an Mitochondrien reduziert, jedoch fehlen Unterschiede zwischen Subepi- und Subendokard.

Unsere morphometrischen Befunde die Ultrastruktur betreffend entsprechen früheren Mitteilungen (Schaper et al. 1981; Schaper 1983) und sind denjenigen aus der Literatur (s. Tabelle 6) ziemlich ähnlich, zumindest in bezug auf die Normalwerte. Allerdings sind die von Fleischer mitgeteilten Werte mit Vvmit in normalem Myokard mit 34% sehr hoch. Es gibt, wie aus Tabelle 6 hervorgeht, nur sehr wenige elektronenmikroskopische morphometrische Untersuchungen am menschlichen Herzmuskel, die Gruppe um Krayenbühl (1984) und die Mitteilungen von Kunkel et al. (1982, 1984) und Frenzel et al. (1985) bilden eine Ausnahme.

Vergleicht man die Zusammensetzung des menschlichen Myokards einmal im gesunden Zustand (ASD) und dann bei langbestehender Hypertrophie und bei koronarer Herzkrankheit, so fällt folgendes auf: Bei beiden Erkrankungen des Herzmuskels ist der Fibrosegehalt erhöht und der Gehalt an kontraktilem Material herabgesetzt. Letztere Veränderung ist im hypertrophischen Myokard genauso stark ausgeprägt wie im Subendokard bei koronarer Herzkrankheit, jedoch mit dem Unterschied, daß bei der Hypertrophie diese Veränderung global den gesamten linken Ventrikel betrifft, während sie bei der koronaren Herzkrankheit nur regional vorliegt. Andererseits wird bei der Hypertrophie eine gewisse Kompensation dieser Strukturverschlechterung durch die vermehrte Masse des Herzmuskels hervorgeru-

Tabelle 6. Myokardbefunde

Autoren	Jahr		V_{vf} [%]	V_{vmit} [%]	V_{vmyo} [%]	Gewebe-entnahme
Knieriem	1964	Normaler Herzmuskel	9,5			Post mortem
		Atrophie	9,4			
		Mitralfehler	10,3			
		Linkshypertrophie	13,6			
		AV-Block	17,8			
Schoen-mackers	1966	Normalwert	10,0			Post mortem
		Hypertrophie	20,0			
Fleischer et al.	1978	Normaler Herzmuskel junge Patienten:	24,0	Normalwert bei jungen Patienten: 34,5	Normalwert bei jungen Patienten: 47,1	Intra-operativ
		alte Patienten:	23,2	alten Patienten: 34,1	alten Patienten: 52,0	
Kunkel et al.	1978	Kardiomyopathie				Katheter-biopsie
		Stadium I:	5,8			
		Stadium II:	7,7			
		Stadium III:	14,9			
		Stadium IV:	30,0			
Thiede-mann	1979	Koronarkrankheit				Intra-operativ
		Normokinesie:	30,0			
		Hypokinesie:	21,0–44,0			
		Akinesie:	68,0			
Hess et al.	1980	Kardiomyopathie	40,0			Katheter-biopsie
		Aortenklappenfehler	20,0			
Baandrup et al.	1980	Normal	17,7			
		Hypertrophie	17,0–18,6			
		Kardiomyopathie	17,2–18,7			
		Myokarditis	22,5			
Fleischer et al.	1980	Junge Patienten	23,9	34,5	47,1	Intra-operativ
		Alte Patienten	23,2	34,1	52,0	
		Aortenklappenfehler	25,8	26,6	62,0	
		Mitralklappen	19,9	31,6	47,6	
Schaper et al.	1981	Kontrollwert	11,2	23,6	58,7	Intra-operativ
		Aortenklappenstenose	19,5	21,2	44,9	
		Aorteninsuffizienz	16,6	23,5	42,9	
		Kombination beider Vitien	21,2	21,6	42,5	
Schwarz et al.	1981	Kontrollwert	19,4	24,9	52,9	Intra-operativ
		Aortenstenose	14,7–16,3	20,9–22,0	42,1–48,4	
Hess et al.	1981	Kontrollgruppe	2,0			Katheter-biopsie
		Aortenstenose	15,0			
		Aorteninsuffizienz	11,0			
		Kardiomyopathie	28,0			
Flameng et al.	1981	Koronarpatienten				Intra-operativ
		Normokinesie	19,8			
		Hypokinesie	20,2			
		Akinesie mit voraus-gegangenem Infarkt	40,3			

Tabelle 6. *(Fortsetzung)*

Autoren	Jahr		V_{vf} [%]	V_{vmit} [%]	V_{vmyo} [%]	Gewebe-entnahme
Schwarz et al.	1981	Kontrolle	19,4	24,9	52,9	Intra-operativ
		Aorteninsuffizienz Koronarpatienten	17,3	23,8	43,6	
Wagner	1982	Normokinesie	21,5–24,2	24,5–25,5	53,3–54,5	Intra-operativ
		Hypokinesie	23,9–41,6	20,6–23,3	52,6–56,9	
Mall et al.	1982	Kardiomyopathie	3,7–13,5	–	53,3–60,1	Katheter-biopsie
Kunkel et al.	1982	Kardiomyopathie	5,0–11,0	23,3	37,6–45,0	Katheter-biopsie
		dilatativ		24,5	42,5	
		hypertrophisch				
		Aortenvitien		19,7–24,0	27,9–46,2	
Unverferth et al.	1983	Normalwert:	4,0 ± 3,3			Katheter-biopsie
		Angina pectoris	6,4 ± 4,2			
Fujiwara et al.	1983	Kontrolle	44,0			Post mortem
		Hypertonie	46,0			
		Hypertrophie	43,0			
Krayenbühl et al.	1983	Normal	5,0			Katheter-biopsie
		Hypertrophie	16–18			
Krayenbühl et al.	1984	Aortenstenose	18,7			Katheter-biopsie
		Aorteninsuffizienz u. Aortenstenose	19,0			
		Aorteninsuffizienz	19,3			
Kunkel et al.	1984	Kardiomyopathie Normal bei 74%				Katheter-biopsie
		der Patienten	3,0	22,29	54,2	
		Leicht bei 11% der Patienten	4,0–10,0		48,0	
		Mittel bei 13% der Patienten	10,0–20,0			
		Schwer bei 3% der Patienten	20,0			
Frenzel et al.	1985	Kardiomyopathien				Katheter-biopsie
		latent	28,4	27,2	52,8	
		dilatativ	26,2	30,3	50,4	
Schneider et al.	1985	Aortenstenose	20,0	–	69,0	Katheter-biopsie
		Aorteninsuffizienz	18,0	–	65,0	

fen, die bei der koronaren Herzkrankheit entfällt. Bei beiden Erkrankungen finden sich Funktionsminderungen, global als Reduktion der Ejektionsfraktion bei der Hypertrophie und regional als Beeinträchtigung der Wandmotilität bei der koronaren Herzkrankheit. Zusammenfassend wäre also die klinisch feststellbare Funktionsminderung bei 2 sehr unterschiedlichen Herzkrankheiten, der Hypertrophie und der koronaren Herzkrankheit, durch morphologische Veränderungen zu erklären: zum einen durch die Zunahme des fibrotischen Materials und zum anderen durch die Abnahme der Myofibrillen, des kontraktilen Materials. Beide morphologischen Befunde stellen eine Verschlechterung der „Qualität" der Myokardstruktur dar und sind mit großer Wahrscheinlichkeit das morphologische Korrelat der eingeschränkten Funktion bei Hypertrophie und koronarer Herzkrankheit.

Zusammenfassung

Es wird über qualitative und quantitative morphologische Befunde an linksventrikulären Myokardbiopsien von 40 Patienten mit Koronarkrankheit berichtet. Die ultrastrukturellen qualitativen Veränderungen betrafen hauptsächlich Kerne, Mitochondrien und kontraktiles Material, außerdem den interstitiellen Raum. Diese Befunde wurden lichtmikroskopisch quantitativ bestätigt, der Gehalt an Fibrose hatte sich verdoppelt, wobei das Subendokard einen signifikant höheren Gehalt an Fibrose hatte als das Subepikard. Bei der elektronenmikroskopischen Morphometrie ergab sich eine statistisch signifikante Verringerung an kontraktilem Material gegenüber der Kontrollpopulation. Gleichzeitig war wiederum diese Veränderung im Subendokard am stärksten ausgeprägt. Diese Ergebnisse werden ausführlich diskutiert und mit eigenen früheren quantitativen Daten bei Hypertrophie des menschlichen Herzens in Beziehung gesetzt. Es wird postuliert, daß die Vermehrung des Gehalts an Fibrose und die Verminderung der Menge an kontraktilem Material, die bei koronarer Herzkrankheit und bei Hypertrophie zu beobachten sind, das morphologische Korrelat für die Beeinträchtigung der kardialen Funktion darstellen.

Literatur

Baandrup U, Olsen EGJ, Florio RA (1980) Morphometric aspects of endomyocardial biopsies in cardiomyopathy: A light microscopic study. In: Bolte HD (ed) Myocardial biopsy. Springer, Berlin Heidelberg New York, pp 55

Ferrans VJ (1978) Myocardial ultrastructure in human cardiac hypertrophy. In: Kaltenbach M, Loogen F, Olson EGJ (eds) Cardiomyopathy and myocardial biopsy. Springer, Berlin Heidelberg New York, pp 100–120

Ferrans VJ (1984) Cardiac hypertrophy. Morphological aspects. In: Zak R (ed) Growth of the heart in health and disease. Raven, New York, pp 187–274

Ferrans VJ, Morrow AG, Roberts WC (1972) Myocardial ultrastructure in idiopathic hypertrophic subaortic stenosis. Circulation 45: 769–792

Ferrans VJ, Massumi RA, Shugoll GI, Ali N, Roberts WC (1973) Ultrastructural studies of myocardial biopsies in 45 patients with obstructive or congestive cardiomyopathy. In: Bajusz E, Rona G (eds) Cardiomyopathies, vol 2. Univ Park Press, Baltimore London Tokyo

Ferrans VJ, Jones M, Maron BJ, Roberts WC (1975a) The nuclear membranes in hypertrophied human cardiac muscle cells. Am J Pathol 78: 427

Ferrans VJ, Maron BJ, Buja LM, Ali N, Roberts WC (1975b) Intranuclear glycogen deposits in human cardiac muscle cells: Ultrastructure and cytochemistry. J Mol Cell Cardiol 7: 373–386

Ferrans VJ, Buja LM, Maron BJ (1976) Sarcolemmal alterations in cardiac hypertrophy and degeneration. Sarcolemma 9: 395–419

Flameng W, Suy R, Schwarz F et al. (1981) Ultrastructural correlates of left ventricular contraction abnormalities in patients with chronic ischemic heart disease. Determinants of reversible segmental asynergy postrevascularization surgery. Am Heart J 102: 846–857

Fleischer M, Warmuth H, Backwinkel KP, Themann H (1978) Ultrastructural morphometric analysis of normally loaded human myocardial left ventricles from young and old patients. Virchows Arch [A] 380: 123–133

Fleischer M, Wippo W, Themann H, Achatzy RS (1980) Ultrastructural morphometric analysis of human myocardial left ventricles with mitral insufficiency. Virchows Arch [A] 389: 205–210

Frenzel H, Kasper M, Kuhn H, Lösse B, Reifschneider G, Hort W (1985) Licht- und elektronenmikroskopische Befunde in Früh- und Spätstadien der Herzinsuffizienz. Untersuchungen an Endomyokardbiopsien von Patienten mit latenter und dilativer Kardiomyopathie. Z Kardiol 74: 135–143

Freudenberg N, Bertram E (1974) Ultrastructural investigation of human atrial myocardium in cardiac malformation with special regard to Z-band alterations. Beitr Pathol 151: 157–168

Fujiwara H, Hoshina T, Yamana K, Fujiwara T, Furuta M, Hamshima Y, Chi Kawai (1983) Number and size of myocytes and amount of interstitial space in the ventricular septum and in the left ventricular free wall in hypertrophic cardiomyopathy. Am J Cardiol 52: 818–823

Hess OM, Schneider J, Herb S, Krayenbühl HP (1980) Left ventricular endomyocardial biopsy in patients with primary and secondary myocardial hypertrophy. In: Bolte HD (ed) Myocardial biopsy. Springer, Berlin Heidelberg New York, pp 65–84

Hess AM, Schneider J, Koch R, Bamert C, Grimm J (1981) Diastolic function and myocardial structure in patients with myocardial hypertrophy. Circulation 63: 360–371

Knieriem HJ (1964) Über den Bindegewebsgehalt des Herzmuskels des Menschen. Arch Kreislaufforsch 44: 231–258

Krayenbühl HP, Hess OM, Schneider J, Turina M (1983) Physiologic or pathologic hypertrophy. Eur Heart J [Suppl A] 4: 29–34

Krayenbühl HP, Hess OM, Schneider J, Turina M (1984) Left ventricular function and myocardial structure in aortic valve disease before and after surgery. Herz 5: 270–278

Kuhn H, Breithardt G, Knieriem HJ, Loogen F (1978) Endomyocardial catheter biopsy in heart disease of unknown etiology. In: Kaltenbach M (ed) Cardiomyopathy and myocardial biopsy. Springer, Berlin Heidelberg New York, pp 121–137

Kunkel B, Lapp H, Kober G, Kaltenbach M (1978) Correlations between clinical and morphologic findings and natural history in congestive cardiomyopathy. In: Kaltenbach M (ed) Cardiomyopathy and myocardial biopsy. Springer, Berlin Heidelberg New York, pp 271–283

Kunkel B, Schneider H, Kober G, Bussmann WD, Hopf R, Kaltenbach M (1982) Die Morphologie der Myokardbiopsie und ihre klinische Bedeutung. Z Kardiol 71: 787–794

Kunkel B, Schneider M, Kober G, Kaltenbach M (1984) Bioptische Befunde bei Patienten mit normalen Kranzarterien. Herz/Kreislauf 9: 451–456

Mall G, Schwarz F, Derks H (1982) Clinicopathologic correlations in congestive cardiomyopathy. Virchows Arch [A] 397: 67–82

Maron BJ, Ferrans VJ (1973) Significance of multiple intercalated discs in hypertrophied human myocardium. Am J Pathol 73: 81

Maron BJ, Ferrans VJ (1974) Aggregates of tubules in human cardiac muscle cells. J Mol Cell Cardiol 6: 249–264

Maron BJ, Ferrans VJ, Jones M (1975a) The spectrum of degenerative changes in hypertrophied human cardiac muscle cells. An ultrastructural study. Cardiac Sarcoplasm 8: 447–465

Maron BJ, Ferrans VJ, Roberts WC (1975b) Ultrastructural features of degenerated cardiac muscle cells in patients with cardiac hypertrophy. Am J Pathol 79: 387

Maron BJ, Ferrans VJ, Roberts WC (1975c) Myocardial ultrastructure in patients with chronic aortic valve disease. Am J Cardiol 35: 725–739

Matsubara O, Tanaka H, Kasuga T, Ishi T, Chino M (1984) Idiopathic cardiomyopathy: The pathologic rates of arteriolopathy. Hum Pathol 15: 39–47

Roberts WC, Ferrans VJ (1973) Morphologic observations in the cardiomyopathies. In: Fowler NO (ed) Myocardial disease. Grune & Stratton, New York, pp 59–115

Schaper J (1983) Hypertrophy in the human heart: Evaluation by qualitative and quantitative light and electron microscopy. Perspect Cardiovasc Res 7: 177–196

Schaper J, Schaper W (1983) Ultrastructural correlates of reduced cardiac function in human heart disease. Eur Heart J [Suppl A] 4: 35–42

Schaper J, Schwarz F, Hehrlein F (1981) Ultrastrukturelle Veränderungen im menschlichen Myokard bei Hypertrophie durch Aortenklappenfehler und deren Beziehung zur linksventrikulären Masse und Auswurffraktion. Herz 4: 217–225

Schneider J, Hess OH, Turina H, Pfister B, Krayenbühl HP (1985) Strukturelle Veränderungen des Myokards vor und nach erfolgtem Aortenklappenersatz. Z Kardiol [Suppl 3] 74: 55

Schoenmackers J (1966) Über den Bindegewebsgehalt des Myokards der linken Herzkammer bei elastischer und unelastischer Koronarsklerose. Arch Kreislaufforsch 50: 208–230

Schwarz F, Schaper J, Kittstein D, Kübler W (1981 a) Quantifizierung der ultrastrukturellen Veränderungen des insuffizienten menschlichen Myokards. I. Die Aorteninsuffizienz. Z Kardiol 70: 729–732

Schwarz F, Schaper J, Kittstein D, Flameng W, Walter P, Schaper W (1981 b) Reduced volume fraction of myofibrils in myocardium of patients with decompensated pressure overload. Circulation 63: 1299–1304

Thiedemann KU (1979) Ultrastructure in chronic ischemia-studies in human hearts. In: Schaper W (ed) The pathophysiology of myocardial perfusion. Elsevier/North-Holland Biomedical Press, Amsterdam New York Oxford, pp 675–716

Thiedemann KU, Ferrans VJ (1976) Ultrastructure of sarcoplasmic reticulum in atrial myocardium of patients with mitral valvular disease. Am J Pathol 83: 1–38

Thiedemann KU, Ferrans VJ (1977) Left atrial ultrastructure in mitral valvular disease. Am J Pathol 89: 575–594

Unverferth DV, Fetters JK, Unverferth BJ, Leier CV, Magorien RD, Arn AR, Baker PB (1983) Human myocardial histologic characteristics in congestive heart failure. Circulation 68: 1194–1200

Wagner V (1982) Licht- und elektronenmikroskopische Veränderungen im Herzmuskel bei koronarer Herzkrankheit in Abhängigkeit vom Grad der Gefäßstenosierung. Promotion, Universität Gießen

Weibel ER, Elias H (1967) Introduction to stereologic principles. In: Weibel ER, Elias H (eds) Quantitative methods in morphology. Springer, Berlin Heidelberg New York

Stereologie des Herzmuskels
bei experimenteller Trainingshypertrophie*

T. Mattfeldt, K.-L. Krämer, R. Zeitz und G. Mall

Einleitung

Körperliches Training genügender Intensität und Dauer bewirkt beim Menschen und beim Versuchstier eine Hypertrophie des Herzmuskels. Da bereits kurz nach der Geburt die mitotische Aktivität der Herzmuskelzellen erlischt, ist normales Wachstum und Hypertrophie des Herzens im späteren Leben nur durch Vergrößerung der bereits vorhandenen Fasern möglich (Zak 1973). Es stellt sich die Frage, wie das myokardiale Kapillarnetz als Sauerstoffzubringer sich dieser Situation morphologisch anzupassen vermag. Kontraktilität und Myokarddurchblutung sind im trainingshypertrophierten Herzen nicht eingeschränkt (Schaible u. Scheuer 1981; Starnes et al. 1983). Somit müssen die Kapillaren über einen Anpassungsmechanismus verfügen, der erfolgreich bewirkt, daß trotz Faserverdickung die mittlere Diffusionsstrecke des Sauerstoffs in das Zellinnere nicht zu groß wird, und daß die zum Gasaustausch dienende Kapillaroberfläche relativ zum erhöhten Mitochondrienvolumen nicht abnimmt. Ziel unserer Studie war eine quantitative Untersuchung der myokardialen Synergide bei Trainingshypertrophie. Der Begriff „myokardiale Synergide" wurde von Doerr eingeführt und ist als kleinste (ideelle) Einheit des Myokards aufzufassen (Muskelfaser und zugehörige Kapillare mit mesenchymalen Zellen und Nerven); er bietet damit einen Rahmen für die Suche nach den Initialvorgängen myokardialer Reaktionen (Doerr 1971; Doerr u. Roßner 1977). Zur quantitativen stereologischen Analyse wurde das neue Modell der Dimroth-Watson-Verteilung verwandt, das aus theoretischen Studien bekannt ist und sich bei der Untersuchung von Skelettmuskelkapillaren bereits bewährt hat (Weibel 1980; Mathieu et al. 1983; Cruz-Orive et al., im Druck). Es zeigte sich, daß dieses Modell auch die geometrische Struktur des Herzmuskels besser als das konventionelle Krogh-Zylindermodell beschreibt und mit nur minimalem Zusatzaufwand Informationen über die dreidimensionale Gefäßarchitektur liefert (Mattfeldt u. Mall 1984).

* Das Projekt wurde durch die Deutsche Forschungsgemeinschaft unterstützt (MA 912/1-1). Die Autoren danken Frau Zlata Antoni und den Herren Hans-Ulrich Burkhardt, Harald Derks und Peter Rieger für hervorragende technische Assistenz.

Material und Methoden

Tiermodell

Als Versuchstiere dienten 20 junge weibliche Sprague-Dawley-Ratten. Je 10 Tiere wurden streng zufällig der Kontrollgruppe und der Laufgruppe zugeteilt. Alle Ratten wurden in Einzelkäfigen gehalten und erhielten Trinkwasser und das Standardfutter Altromin *ad libitum*. Die 10 Lauftiere erhielten insgesamt 18 Wochen lang ein Trainingsprogramm von graduell ansteigender Dauer und Geschwindigkeit mittels eines exakt regulierbaren motorgetriebenen Laufgeräts. Die Kontrolltiere wurden nicht trainiert. In den letzten 4 Wochen des Experiments absolvierten die Tiere an 6 Tagen/Woche ein Ausdauertraining von 90 min/Tag bei einer Geschwindigkeit von 32 m/min. Die Körpergewichte wurden 2mal wöchentlich gemessen.

Fixierung und Präparation

Am Ende des Versuchs wurden die Tiere durch retrograde Perfusion des Gefäßsystems fixiert. Nach 2 min dauernder Vorspülung mit Dextran 40 (Rheo-Macrodex), dem Procain-HCl in 3%iger Konzentration beigefügt worden war, erfolgte die Per-

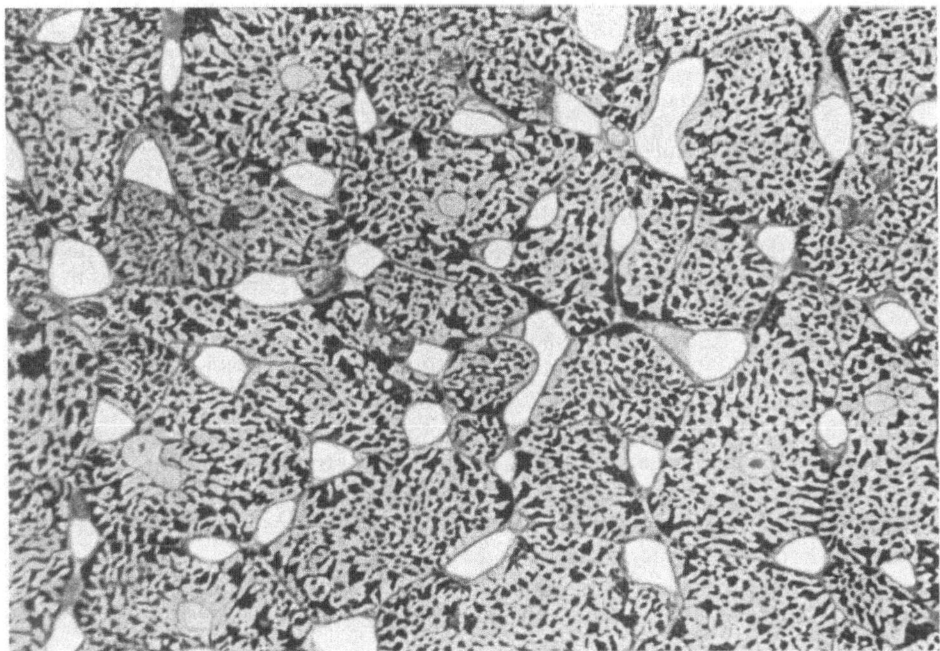

Abb. 1. Lichtmikroskopische Aufnahme eines Querschnitts aus der linksventrikulären Papillarmuskulatur eines trainierten Tiers. Keine deskriptiv auffälligen Veränderungen. Die Kapillarprofile sind weit offen und lichtmikroskopisch einwandfrei abgrenzbar. Dagegen liegen die Zellgrenzen der Muskelfasern unter dem Auflösungsvermögen des Lichtmikroskops, da wegen der schonenden Behandlung des Gewebes bei Perfusionsfixierung kein artefizielles Ödem zwischen den Fasern entsteht. Toluidinblaugefärbter Semidünnschnitt. Vergr. 910:1

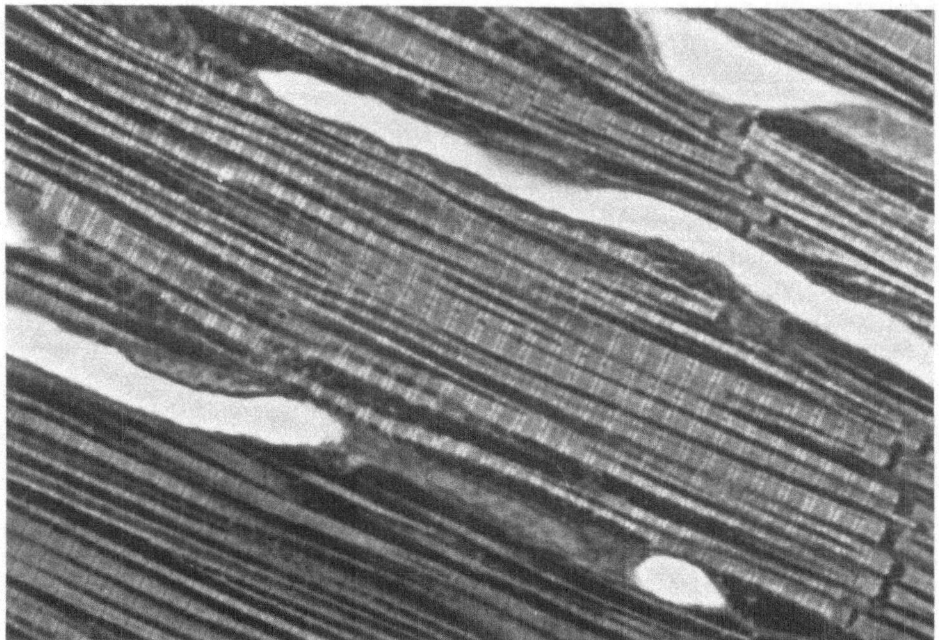

Abb. 2. Lichtmikroskopische Aufnahme eines Längsschnitts aus der linksventrikulären Papillarmuskulatur eines trainierten Tiers. Unauffällige Anordnung der Kapillaren und Muskelfasern, in denen Sarkomere mit Z-Streifen, Mitochondrien und Glanzstreifen zu erkennen sind. Toluidinblaugefärbter Semidünnschnitt. Vergr. 1460:1

fusionsfixierung mit 3%igem Glutaraldehyd bei 120 mm Hg (16 kPa) für 15 min unter Chloralhydratnarkose (für Details vgl. Mattfeldt u. Mall 1983). Nach Abpräparation der großen Blutgefäße und der Herzvorhöfe wurden das Gewicht des linken Ventrikels (einschließlich Kammerseptum) und das Gewicht der rechten freien Kammerwand mit einer Analyenwaage gemessen. Dann wurde unter einem Stereomikroskop mit Meßokular an dem durch Frontalschnitt halbierten linken Ventrikel eine makrogeometrische Herzmessung in der Äquatorialebene des Herzens durchgeführt, die für jede der Herzkammern den äußeren und inneren Ventrikelradius und die Wanddicke lieferte (Streeter u. Hanna 1973; Ford 1976).

Die für stereologische Untersuchungen ausgewählten Proben wurden in Osmiumtetroxid (OsO$_4$) nachfixiert, entwässert und in Epon-Araldit eingebettet. Zur lichtmikroskopischen Untersuchung dienten 1 µm dicke, mit Toluidinblau gefärbte Semidünnschnitte, die bei 1000facher Endvergrößerung mit Ölimmersion und Phasenkontrast betrachtet wurden (Abb. 1 und 2). Mit Bleizitrat und Uranylazetat kontrastierte Ultradünnschnitte wurden mit einem Zeiss EM 10 elektronenmikroskopisch-morphometrisch untersucht (Abb. 3).

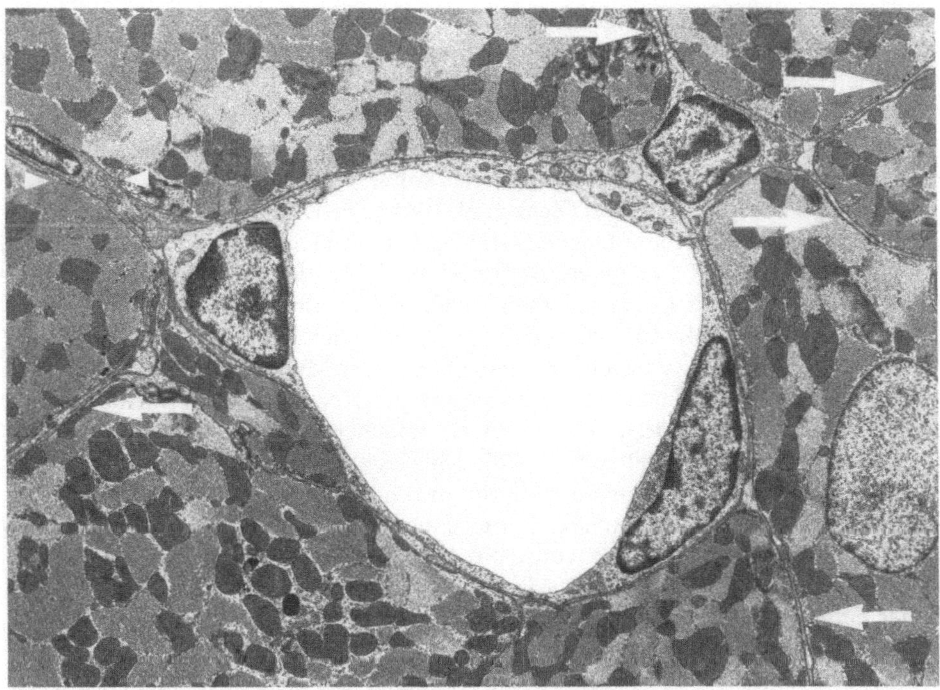

Abb. 3. Elektronenmikroskopische Aufnahme eines Querschnitts aus der linksventrikulären Papillarmuskulatur eines trainierten Tiers. Im Zentrum normale Kapillare mit 2 gegenüberliegenden Endothelzellen, bei denen jeweils die kernhaltige Region angeschnitten wurde; am rechten oberen Rand der Kapillare dagegen ein Perizyt. Zwischen den Muskelfasern sind nun die schmalen Spalträume zwischen den Zellmembranen benachbarter Fasern deutlich sichtbar *(Pfeile)*, an einer Stelle ist eine interstitielle Zelle zwischen den Fasern zu erkennen *(Pfeilspitzen)*. Vergr. 12400:1

Stereologie

Unter Stereologie versteht man die Summe der mathematischen Methoden, welche einen Rückschluß von der zweidimensionalen Information von Schnitten auf die reale, dreidimensionale Struktur des Materials erlauben (Weibel 1980). Alle stereologischen Untersuchungen wurden an der Papillarmuskulatur durchgeführt, weil nur hier die Vorzugsrichtung des Gewebes bekannt ist und daher hier in reproduzierbarer Weise exakte Querschnitte und Längsschnitte der Herzmuskulatur angefertigt werden können (Mall et al. 1978). Zur lichtmikroskopisch-morphometrischen Auswertung der Kapillaren dienten 2 Querschnitte und 2 Längsschnitte/Tier, die streng zufällig dem vorderen und dem hinteren linken Papillarmuskel entnommen wurden. Der Volumenanteil der Kapillaren am Gewebe, V_V (cap/tiss), wurde durch Punktzählverfahren an je 8 Gesichtsfeldern bei 2 Querschnitten bestimmt. Zur Quantifizierung der Kapillaroberflächen wurde die Zahl der Schnittpunkte der Kapillarprofile mit einem isotropen Testsystem (Merz 1967) an je 8 Feldern in beiden Querschnitten und Längsschnitten bestimmt. Die Kombination dieser Daten ermöglicht die Schätzung der Kapillaroberfläche pro Gewebevolumen, S_V (cap/

tiss). Analog wurde die Länge des Kapillarnetzes pro Gewebevolumen, L_V (cap/tiss), aus den nach Gundersens Regel bestimmten Kapillardichten von je 8 Feldern in beiden Quer- und Längsschnitten geschätzt (Gundersen 1977). Die Methodik beruht auf dem flexiblen Modell einer Dimroth-Watson-Verteilung der Kapillarachsen und -oberflächen; rasterelektronenmikroskopische Studien zeigten eindeutig, daß das myokardiale Kapillarnetz durch das konventionelle Krogh-Zylindermodell nicht adäquat beschrieben wird (Zeitz et al. 1984). Die Dimroth-Watson-Verteilung gestattet eine Korrektur von L_V und S_V für partielle Anisotropie und Kapillarkrümmung und ermöglicht eine Quantifizierung des Grads der parallelen Ausrichtung im dreidimensionalen Raum (Mathieu et al. 1983; Cruz-Orive et al., im Druck; Mattfeldt u. Mall 1984). Zur elektronenmikroskopischen Untersuchung diente 1 ultradünner Querschnitt/Tier. Die Volumenanteile der Myofibrillen, der Mitochondrien und des Grundplasmas am Zytoplasma der Herzmuskelzelle wurden durch Punktzählung an 30 Feldern/Schnitt bei 41460facher Endvergrößerung bestimmt. Im Gegensatz zu den Kapillaren sind die Muskelfasern im Papillarmuskel perfekt anisotrope, parallel angeordnete tubuläre Strukturen; daher ist die Schätzung der Faserlänge pro Gewebevolumen, L_V (myoc/tiss), allein aus zufällig ausgewählten Querschnitten möglich. Hierzu wurde die Anzahl der Faserprofile pro Gewebefläche an 10 Feldern/Schnitt bei 4000facher Vergrößerung nach Gigers verzerrungsfreier Zählregel bestimmt (Giger 1967; Gundersen 1978). Die Berechnung des Quotienten L_V (cap/tiss): L_V (myoc/tiss) gestattet nun die Analyse des Längenverhältnisses von Kapillaren und Fasern. Diese Kapillar-Faser-Relation ist dimensionslos und gibt an, wieviel Millimeter Kapillare 1 mm Muskelfaser im dreidimensionalen Raum versorgen.

Statistik

Zum Test auf Unterschiede zwischen den Mittelwerten der beiden Gruppen diente Student's t-Test für den Vergleich unabhängiger Stichproben. Das Signifikanzniveau wurde auf $\alpha = 0{,}05$ festgesetzt.

Ergebnisse

Die in Tabelle 1 dargestellten Grunddaten zeigen, daß sich keine signifikanten Veränderungen des Körpergewichts nach dem Trainingsprogramm ergaben. Das absolute Ventrikelgewicht war um 20% erhöht (p < 0,001). Die makrogeometrische Messung zeigte eine Verbreiterung der linken Kammerwand um 13% und eine Verbreiterung des linksventrikulären Innenradius um 10%. Die Relation zwischen der Kammerwanddicke und dem Gesamtradius des linken Ventrikels war somit nicht signifikant verändert. Die deskriptiv-morphologische Untersuchung zeigte keinerlei auffällige Befunde, stattdessen fand sich in beiden Gruppen ein lichtmikroskopisch und ultrastrukturell unauffälliges Myokard (Abb. 1–3).

Tabelle 2 zeigt die Ergebnisse der lichtmikroskopisch-morphometrischen Untersuchungen. Der volumetrische Aufbau des Herzmuskels aus Kapillaren, Interstitium und Muskelfasern blieb völlig unverändert. Auch ließ sich keine Veränderung von Länge und Oberfläche der Kapillaren pro Gewebevolumen nachweisen.

Tabelle 1. Grundparameter

Parameter	Kontrollgruppe n = 10 Mittelwert ± SEM	Laufgruppe n = 10 Mittelwert ± SEM	Signifikanz-niveau
1. Körpergewichte			
Anfangsgewicht [g]	115 ± 1	114 ± 1	n.s.
Endgewicht [g]	284 ± 5	291 ± 5	n.s.
2. Herzgewichte			
Linker Ventrikel + Septum [mg]	769 ± 21	924 ± 23	p < 0,001
Rechter Ventrikel [mg]	204 ± 5	239 ± 6	p < 0,001
Summe beider Ventrikel [mg]	973 ± 26	1163 ± 27	p < 0,001
3. Makrogeometrie der Herzen in der Äquatorialebene			
Gesamtradius des linken Ventrikels [mm]	5,22 ± 0,12	5,81 ± 0,06	p < 0,001
Innenradius des linken Ventrikels [mm]	3,35 ± 0,13	3,69 ± 0,08	p < 0,05
Wanddicke des linken Ventrikels [mm]	1,87 ± 0,06	2,12 ± 0,05	p < 0,01
Wanddicke/Gesamtradius [%]	35,9 ± 1,3	36,5 ± 0,9	n.s.

Tabelle 3 zeigt die ultrastrukturell-morphometrischen Daten. Die Länge der Muskelfasern pro Gewebevolumen, numerisch gleich der Zahl der Faserprofile pro Gewebefläche im Papillarmuskelquerschnitt, zeigte in der Trainingsgruppe eine Abnahme um 15%. Da der Volumenanteil der Muskelfasern unverändert blieb (vgl. Tabelle 2), folgt daraus eine Zunahme der mittleren Muskelfaserquerschnittsfläche um 17%, d.h. eine Faserverbreiterung bzw. Faserverdickung. Innerhalb der Muskelfasern fand sich keine Änderung der Volumenanteile von Myofibrillen, Mitochondrien und Grundplasma.

In Abb. 4 ist die Veränderung der Kapillar-Faser-Relation nach Training veranschaulicht. Da L_V (cap/tiss) in der Versuchsgruppe gleich blieb, L_V (myoc/tiss) jedoch abnahm, ergibt sich eine hochsignifikante Zunahme dieser Relation von 1,26 auf 1,50 (P < 0,001). Schematisch vereinfachend kann man sich vorstellen, daß bei den Kontrolltieren 4 normal dicke Fasern von 5 Kapillaren versorgt werden, während nach Lauftraining 4 verbreiterte Fasern von 6 Kapillaren umgeben werden.

Diskussion

Nach 16wöchigem Ausdauerlauftraining ergab sich bei jungen weiblichen Ratten bei unverändertem Körpergewicht im Vergleich zur Kontrollgruppe eine (absolute und relative) Hypertrophie beider Herzkammern um jeweils ≈ 20%. Diese Beobachtung stimmt mit Daten aus der Literatur überein, wonach Ausdauertraining nur bei *weiblichen* Tieren eine reproduzierbare und deutliche Herzhypertrophie hervorruft, weil diese im Gegensatz zu männlichen Tieren während des Versuchs nicht im Wachstum hinter den untrainierten Kontrolltieren zurückbleiben (Oscai et al. 1971). Die lineare Herzmessung zeigte, daß Innenradius und Dicke der linken Kammer im selben Maß zugenommen haben. Die morphometrischen Daten bezüglich der Herzmuskelfasern sind mit der Modellvorstellung von geraden Kreiszylindern vereinbar, deren Radius und Länge gleich stark (harmonisch) wachsen (Linzbach

Tabelle 2. Lichtmikroskopisch-morphometrische Daten

Parameter	Kontrollgruppe $n = 10$ Mittelwert $\pm$ SEM		Laufgruppe $n = 10$ Mittelwert $\pm$ SEM		Signifikanzniveau
1. Volumenanteile am Gewebe					
Volumenanteil der Kapillaren, V_V (cap/tiss) [%]	10,59	$\pm$ 0,39	10,22	$\pm$ 0,48	n. s.
Volumenanteil des Interstitiums, V_V (int/tiss) [%]	2,61	$\pm$ 0,25	2,92	$\pm$ 0,28	n. s.
Volumenanteil der Muskelfasern, V_V (myoc/tiss) [%]	86,80	$\pm$ 0,47	86,86	$\pm$ 0,40	n. s.
2. Oberflächendichte					
Umfang der Kapillarprofile pro Gewebefläche im Querschnitt, $B_{A(O)}$ (cap/tiss) [mm/mm^2]	65,68	$\pm$ 2,22	65,37	$\pm$ 1,44	n. s.
Umfang der Kapillarprofile pro Gewebefläche im Längsschnitt, $B_{A(\pi/2)}$ (cap/tiss) [mm/mm^2]	45,49	$\pm$ 1,18	42,71	$\pm$ 1,45	n. s.
Anisotropiekonstante der Kapillaroberflächen, K_S	$-3,69$	$\pm$ 0,93	$-6,12$	$\pm$ 2,00	n. s.
Korrekturkoeffizient c_2 (K_S,0)	1,0379	$\pm$ 0,01	1,0217	$\pm$ 0,01	n. s.
Oberfläche der Kapillaren pro Gewebevolumen, S_V (cap/tiss) [mm^2/mm^3]	68,17	$\pm$ 1,79	66,79	$\pm$ 1,33	n. s.
3. Längendichte					
Anzahl der Kapillarprofile pro Gewebefläche im Querschnitt, $Q_{A(O)}$ (cap/tiss) [mm^{-2}]	3515	$\pm$ 86	3609	$\pm$ 125	n. s.
Anzahl der Kapillarprofile pro Gewebefläche im Längsschnitt, $Q_{A(\pi/2)}$ (cap/tiss) [mm^{-2}]	687	$\pm$ 46	643	$\pm$ 40	n. s.
Anisotropiekonstante der Kapillarachsen, K_L	$+4,75$	$\pm$ 0,59	$+5,53$	$\pm$ 0,86	n. s.
Korrekturkoeffizient c_1 (K_L,0)	1,0651	$\pm$ 0,01	1,0538	$\pm$ 0,01	n. s.
Länge der Kapillaren pro Gewebevolumen, L_V (cap/tiss) [mm/mm^3]	3744	$\pm$ 75	3803	$\pm$ 115	n. s.

1960): Theoretisch wäre bei 20% Hypertrophie eine Abnahme von L_V (myoc/tiss) auf $1{,}2^{-2/3} = 89\%$ des Kontrollwerts zu erwarten; die real beobachtete Abnahme auf 85% bei der Laufgruppe stimmt damit im Rahmen der Meßgenauigkeit überein. Diese Daten bestätigen experimentell die Hypothese, daß das „Sportherz" durch harmonische Faserhypertrophie entsteht (Linzbach 1956), und erlauben außerdem einen Rückschluß auf den Mechanismus der trainingsinduzierten Hypertrophie. Bei Druckbelastung einer Herzkammer entsteht im typischen Fall eine konzentrische Hypertrophie mit Zunahme der Relation von Kammerwanddicke zu Ventrikelradius und überproportionalem Dickenwachstum der Muskelfaser, die sich entsprechend dem Ort der Widerstandserhöhung zunächst nur links- bzw. nur rechtsventrikulär auswirkt.

Tabelle 3. Elektronenmikroskopisch-morphometrische Daten

Parameter	Kontrollgruppe n = 10 Mittelwert ± SEM	Laufgruppe n = 10 Mittelwert ± SEM	Signi- fikanz- niveau
1. Herzmuskelfasern			
Länge der Muskelfasern pro Gewebe-volumen, L_V (myoc/tiss) [mm/mm³]	2995 ± 134	2543 ± 78	p < 0,01
Mittlere Querschnittsfläche der Muskelfasern [µm²]	291 ± 13	340 ± 10	p < 0,01
2. Volumetrie des Zytoplasmas der Herzmuskelfasern			
Volumenanteil der Myofibrillen am Zytoplasma, V_V (myofibr/cytopl) [%]	64,8 ± 1,9	65,2 ± 1,0	n. s.
Volumenanteil der Mitochondrien am Zytoplasma, V_V (mito/cytopl) [%]	26,5 ± 1,1	27,3 ± 1,0	n. s.
Volumenanteil des Grundplasmas am Zytoplasma, V_V (gpl/cytopl) [%]	8,7 ± 1,0	7,5 ± 0,7	n. s.

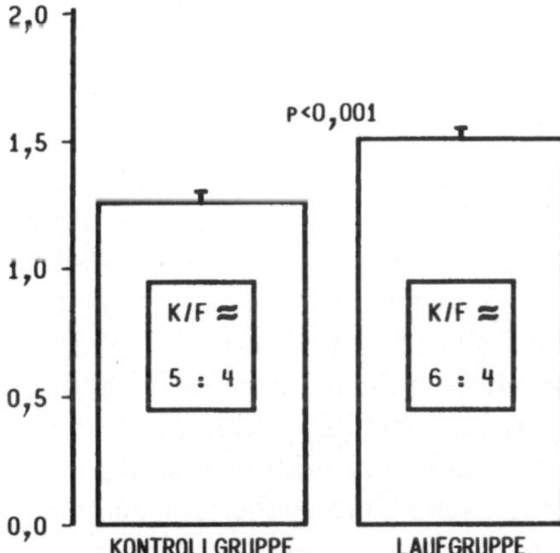

Abb. 4. Die Graphik zeigt die Umstrukturierung der myokardialen Synergide nach Lauftraining. Die dreidimensionale Kapillar-Faser-Relation (K/F) = L_V (cap/tiss)/L_V (myoc/tiss) steigt bei den Versuchstieren von 1,26 ± 0,04 auf 1,50 ± 0,04 an. Bei den Kontrollen werden demnach 4 normal breite Fasern von 5 normal großen Kapillaren versorgt. Nach Lauftraining werden jedoch 4 ver-breiterte Fasern von 6 normal großen Kapillaren umgeben

Dagegen erfolgt bei Volumenbelastung eine harmonische Hypertrophie der Muskelfaser bei konstanter Relation von Kammerwanddicke und Ventrikelradius (Ford 1976) und eine gleichmäßige Hypertrophie beider Kammern, wenn beide ein erhöhtes Herzminutenvolumen zu fördern haben. Somit entspricht die myokardiale Reaktion im vorliegenden experimentellen Modell in klassischer Weise dem Muster einer Volumenhypertrophie. Die ultrastrukturellen Daten zeigen, daß die volumetrische Zusammensetzung der Fasern aus Myofibrillen, Mitochondrien und Grundplasma dabei völlig konstant bleibt.

Das zentrale Ergebnis der vorliegenden Studie besteht darin, daß sich die quantitative Reaktion der myokardialen Kapillaren grundlegend von der Reaktion der

Fasern unterscheidet; daraus ergibt sich eine Umstrukturierung der myokardialen Synergide. Aus der Konstanz von L_V (cap/tiss) und V_V (cap/tiss) folgt zunächst, daß die mittlere Kapillarquerschnittsfläche sich nicht verändert. (Gemeint ist die „wahre" Querschnittsfläche der Kapillaren senkrecht zur lokalen Gefäßachse; diese ist ein der konventionellen Morphometrie unzugängliches geometrisches Konzept, keine im Muskelquerschnitt zu beobachtende Struktur.) Volumenanteil, Oberfläche und Länge der Kapillaren pro Gewebevolumen bleiben konstant, Änderungen der dreidimensionalen Geometrie in Form veränderter kapillärer Anisotropieeigenschaften fehlen (Tabelle 2). Bei den Kapillaren erfolgt somit ein reines Längenwachstum im Sinne einer Ausdehnung des Kapillarnetzes unter Beibehaltung der präexistenten Architektur, d. h. eine Kapillarproliferation. Es resultiert ein Gefäßnetz, das den hypertrophierten Herzmuskel genauso dicht ausfüllt wie den normalen Muskel. Da aber die Muskelfasern breiter geworden sind, erhöht sich das Verhältnis von Kapillaren zu Fasern von etwa 5:4 auf 6:4. Dieses Reaktionsmuster könnte auf der mikroskopischen Ebene dazu beitragen, daß Durchblutung und Funktion des volumenhypertrophierten Myokards trotz größeren metabolischen Bedarfs völlig intakt bleiben.

Der Befund einer myokardialen Kapillarproliferation bei Training stimmt mit Studien zahlreicher anderer Autoren überein. Nach 12wöchigem Lauftraining von 40–50 min täglich fand sich bei Sprague-Dawley-Ratten eine Zunahme der (planaren) Kapillar-Faser-Relation (Tomanek 1970). Nach chronischem Schwimmtraining wurde ebenfalls eine Erhöhung der Kapillar-Faser-Relation im linken Ventrikel beobachtet (Leon u. Bloor 1968; Bell u. Rasmussen 1974; McElroy et al. 1978). Im rechten Ventrikel ließ sich nach mäßig intensivem Lauftraining (7 Wochen lang 1 h/Tag mit 13,4 m/min bei 7,5% Steigung) bei jungen Ratten eine signifikante Zunahme der Kapillardichte sichern (Anversa et al. 1983). Deskriptiv wurde nach Schwimmtraining weiblicher Ratten die Formation von Kapillarsprossen und das Auftreten von Endothelzellmitosen beschrieben (Mandache et al. 1972). Autoradiographische Untersuchungen zeigten einen vermehrten ^{3}H-Thymidineinbau in kapilläre Endothelzellen des Myokards nach Schwimmtraining (Ljungqvist u. Unge 1977). Somit erscheint die Hypothese gut begründet, daß körperliches Training zu einer myokardialen Kapillarproliferation führt. Unbekannt ist jedoch der Mechanismus dieser Reaktion. Da bei experimenteller *Druck*hypertrophie in aller Regel eine signifikant verminderte Kapillardichte beobachtet wird (z. B. Lund u. Tomanek 1978; Anversa et al. 1980), muß gefolgert werden, daß nicht der Hypertrophieprozeß *per se*, sondern die Art des hypertrophie-induzierenden Stimulus die Kapillarisierung des Myokards bestimmt. Diese Überlegungen stimmen mit der inzwischen durch zahlreiche Experimente belegten, wohlbegründeten Theorie des Kapillarwachstums im Herzmuskel überein (Übersicht: Hudlicka 1982). Diese Theorie besagt, daß die Kapillarisierung des normalen Myokards durch experimentelle Faktoren wie Hypoxie, Dipyridamolgabe, Alkoholapplikation und Bradykardie stimuliert werden kann, deren gemeinsamer Nenner eine verstärkte Myokarddurchblutung ist (Friedman et al. 1973; Tornling et al. 1978; Mall et al. 1980, 1982; Wright u. Hudlicka 1981; Mattfeldt u. Mall 1983). Bekanntlich kommt es bei akuter physischer Belastung regelmäßig zu einer temporären Steigerung der Myokarddurchblutung. Außerdem führt Adaptation an ein Trainingsprogramm zu Bradykardie mit verlängerter Diastole; diese führt bei unveränderter Wandspannung zu einer andauernden myokardialen Mehrperfusion (Hudlicka 1982). Die vorliegenden Befunde sind somit sehr gut im Rahmen einer Kapillarproliferation durch trainingsinduzierte Steigerung der Myokarddurchblutung zu interpretieren.

Zusammenfassung

20 weibliche Sprague-Dawley-Ratten (Anfangsgewicht 115 g) wurden streng zufällig auf 2 Gruppen verteilt. 10 Tiere absolvierten 18 Wochen lang ein Trainingsprogramm graduell steigender Belastung auf einem motorgetriebenen Laufgerät (90 min/Tag bei 32 m/min Geschwindigkeit in der Endphase des Versuchs), 10 Tiere dienten als Kontrollen. Die Ratten wurden durch retrograde Perfusion des Gefäßsystems fixiert. Zufällig ausgewählte Quer- und Längsschnitte der linksventrikulären Papillarmuskulatur dienten zur licht- und elektronenmikroskopischen stereologischen Analyse. Länge und Oberfläche der myokardialen Kapillaren wurden durch Anwendung des Modells einer Dimroth-Watson-Verteilung mit Korrektur für partielle Anisotropie und Kapillarkrümmung ermittelt. Nach Training waren links und rechtsventrikuläres Gewicht gleichermaßen um 20% erhöht (p < 0,001), wobei die Relation Kammerwanddicke : Ventrikelradius konstant blieb. Die Länge der Muskelfasern pro Gewebevolumen war um 15% vermindert (p < 0,01), die mittlere Querschnittsfläche der Fasern war entsprechend vergrößert. Dabei blieb der volumetrische Aufbau der Fasern aus Myofibrillen, Mitochondrien und Grundplasma unverändert. Volumenanteil, Oberfläche und Länge der Kapillaren blieben konstant, Änderungen der mittleren Kapillarquerschnittsfläche und der kapillären Anisotropieeigenschaften fehlten. Aus den Daten folgt eine Zunahme der dreidimensionalen Kapillar-Faser-Relation um 19% (p < 0,001). Somit führt Training zum klassischen geometrischen Reaktionsmuster einer Volumenhypertrophie mit harmonischem Faserwachstum, wobei sich aber das präexistente Kapillarnetz unter Beibehaltung seiner Architektur kompensatorisch ausdehnt. Dadurch wird die verdickte Faser durch eine größere Anzahl von Kapillaren versorgt. Die Kapillarproliferation bei Volumenhypertrophie wird als Folge einer gesteigerten Myokarddurchblutung bei körperlichem Training interpretiert.

Literatur

Anversa P, Olivetti G, Melissari M, Loud AV (1980) Stereological measurement of cellular and subcellular hypertrophy and hyperplasia in the papillary muscle of adult rat. J Mol Cell Cardiol 12: 781–795

Anversa P, Levicky V, Beghi C, McDonald SL, Kikkawa Y (1983) Morphometry of exercise-induced right ventricular hypertrophy in the rat. Circ Res 52: 57–64

Bell RD, Rasmussen RL (1974) Exercise and the myocardial capillary-fiber ratio during growth. Growth 38: 237–244

Cruz-Orive LM, Hoppeler H, Mathieu O, Weibel ER (in press) Stereological analysis of anisotropic structures using directional statistics. Appl Stat 33

Doerr W (1971) Morphologie der Myokarditis. Verh Dtsch Ges Inn Med 77: 301–335

Doerr W, Roßner JA (1977) Toxische Arzneiwirkungen am Herzmuskel. Springer, Berlin Heidelberg New York (Sitzungsberichte der Heidelberger Akademie der Wissenschaften, Bd 77/4, S 175–207)

Ford LE (1976) Heart size. Circ Res 39: 297–303

Friedman I, Moravec J, Reichart E, Hatt PY (1973) Subacute myocardial hypoxia in the rat. An electron microscopic study of the left ventricular myocardium. J Mol Cell Cardiol 5: 125–132

122   T. Mattfeldt et al.

Giger H (1967) Ermittlung der mittleren Maßzahlen von Partikeln eines Körpersystems durch Messungen auf dem Rand eines Schnittbereichs. Z Angew Math Phys 18: 883–888
Gundersen HJG (1977) Notes on the estimation of the numerical density of arbitrary profiles: The edge effect. J Microsc 111: 219–223
Gundersen HJG (1978) Estimators of the number of objects per area unbiased by edge effects. Microsc Acta 81: 107–117
Hudlicka O (1982) Growth of capillaries in skeletal and cardiac muscle. Circ Res 50: 451–461
Leon AS, Bloor CM (1968) Effects of exercise and its cessation on the heart and its blood supply. J Appl Physiol 24: 485–490
Linzbach AJ (1956) Über das Längenwachstum der Herzmuskelfasern und ihrer Kerne in Beziehung zur Herzdilatation. Virchows Arch [A] 328: 165–181
Linzbach AJ (1960) Heart failure from the point of view of quantitative anatomy. Am J Cardiol 5: 370–382
Ljungqvist A, Unge G (1977) Capillary proliferative activity in myocardium and skeletal muscle of exercised rats. J Appl Physiol 43: 306–307
Lund DD, Tomanek RJ (1978) Myocardial morphology in spontaneously hypertensive and aortic-constricted rats. Am J Anat 152: 141–152
Mall G, Reinhard H, Kayser K, Rossner JA (1978) An effective morphometric method for electron microscopic studies on papillary muscles. Virchows Arch [A] 379: 219–228
Mall G, Mattfeldt T, Volk B (1980) Ultrastructural morphometric study on the rat heart after chronic ethanol feeding. Virchows Arch [A] 389: 59–77
Mall G, Mattfeldt T, Rieger P, Volk B, Frolov VA (1982) Morphometric analysis of the rabbit myocardium after chronic ethanol feeding - early capillary changes. Basic Res Cardiol 77: 57–67
Mandache E, Unge G, Ljungqvist A (1972) Myocardial blood capillary reaction in various forms of cardiac hypertrophy. Virchows Arch [Cell Pathol] 11: 97–110
Mathieu O, Cruz-Orive LM, Hoppeler H, Weibel ER (1983) Estimating length density and quantifying anisotropy in skeletal muscle capillaries. J Microsc 131: 131–146
Mattfeldt T, Mall G (1983) Dipyridamole-induced capillary endothelial cell proliferation in the rat heart - a morphometric investigation. Cardiovasc Res 17: 229–237
Mattfeldt T, Mall G (1984) Estimation of length and surface of anisotropic capillaries. J Microsc 135: 181–190
McElroy CL, Gissen SA, Fishbein MC (1978) Exercise-induced reduction in myocardial infarct size after coronary artery occlusion in the rat. Circulation 57: 958–962
Merz WA (1967) Die Streckenmessung an gerichteten Strukturen im Mikroskop und ihre Anwendung zur Bestimmung von Oberflächen-Volumen-Relationen im Knochengewebe. Mikroskopie 22: 132–142
Oscai LB, Molé PA, Holloszy JO (1971) Effects of exercise on cardiac weight and mitochondria in male and female rats. Am J Physiol 220: 1944–1948
Schaible TF, Scheuer J (1981) Cardiac function in hypertrophied hearts from chronically exercised female rats. J Appl Physiol 50: 1140–1145
Starnes JW, Beyer RE, Edington DW (1983) Myocardial adaptations to endurance exercise in aged rats. Am J Physiol 245: H560–566
Streeter DD, Hanna WT (1973) Engineering mechanics for successive states in canine left ventricular myocardium. I. Cavity and wall geometry. Circ Res 23: 639–655
Tomanek RJ (1970) Effects of age and exercise on the extent of the myocardial capillary bed. Anat Rec 167: 55–62
Tornling G, Unge G, Skoog L, Ljungqvist A, Carlsson S, Adolfsson J (1978) Proliferative activity of myocardial capillary wall cells in dipyridamole-treated rats. Cardiovasc Res 12: 692–695
Weibel ER (1980) Stereological methods, vol 2: Theoretical foundations. Academic Press, London New York
Wright AJA, Hudlicka O (1981) Capillary growth and changes in heart performance induced by chronic bradycardial pacing in the rabbit. Circ Res 49: 469–478
Zak R (1973) Cell proliferation during cardiac growth. Am J Cardiol 31: 211–219
Zeitz R, Mattfeldt T, Mall G, Krämer KL (1984) Eine Methode zur quantitativen rasterelektronenmikroskopischen Analyse des myokardialen Kapillarnetzes anhand von Korrosionspräparaten. Beitr Elektronenmikrosk Direktabb Oberfl 17: 203–208

Herzhypertrophie bei chronischen metabolischen Störungen des Myokards: Experimentelle Modelle sekundärer Kardiomyopathien*

G. Mall, T. Mattfeldt, M. Rambausek, C. Hasslacher, H. Mann, B. Volk, E. Ritz, H. Baust, A. Neumeister und R. Leonhard

Einleitung

Die Herzhypertrophie wird seit mehr als 100 Jahren in zwei Formen, die idiopathische primäre und die sekundäre Form eingeteilt (Friedreich 1861). Im heutigen ärztlichen Sprachgebrauch hat sich der Begriff „Kardiomyopathie" gegen den Begriff „idiopathische Herzhypertrophie" durchgesetzt (Brigden 1957), da mit primären (idiopathischen) Kardiomyopathien meist eine Herzhypertrophie assoziiert ist (Goodwin u. Oakley 1972). Den primären Kardiomyopathien, deren Ursache nicht bekannt ist, werden die sekundären Kardiomyopathien gegenübergestellt (Kübler et al. 1973), bei denen ein Zusammenhang mit Infektionen (Myokarditis), genetisch bedingten Enzymdefekten (Thesaurismosen), physikalischen Läsionen (mechanische Schäden, energiereiche Strahlung) oder mit toxischen und nutritiven Störungen (Alkohol, Thiaminmangel) besteht.

Ziel der hier vorgelegten Tierexperimente war die quantitative stereologische Untersuchung des Myokards bei experimentellen Modellen sekundärer Kardiomyopathien. Beim Menschen sprechen Herzinsuffizienz, Herzhypertrophie, Fibrose und degenerative Muskelfaserveränderungen für das Vorliegen einer Kardiomyopathie (Mall et al. 1982).

Material und Methode

Experimentelle Modelle

Chronische Alkoholfütterung (Alkoholische Kardiomyopathie)

15 männliche Wistar-Ratten (Anfangsgewicht: 200 g) erhielten 24 Wochen lang eine Flüssigdiät mit 33% der Kalorien als Alkohol, 15 Kontrolltiere erhielten eine Flüssigdiät mit 33% der Kalorien als Glukose.

7 männliche Wistar-Ratten (Anfangsgewicht: 200 g) wurden 33 Wochen lang mit der oben beschriebenen Diät gefüttert, 7 Tiere dienten als Kontrollen (Lieber et al. 1965; Mall et al. 1980).

* Das Projekt wurde durch die Deutsche Forschungsgemeinschaft unterstützt (MA 912/1-1).

124   G. Mall et al.

Thiaminmangel (Beriberi-Herz)

9 männliche Wistar-Ratten (Anfangsgewicht: 60 g) erhielten 5 Wochen eine Thiaminmangeldiät, 9 paargefütterte Tiere dienten als Kontrollen.

Chronische Urämie (urämische Kardiomyopathie)

7 männliche Sprague-Dawley-Ratten (Anfangsgewicht: 200 g) wurden 5/6-nephrektomiert, 7 scheinoperierte und paargefütterte Tiere dienten als Kontrollen. Nach 3 Wochen wurden die Tiere getötet, der Serumharnstoffwert lag zu diesem Zeitpunkt bei 180 mg% (30 mmol/l).

Hypertonus – Diabetes (hypertensiv-diabetische Kardiomyopathie)

48 männliche Wistar-Ratten (Anfangsgewicht: 140 g) wurden in 4 Gruppen zu je 12 Tieren eingeteilt:

a) hypertensiv-diabetische Gruppe,
b) diabetische Gruppe,
c) hypertensive Gruppe,
d) Kontrollgruppe.

Der Hypertonus wurde durch eine Stenose der linken Nierenarterie mittels Clip erzeugt, der Diabetes mellitus durch eine einmalige intraperitoneale Injektion von 75 mg/kg Streptozotocin. Die Nierenarterienstenose in den Gruppen a) und c) bestand insgesamt 8 Wochen, der Diabetes mellitus in den Gruppen a) und b) insgesamt 4 Wochen. Der systolische Blutdruck lag in der hypertensiven und in der hypertensiv-diabetischen Gruppe bei 170 mm Hg (22,7 kPa), die Konzentration der Serumglukose in der diabetischen und der hypertensiv-diabetischen Gruppe bei 16,5 mmol. Nach 4wöchiger Dauer des Hypertonus-Diabetes sank der systolische Blutdruck bei 3 Tieren auf Werte unter 130 mm Hg (17,3 kPa) ab, möglicherweise als Ausdruck einer drohenden Herzinsuffizienz.

Fixation, Präparation

Die Herzen wurden mittels retrograder Perfusion über die Aorta abdominalis fixiert. Vor der Fixation wurde das Gefäßsystem 2 min lang mit Rheomacrodex, einem Polydextran, gespült, anschließend wurde mit 3%igem Glutaraldehyd in Soerensen-Puffer 12–15 min lang bei einem Perfusionsdruck von 110 mm Hg (14,7 kPa) fixiert. Dann wurden transversale holoptische Scheiben beider Herzkammern für die Paraffinhistologie eingebettet. Für die Elektronenmikroskopie wurden mehrere Proben der links- und rechtsventrikulären Kammerwand, für die licht- und elektronenmikroskopische Morphometrie mehrere Quer-, Schräg- und Längsschnitte linksventrikulärer Papillarmuskeln in Epon-Araldit oder in Araldit eingebettet (Mall et al. 1978; Mattfeldt u. Mall 1984).

Morphometrie

Bei allen Experimenten wurden folgende morphometrische Parameter bestimmt:

1. Volumendichte (Volumen pro Referenzvolumen): Herzmuskelzellen, Kapillaren, Interstitium, Mitochondrien, Myofibrillen, sarkoplasmatische Matrix. Endothelzellen, nicht-endotheliale interstitielle Zellen und interstitielle Grundsubstanz zusätzlich bei chronischer Urämie und Diabetes-Hypertonus.
2. Oberflächendichte (Oberfläche pro Referenzvolumen): Mitochondrien, Kapillaren.
3. Längendichte (Länge pro Referenzvolumen): Kapillaren.
4. Numerische Dichte (Anzahl pro Referenzvolumen): Endothelzellkerne, Kerne interstitieller Zellen (bei Urämie und bei Diabetes-Hypertonus).

Literatur zur Morphometrie (Mall et al. 1978; Weibel 1979; Mattfeldt u. Mall 1983, 1984).

Ergebnisse

Herzinsuffizienz

Zeichen einer manifesten sekundären Kardiomyopathie mit einer Dilatation der Herzkammern und chronischen Stauungszeichen parenchymatöser Organe waren bei keinem der experimentellen Modelle nachweisbar.

Herzhypertrophie

Die Körpergewichte der Versuchstiere waren bei chronischer Alkoholfütterung, bei chronischem Thiaminmangel, bei Diabetes mellitus und bei Hypertonus-Diabetes signifikant erniedrigt (Tabelle 1). Die relativen Herzgewichte (Herzgewicht dividiert durch Körpergewicht) waren nach 33wöchiger Alkoholfütterung, bei Thiaminmangel, bei Urämie und bei Hypertonus sowie Hypertonus-Diabetes signifikant erhöht (t-Test für unabhängige Stichproben). Die relativen Herzgewichte der hypertensiv-diabetischen Tiere waren nicht stärker erhöht als die der hypertensiven Tiere. Die diabetische Stoffwechsellage hatte also keinen Einfluß auf die Ausbildung der Druckhypertrophie (Tabelle 1).

Das relative Herzgewicht ist als Maß für eine Herzhypertrophie ungeeignet, wenn in einem Experiment ein starker Gewichtsverlust der Tiere auftritt, da das relative Herzgewicht vom Körpergewicht abhängt. Deswegen wurden zusätzlich gewichtsgleiche Kontrollgruppen im Fall der Thiaminmangeltiere und der diabetischen Tiere untersucht. Das relative Herzgewicht der Thiaminmangeltiere war im Vergleich zu der gewichtsgleichen Kontrollgruppe nur um 8% erhöht (p ≈ 0,05), das relative Herzgewicht der diabetischen Tiere war sogar um 9% erniedrigt (p ≈ 0,05).

Eine Zunahme der relativen Herzgewichte ist nur dann ein Maß für eine Herzhypertrophie, d.h. eine Hypertrophie der Muskelfasern, wenn die Volumendichte der Muskelzellen bzw. deren Organellen (Myofibrillen und Mitochondrien) sich nicht oder nur geringfügig ändert (vorausgesetzt, daß es keine Hyperplasie der

Tabelle 1. Änderung der Körpergewichte und der relativen Herzgewichte in %. Bei Thiaminmangel (B_1-Mangel) ist das relative Herzgewicht im Vergleich zu einer gewichtsgleichen Kontrollgruppe nur um 8% erhöht

Versuchsbedingung		Körpergewicht	Relatives Herzgewicht
Alkohol	a)	− 13	−
	b)	− 17	+ 13
B_1-Mangel		− 42	+ 20
			+ 8
Urämie		−	+ 17
Diabetes		− 45	−[a]

[a] Diabetes-Hypertonus/Diabetes
     Hypertonus/Kontrolle

Muskelzellen gibt). Da bei allen Experimenten die genannten Volumendichten keine wesentliche Veränderung zeigten, können wir aus den erhöhten Herzgewichten schließen, daß eine Herzhypertrophie nach 33wöchiger Alkoholfütterung und bei chronischer Urämie ($p < 0,05$) und wahrscheinlich auch bei Thiaminmangel ($p \approx 0,05$) vorlag.

Histologische Veränderungen

In keinem der Experimente zeigten HE-gefärbte holoptische Transversalschnitte beider Herzkammern morphologische Veränderungen (Abb. 1).

Elektronenmikroskopie

Elektronenmikroskopisch war bei den diabetischen Tieren und diabetisch-hypertensiven Tieren eine Glykogenzunahme und ein Ödem der Muskelfasern nachweisbar (Abb. 2), bei den übrigen Experimenten waren qualitative elektronenmikroskopische Veränderungen nicht zu erkennen.

Morphometrie

Die morphometrische Untersuchung linksventrikulärer Papillarmuskeln ergab Veränderungen folgender Parameter:

Nach 33wöchiger *Alkoholfütterung* waren die Flächen der mitochondrialen Schnittprofile vergrößert (Abb. 3), während die Volumendichte der Mitochondrien unverändert blieb. Daraus folgt mit Wahrscheinlichkeit eine Abnahme der Zahl der Mitochondrien bei gleichzeitiger Vergrößerung des Einzelvolumens. Nach 24wöchiger Alkoholfütterung waren keine Veränderungen nachweisbar.

Bei chronischem *Thiaminmangel* zeigten sich zwischen Versuchsgruppe und gewichtsgleicher Kontrollgruppe keine signifikanten morphometrischen Unterschiede.

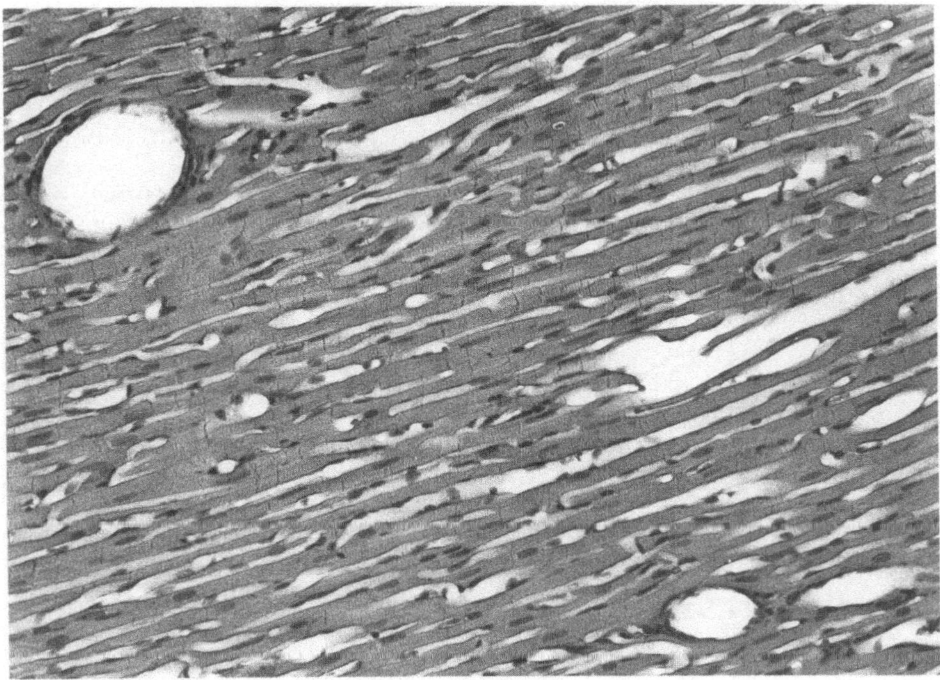

Abb. 1. Normale Histologie der linken Herzkammer bei chronischem Thiaminmangel. Paraffinschnitt. HE-Färbung, Vergr. 90:1

Die chronische *Urämie* führte zu einer minimalen Schwellung der Mitochondrien, die aus der geringen Erhöhung der Volumendichte und der Oberflächen-Volumen-Relation der Mitochondrien bei gleichzeitiger geringer Abnahme der Oberfläche der Cristae mitochondriales pro Mitochondrienvolumen abzuleiten ist. Im weiteren waren die nichtendothelialen interstitiellen Zellen (Perizyten, Fibroblasten) erheblich vergrößert (Abb. 4). Die genannten Zellen waren reichlich mit rauhem endoplasmatischem Retikulum ausgestattet (Abb. 5).

Die Volumenrelation Mitochondrien zu Myofibrillen war bei den *hypertensivdiabetischen* Tieren, nicht aber bei den *hypertensiven* und bei den *diabetischen* Tieren erniedrigt (Abb. 6). Die Volumendichte der sarkoplasmatischen Matrix war bei den diabetischen Tieren und den diabetisch-hypertensiven Tieren stark erhöht. Die Ursache ist ein intrazelluläres Ödem neben einer vermehrten Einlagerung von Glykogengranula (s. auch Abb. 2 und Abschn. Elektronenmikroskopie).

Diskussion

Manifeste Kardiomyopathie

Eine manifeste dilatative Kardiomyopathie wurde in keinem der durchgeführten Experimente beobachtet. Dieses Ergebnis ist nicht überraschend, wenn man bedenkt, daß die Versuchsdauer der Experimente im Vergleich zu einer chronischen Exposition des Menschen kurz ist.

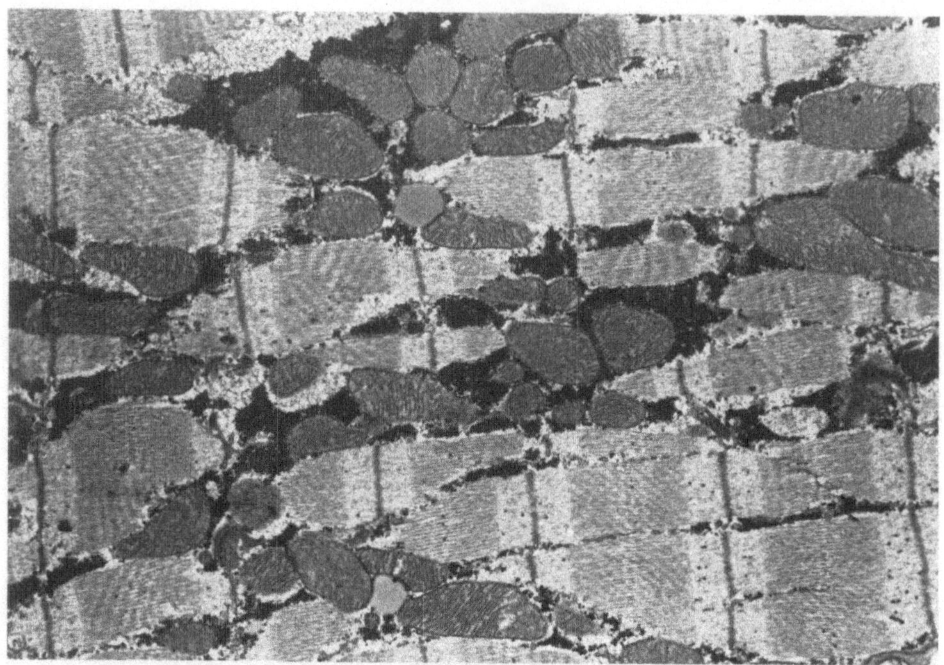

Abb. 2. Vermehrte Glykogeneinlagerung in die Herzmuskelzellen bei einer hypertensiv-diabetischen Ratte. Elektronenmikroskopie, Vergr. 12 000 : 1

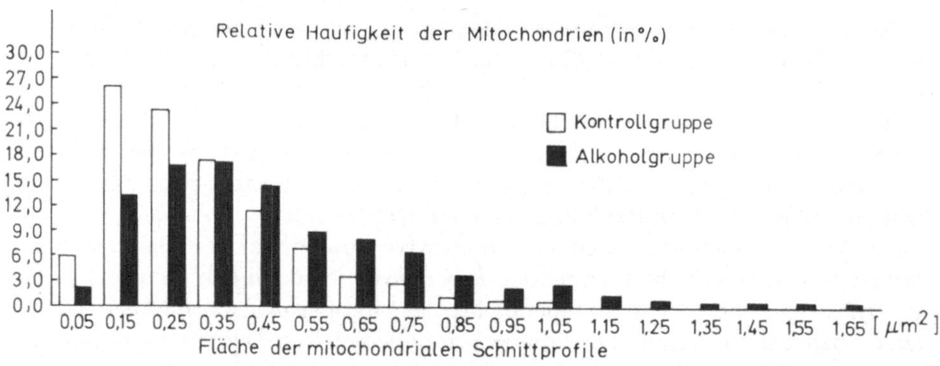

Abb. 3. Nach chronischer Alkoholfütterung sind die Flächen der mitochondrialen Schnittprofile nach rechts verschoben, was einer Vergrößerung der Mitochondrien entspricht

Latente Kardiomyopathie – Hypertrophie

Eine Hypertrophie ohne erkennbare hämodynamische Ursache könnte durch metabolische Störungen der Muskelzellen bedingt sein, die möglicherweise als Ausdruck einer latenten Kardiomyopathie zu sehen sind. Es ist denkbar, daß sich bei einem Teil der dilatativen Kardiomyopathien die Hypertrophie vor der Dilatation der Herzkammern ausbildet.

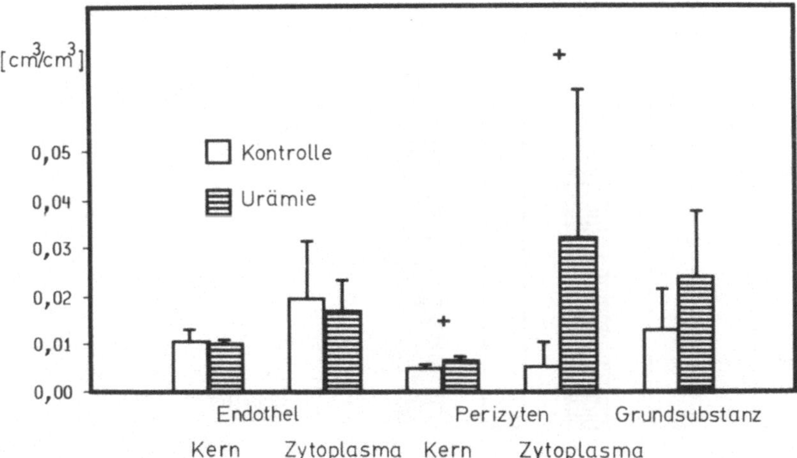

Abb. 4. Die Volumendichten der Kerne und des Zytoplasmas nichtendothelialer interstitieller Zellen (Perizyten und andere Zellen) sind bei chronischer Urämie signifikant vergrößert. Da die numerische Dichte der Zellen des Interstitiums nicht verändert war, sind die erhöhten Volumendichten Ausdruck einer Vergrößerung der Zellkerne und einer Vermehrung des Zytoplasmas

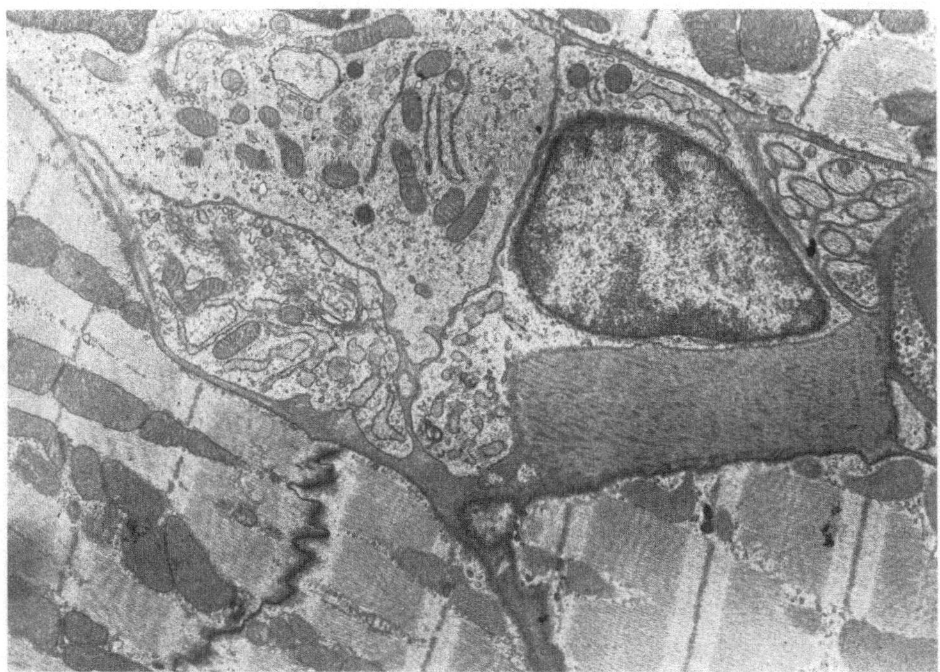

Abb. 5. Große interstitielle Zelle bei chronischer Urämie am linken oberen Bildrand mit Mitochondrien und endoplasmatischem Retikulum. Elektronenmikroskopisch kein Anhalt für ein Zellödem. Außerdem Anschnitte von Muskelzellen, Kollagen und eines Nerven. Elektronenmikroskopie, Vergr. 8800:1

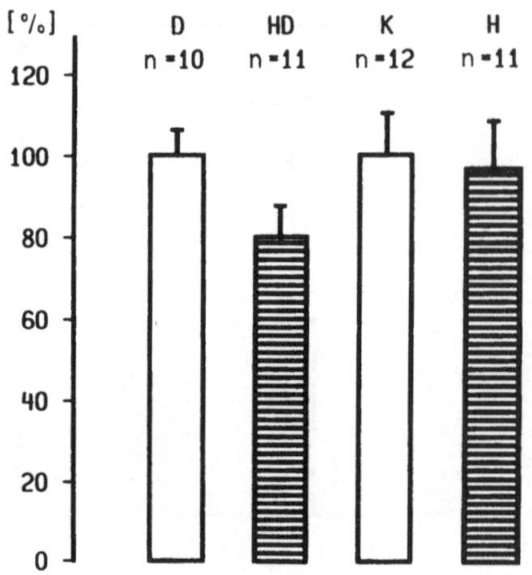

Abb. 6. Abnahme der Volumenrelation Mitochondrien zu Myofibrillen in der hypertensiv-diabetischen Gruppe *(HD)*. (*D* Diabetes, *K* Kontrolle, *H* Hypertonus)

Die Herzen der 33 Wochen lang mit einer Alkoholdiät gefütterten Ratten waren hypertrophisch, nicht jedoch die Herzen der nur 24 Wochen lang gefütterten Tiere. Eine Herzhypertrophie nach chronischer Alkoholfütterung wurde auch von Alexander et al. (1977 a, b) bei Mäusen und von Noren et al. (1983) bei Truthahnküken beschrieben.

Die von verschiedenen Autoren bei chronischem Thiaminmangel beobachteten erhöhten relativen Herzgewichte wurden als Ausdruck einer Herzhypertrophie interpretiert. (Yoshitoshi et al. 1961; McCandless et al. 1970; Wu et al. 1971; Sutherland et al. 1974). Unsere eigenen Untersuchungen mit einer gewichtsgleichen Kontrollgruppe zeigen jedoch, daß das relative Herzgewicht bei kleineren Tieren relativ größer ist, was bei einem Thiaminmangel mit Dystrophie der Tiere eine erhebliche Rolle spielt. Die relativen Herzgewichte der Thiaminmangeltiere waren in unserem Experiment nur 8% höher als die der gewichtsgleichen Kontrolltiere, jedoch 20% höher als die der altersgleichen schweren Kontrolltiere.

Die Herzhypertrophie bei chronischer Urämie wird gewöhnlich als Folge des erhöhten Blutdrucks, der Hypervolämie oder der Anämie gesehen (Janhez et al. 1975; Gueron et al. 1975). Rambausek et al. (im Druck) konnten jedoch an urämischen Ratten zeigen, daß die Hypertrophie auch nach Ausschluß von Faktoren wie Hypertonus, Hypervolämie, Hyperparathyreoidismus und Anämie auftritt.

Die hypertensiv-diabetischen Ratten zeigten keine stärkere Herzhypertrophie als die hypertensiven Ratten, auch die diabetischen Tiere hatten keine erhöhten relativen Herzgewichte. Dieser Befund stimmt mit den Ergebnissen von Factor et al. (1981, 1983) überein.

Latente Kardiomyopathie – Veränderungen der Myokardstruktur

Die Frage, ob die beschriebenen Veränderungen der quantitativen Myokardstruktur Ausdruck einer latenten Kardiomyopathie sind, läßt sich nicht einheitlich beantworten.

Nach 33wöchiger Alkoholfütterung waren die Mitochondrien des Myokards vergrößert, die Volumendichte war jedoch nicht unterschiedlich, so daß eine Abnahme der numerischen Dichte der Mitochondrien angenommen werden muß. Vergrößerte Mitochondrien in der Leber sind bei chronischem Alkoholismus sowohl beim Menschen als auch im Tierexperiment beobachtet worden (Koch et al. 1978; Kiessling u. Pilström 1971). Es ist möglich, daß diese Mitochondrienveränderung mit einer erhöhten Störanfälligkeit assoziiert ist.

Die fehlenden Veränderungen der Myokardstruktur bei chronischem Thiaminmangel widersprechen den Befunden anderer Arbeitsgruppen (z. B. Bozner et al. 1969; Davies u. Jennings 1970). Unsere Untersuchung, die erstmalig an perfusionsfixiertem Myokard und unter Einschluß einer gewichtsgleichen Kontrollgruppe durchgeführt wurde, spricht jedenfalls dafür, daß selbst eine erhebliche durch einen Thiaminmangel bedingte Dystrophie (Körpergewicht–40%) nicht notwendigerweise mit Veränderungen des Myokards assoziiert ist. Fehlende ultrastrukturelle Veränderungen schließen jedoch Veränderungen des Kohlenhydratstoffwechsels der Muskelzellen nicht aus. Andererseits ist eine normale Ultrastruktur kaum vereinbar mit der Annahme, ein Thiaminmangel sei die alleinige Ursache einer Kardiomyopathie. Bereits vor 50 Jahren betonte Scriba, daß ein experimenteller Thiaminmangel allein nicht ausreiche, um eine der kardiovaskulären Beriberi-Krankheit des Menschen vergleichbare Erkrankung hervorzurufen.

Die bei chronischer Urämie nachgewiesene erhebliche Vergrößerung mesenchymaler Zellen des Interstitiums bei normalen Endothelzellen der Kapillaren und nur geringen Veränderungen der Muskelfasern (minimale, nur morphometrisch nachweisbare Mitochondrienschwellung) interpretieren wir als Aktivierung dieser Zellen. Boor u. Ferrans (1982) berichteten über Befunde einer akuten Allylaminschädigung des Myokards, bei der eine massive Proliferation interstitieller Zellen gefunden wurde, die früher als die Muskelfasernekrosen zu beobachten war. Eine Deutung der Befunde ist schwierig, weil morphometrische Untersuchungen des Myokardinterstitiums bisher nur selten durchgeführt wurden und gleichartige morphometrische Befunde bisher nicht vorliegen.

Die Abnahme der Volumenrelation Mitochondrien zu Myofibrillen bei den hypertensiv-diabetischen, nicht jedoch bei den hypertensiven Ratten ist u. E. ein experimentelles Indiz für die Existenz einer hypertensiv-diabetischen Kardiomyopathie, wie sie von Factor et al. (1980) beim Menschen aufgrund autoptischer Untersuchungen beschrieben wurde. Zwar wurde eine Abnahme dieses Quotienten auch bei alleiniger Druckhypertrophie nachgewiesen (Wollenberger u. Schulze 1962; Poche et al. 1968; Anversa et al. 1980). Es herrscht jedoch heute weitgehende Übereinstimmung darüber, daß der Quotient im kompensierten Stadium der Druckhypertrophie nicht verändert ist und erst im Stadium der Dekompensation sich verkleinert (Meerson 1969; Breisch et al. 1983). In Übereinstimmung mit der Interpretation unserer experimentellen Befunde berichteten Fein et al. (1984) kürzlich, daß einzelne hypertensiv-diabetische Ratten nach mehreren Monaten eine dilatative Kardiomyopathie entwickelten.

Literatur

Alexander CS, Forsyth GW, Nagasawa HT, Kohlhoff JG (1977a) Alcoholic cardiomyopathy in mice. Myocardial glycogen, lipids and certain enzymes. J Mol Cell Cardiol 9: 235–245

Alexander CS, Sekhri KK, Nagasawy HT (1977b) Alcoholic cardiomyopathy in mice. Electron microscopic observations. J Mol Cell Cardiol 9: 235–245

Anversa P, Olivetti G, Melissari M, Loud AV (1980) Stereological measurement of cellular and subcellular hypertrophy and hyperplasia in the papillary muscle of adult rat. J Mol Cell Cardiol 12: 781–795

Boor PJ, Ferrans VJ (1982) Ultrastructural alterations in allylamine-induced cardiomyopathy. Lab Invest 47: 76–86

Bozner A, Knieriem HJ, Meesen H, Reinauer H (1969) Die Ultrastruktur und Biochemie des Herzmuskels der Ratte im Thiaminmangel und nach einer Gabe von Thiamin. Virchows Arch [B] 2: 125–143

Breisch EA, White C, Bloor CM (1984) Myocardial characteristics of pressure overload hypertrophy. Lab Invest 51: 333–341

Bridgen W (1957) Uncommon myocardial diseases. The noncoronary cardiomyopathies. Lancet 273: 1179–1184, 1243–1249

Davies MJ, Jennings RB (1970) The ultrastructure of the myocardium in the thiamine-deficient rat. J Pathol 102: 87–95

Doerr W (1978) Idiopathische Cardiomyopathie. Formen und Ursachen. Acta Pathol Jpn 28: 1–14

Factor SM, Minase T, Sonnenblick EH (1980) Clinical and morphological features of human hypertensiv-diabetic cardiomyopathy. Am Heart J 99: 446–458

Factor SM, Bhan R, Minase T, Wolinski H, Sonnenblick EH (1981) Hypertensive-diabetic cardiomyopathy in the rat. An experimental model of human disease. Am J Pathol 102: 219–228

Factor SM, Minase T, Bhan R, Wolinski H, Sonnenblick EH (1983) Hypertensive-diabetic cardiomyopathy in the rat: Ultrastructural features. Virchows Arch [A] 398: 305–317

Fein SM, Minase T, Bhan R, Wolinski H, Sonnenblick EH (1984) Combined renovascular hypertension and diabetes in rats: A new preparation of congestive cardiomyopathy. Circulation 70: 318–330

Friedreich N (1861) Krankheiten des Herzens. In: Virchow R (Hrsg) Handbuch der speziellen Pathologie und Therapie, Bd 5, 2. Abt. Enke, Erlangen, S 159–160

Goodwin JF, Oakley CM (1972) The cardiomyopathies. Br Heart J 34: 545–552

Gueron M, Berlyne GM, Nord E, Ben Ari J (1975) The case against the existence of a specific uraemic myocardiopathy. Nephron 15: 2–4

Ianhez LE, Lowen J, Sabbaga E (1975) Uremic myocardiopathy. Nephron 15: 17–18

Kiessling KH, Pilström L, Claasen H, Taylor CR (1971) Ethanol and the human liver. Structural and metabolic changes in liver mitochondria. Cytobiologie 4: 339–348

Koch OR, Conti LLR, Bolanos LP, Soppani AOM (1978) Ultrastructural and biochemical aspects of liver mitochondria during recovery from ethanol-induced alterations. Experimental evidence of mitochondrial division. Am J Cardiol 90: 325–344

Kübler W, Kuhn H, Loogen F (1973) Die Kardiomyopathien. Z Kardiol 62: 3–22

Lieber CS, Jones DP, Decarli LM (1965) Effects of prolonged ethanol intake: Production of fatty liver despite adequate diets. J Clin Invest 44: 1009–1021

Mall G, Reinhard H, Kayser K, Rossner JA (1978) An effective morphometric method for electron microscopic studies on papillary muscles. Virchows Arch [A] 379: 219–228

Mall G, Mattfeldt T, Volk B (1980) Ultrastructural morphometric study on the rat heart after chronic ethanol feeding. Virchows Arch [A] 389: 59–77

Mall G, Schwarz F, Derks H (1982) Clinicopathologic correlations in congestive cardiomyopathy. Virchows Arch [A] 397: 67–82

Mattfeldt T, Mall G (1983) Dipyridamole-induced capillary endothelial cell proliferation in the rat heart – a morphometric investigation. Cardiovasc Res 17: 229–237

Mattfeldt T, Mall G (1984) Estimation of length and surface of anisotropic capillaries. J Microsc 135: 181–190

McCandless DW, Hanson C, Speeg KV, Schenker S (1970) Cardiac metabolism in thiamine deficiency in rats. J Nutr 100: 991–1002

Meerson FZ (1969) The myocardium in hyperfunction, hypertrophy and heart failure. Circ Res [Suppl II] 25: 1

Noren GR, Staley NA, Einzig S, Mikell FL, Wasinger RW (1983) Alcohol-induced congestive cardiomyopathy: An animal model. Cardiovasc Res 17: 81–87

Poche R, Demelle Mattos CM, Rembarz HW, Stoepel K (1968) Über das Verhältnis Mitochondrien: Myofibrillen in den Herzmuskelzellen der Ratte bei Druckhypertrophie des Herzens. Virchows Arch [A] 344: 100–110

Rambausek M, Ritz E, Mall G, Mehls O, Katus HA (in press) Myocardial hypertrophy in experimental uremia. Kidney Int

Scriba K (1938) Über die Morphologie der Herzmuskulatur bei experimenteller Beriberi. Verh Dtsch Ges Pathol 31: 343–347

Sutherland DJB, Jaussi AW, Gubler CJ (1974) The effects of thiamine deprivation, and oxythiamine- and pyrithiamine-treatment on cardiac function and metabolism in the rat. J Nutr Sci Vitaminol (Tokyo) 20: 35–54

Weibel ER (1979) Stereological methods, vol 1. Academic Press, London New York, pp 26–36

Wollenberger A, Schulze W (1962) Über das Volumenverhältnis von Mitochondrien zu Myofibrillen im chronisch überlasteten, hypertrophierten Herzen. Naturwissenschaften 49: 161–162

Wu BC, Valle RT, White LAE, Sohal RS, Arcos JC, Argus MF, Burch GE (1971) Mitochondrial ultrastructure and energy transduction in rat heart during progressive thiamine deficiency. Virchows Arch [Cell Pathol] 9: 97–114

Yoshitoshi Y, Shibata N, Yamashita S (1961) Experimental studies on the beriberi heart. I. Cardiac lesions in thiamine deficient rats. Jpn Heart J 2: 42–64

Gangarten der Arteriosklerose

G. Schettler

Umbauerscheinungen der Arterien lassen sich im Verlauf des gesamten Lebens feststellen. Bereits beim Säugling kann man lipidhaltige Speicherungen in den innersten Arterienschichten feststellen, die sich später wieder vollkommen zurückbilden. Diese Lipidflecken sind nicht die Matrix späterer degenerativer Veränderungen, aber sie zeigen an, daß die Gefäßwand ihre eigene Dynamik hat. Der von M. Bürger (1960) geprägte Begriff der Bradytrophie gilt heute gewiß nicht mehr. Es ist nicht länger angezeigt, eine sog. Physiosklerose von der Pathosklerose zu unterscheiden. Die Grundprozesse des Arterienumbaus laufen bei jedem Menschen ab, aber es ist von entscheidender Wichtigkeit, wann der arteriosklerotische Wandumbau zu funktionellen Störungen führt. Es gibt schwerstausgeprägte generalisierte Arteriosklerosen bei hochbetagten Menschen, die lebenslang frei von gefäßbedingten Störungen waren, und es gibt Todesfälle bei Jugendlichen, die durch einen einzigen ungünstig lokalisierten arteriosklerotischen Herd verursacht wurden. Auch schwere, nicht selten zum Tode führende Herzrhythmusstörungen können durch relativ geringfügige arteriosklerotische Herde in den versorgenden Gefäßen des Herzreizleitungssystems bedingt sein. Einerseits ist das Schicksal des arteriosklerotischen Menschen also weitgehend von der Topographie der Läsionen bestimmt; andererseits zeigt die Erfahrung, daß arteriosklerosebedingte Komplikationen um so häufiger vorkommen, je weiter der arterielle Umbauprozeß fortgeschritten ist.

Das arterielle System verfügt über Kompensationsmechanismen, die selbst mehrfache und langstreckige Arterienverschlüsse verkraften, ohne daß subjektive oder objektive Krankheitszeichen festzustellen wären. Die sorgfältige pathologisch-anatomische Aufarbeitung von Fällen mit und ohne arteriosklerotische Verschlußsituationen läßt erkennen, daß z. B. autoptisch gesicherte Herzinfarkte nur etwa zur Hälfte die klinischen Symptome des Herzinfarkts hatten, etwa ein Fünftel wiesen eine atypische Symptomatik auf, und bei weiteren 25% war ein sog. stummer Herzinfarkt feststellbar, welcher keinerlei subjektive Ausfälle bewirkte. Nach der großen epidemiologischen prospektiven Studie in Framigham ist trotz sorgfältiger ärztlicher Überwachung jeder 4. Infarkt klinisch stumm geblieben. Das macht die Beurteilung der Arteriosklerose als Krankheitsursache außerordentlich schwierig.

Wann die Arteriosklerose zur Krankheit wird, ist durch 3 Faktoren bestimmt, nämlich durch den *Elastizitäts*verlust der Arterien, der ein Nachlassen der Windkesselfunktion der Aorta mit Transportschwierigkeiten auch in kleineren Arterien verursacht. Die *Lichtungseinengung,* der 2. Faktor, führt dann zu Mangelerscheinungen in den versorgten Organen, wenn sie mehrere Arterien befällt und zu einer

Einschränkung des kritischen Arterienquerschnitts führt. Dann können Mangeldurchblutungen zu entsprechenden klinischen Ausfällen, etwa im Sinne der Angina pectoris, führen. Selbst hochgradige Stenosen, die weit über die Hälfte des Gefäßquerschnitts betreffen, können klinisch stumm bleiben. Hierfür gibt es Beispiele in allen Arterienbezirken, besonders aber im Bereich der Karotiden sowie der abdominellen und peripheren Arterien. Der *totale Verschluß* der Arterien ist der 3. Faktor für die klinischen Zeichen der Arteriosklerose.

Aber selbst langstreckige totale Arterienverschlüsse können noch kompensiert werden, wenn die kollaterale Versorgung ausreichend ist. Man muß daher mit der Auswertung angiographischer Bilder hinsichtlich der klinischen Bedeutung und Prognose außerordentlich vorsichtig sein. Dies gilt auch für die modernen nichtinvasiven Verfahren. Vermutlich werden die invasiven Verfahren in Zukunft weitgehend durch nichtinvasive ersetzt. Beide ermöglichen die systematische Erfassung der gesamten Arterien und erlauben, unter Zuhilfenahme dynamischer Verfahren, die Beurteilung der Blutversorgung und der Strömungsverhältnisse des Menschen.

Aus prospektiven Beobachtungen wissen wir, daß der Prozeß der Arteriosklerose beim Einzelnen unterschiedlich verlaufen kann. Der natürliche Verlauf der Arteriosklerose, dem wir alle unterliegen, pflegt schleichend zu erfolgen. Er kann jahrzehntelang stumm bleiben, wenn die kritische Gesamtdurchblutung und eine ausreichende Elastizität erhalten sind. Akute Episoden mit entsprechenden Ausfällen werden verursacht durch alle Prozesse, die für den Wandumbau verantwortlich sind. Dieser Wandumbau wird weitgehend vom Gefäßinhalt, d.h. vom Plasma, verursacht und ist von Störungen der örtlichen Zirkulation abhängig. Darüber hinaus unterliegt die Gefäßwand selbst molekularbiologischen Umwandlungen, die weitgehend enzymatisch gesteuert sind und die zu erheblichen Störungen der intramuralen Durchströmung führen.

Schrittmacher für Ausmaß und Tempo des Arterienumbaus ist die Entwicklung der Atherome, welche in starkem Maße von glatten Muskelzellen und Bindegewebszellen bewirkt wird. Wir können heute enzymatisch unterschiedlich ausgestattete glatte Muskelzellen und histiozytäre Elemente unterscheiden, welche die Entwicklung der Atheromatose weitgehend bestimmen. Dies gilt z.B. für die Entwicklung der Schaumzellen. Begleitende oder nachfolgende Thrombosierungen komplizieren das Bild. Es entstehen regressive Veränderungen der Grundsubstanzen, die zusammen mit Blutungen und reparativen Entzündungsvorgängen für die komplizierten Läsionen der fortgeschrittenen Arteriosklerose verantwortlich sind. Verschlußsituationen können, in seltenen Fällen, durch vorspringende Atherome bedingt sein. Häufiger kommt es über aufgebrochenen Atheromen zu verschließenden Thrombosen. Auch intramurale Blutungen können zum Gefäßverschluß führen, und schließlich können arteriosklerotisch bedingte Rupturen zur Katastrophe führen. Dies gilt grundsätzlich für alle Arterienbezirke, wobei die Entwicklung von Aneurysmen, z.B. im Bereich der Hirn- oder Baucharterien, aber auch im Bereich der Extremitäten, den letalen Ausgang verursacht. Die Arteriosklerose klinisch zu differenzieren ist oft schwierig. Wir haben deswegen in einer prospektiven klinisch-angiologischen Studie begonnen, den systemischen Befall von Patienten mit koronaren oder peripheren Arterienkrankheiten zu untersuchen. Bisher wurden 188 Patienten erfaßt, von denen 132 bei entsprechenden Beschwerden koroangiographiert wurden, während 56 Patienten primär periphere arterielle Verschlußsituationen aufwiesen. 115 Patienten mit den Symptomen der koronaren Herzkrankheit wurden koronarangiographiert. Davon hatten 42% keinen Hinweis auf periphere oder arterielle Verschlüsse der Karotiden, 21% hatten Ausfälle im Bereich dieser beiden Arterien und 37% hatten neben ihren Koronarbefunden noch Verschlußsituationen im Bereich der Karotiden. Unter den 17 koronarangiographierten Patienten ohne nachweisbare morphologische Veränderungen waren 13 frei von Störungen im Bereich der peripheren Arterien und der Karotiden, 4 hatten die Zeichen von Einengungen der Karotiden. 33 Patienten mit peripherer arterieller Verschlußkrankheit hatten 9mal keine Hinweise auf koronare oder zerebrale Durchblutungsstörungen. Die Hälfte hatte dagegen Zeichen von Durchblutungsstörungen in beiden Bezirken und ein Viertel hatte schwerwiegende Koronarveränderungen. Die Untersuchungen wurden durch Thalliumszintigraphie des Herzmuskels ergänzt.

Nach den bisherigen Ergebnissen ergibt sich eine Koinzidenz von arteriellen und koronaren Verschlußkrankheiten bei ca. 33% der Patienten; 20% mit koronaren Herzkrankheiten wiesen auch eine arterielle Verschlußkrankheit der Peripherie auf, und etwa 50% der Patienten mit arteriellen Verschlußkrankheiten hatten die Zeichen deutlicher koronarer Durchblutungsstörungen. Dies bekräftigt die klinische Erfahrung, daß das Schicksal des Kranken mit peripheren Verschlußkrankheiten vorwiegend von begleitenden koronaren Störungen bestimmt ist. Das heißt, die Gangarten der Arteriosklerose sind zunächst weitgehend topographisch bestimmt. Darüber hinaus gibt es aber auch Unterschiede im natürlichen Ablauf der Arteriosklerose ohne topographische Abhängigkeiten.

Bei der Nachuntersuchung der von ihm operierten Patienten mit arteriosklerotischen Verschlußsituationen, insbesondere der peripheren Arterien, konnte DeBakey (1979) 3 Verlaufsformen beobachten. Die meisten Fälle der 1. Kategorie bleiben nach der Operation über lange Jahre beschwerdefrei; man kann angiographisch sogar spontane Remissionen beobachten, die natürlich auch durch therapeutische Maßnahmen beeinflußt sein können. Dafür haben wir in letzter Zeit eindeutige Beweise, auf die noch eingegangen wird. Die 2. Kategorie enthält Fälle mit mittelschnellen Verläufen und einer Progredienz innerhalb von 5–8 Jahren. Auch hier kann man durch therapeutische und präventive Maßnahmen etwas erreichen. Dies gilt jedoch nicht für die 3. Kategorie der innerhalb weniger Monate stürmisch fortschreitenden Prozesse, die schließlich zu tödlichen Gefäßverschlüssen oder -rupturen führen. In allen Phasen können solche Katastrophen eintreten, ohne daß prämonitorische Symptome bestehen müssen.

Die Unterschiede im topographischen Befall der Arterien haben vielfältige Ursachen. Einmal sind es unterschiedliche morphologische Grundstrukturen, die z. B. zwischen den zerebralen, den koronaren und den peripheren Arterien bestehen. Auch geschlechtsgebundene Unterschiede des Gefäßaufbaus gibt es, wie Untersuchungen des Koronarsystems beweisen, und schließlich sind auch hereditäre Unterschiede des Arterienaufbaus bekannt geworden. Man hat dies z. B. an größeren Kollektiven in Israel festgestellt. Aber auch die Enzymausstattung der Arterien ist unterschiedlich. Weber (persönliche Mitteilung) in Siena ist es gelungen, Unterschiede in der Konzentration und Lokalisation der Lipoproteinlipasen zwischen Hirngefäßen, Koronargefäßen und peripheren Arterien nachzuweisen, welche für den Lipoproteintransport und die Lipoproteinspeicherung weitgehend verantwortlich sind. Schließlich gibt es auch lokale Unterschiede der Rezeptorenausstattung, die für die zelluläre Speicherung und für die Metabolisierung atherogener Lipoproteine verantwortlich sind.

Rheologische Faktoren können für den herdförmigen Befall der Arterien ganz entscheidend sein, worauf W. Doerr, unser Laureat, immer wieder hingewiesen hat (Doerr 1975, 1983). Die Nachbarschaft harter Widerlager, die Schlängelung, auch die Fixation der Arterien, können arteriosklerotische Herde rasch entstehen lassen. Rheologische Störungen sind letztendlich auch für die gefährlichste Phase der Arteriosklerose verantwortlich, die verschließenden Thrombosen.

Die große Mehrzahl der letalen Ausgänge der Arteriosklerose werden durch autochthone Thrombosen im Arteriensystem verursacht. Hier sind nun die aufsehenerregenden Untersuchungen der Arbeitsgruppe von R. Ross in Seattle über die Bedeutung des blutplättchenabhängigen Wachstumsfaktors zu zitieren, welche der Arterioskleroseforschung in allen Bereichen entscheidende Impulse gegeben haben. Dies gilt für den ganzen natürlichen Verlauf der Arteriosklerose, nicht zuletzt auch für die Regression, an der heute gar kein Zweifel mehr bestehen kann.

Es mag freilich schwer fallen, an die Regression komplizierter arteriosklerotischer Komplikationen zu glauben, wenn man komplizierte okklusive Veränderungen betrachtet. Und doch sind solche Regressionen auf dem verschiedensten Wege beweisbar.

Aus epidemiologischen Untersuchungen, insbesondere in Westeuropa und in der Bundesrepublik, steht zweifelsfrei fest, daß unter den Bedingungen der Mangelernährung schwere arterielle Gefäßkomplikationen oder arterielle Gefäßverschlüsse praktisch nicht vorkamen. Tödliche Herzinfarkte, aber auch tödliche thromboembolische Ereignisse der Lungenarterien waren in dem autoptischen Material der Nachkriegszeit bei uns praktisch nicht zu finden. Auch die klinischen Ereignisse waren außerordentlich spärlich, wie wir wiederholt haben ausführen können. Mit der Normalisierung der Ernährung und der Hinwendung zur Luxuskonsumption kam es innerhalb weniger Jahre zu einer sprunghaften Zunahme der Arteriosklerose und ihrer Komplikationen, insbesondere der Myokardinfarkte. Sie hielt bei uns bis Ende der 70er Jahre an, scheint jetzt auch bei uns ihren Höhepunkt erreicht zu haben, während in den USA, Australien und Kanada bereits seit Ende der 60er Jahre eine deutliche Rückläufigkeit von Hirnschlag und Herzinfarkt zu verzeichnen ist. Dies geht sowohl aus Mortalitäts- als auch aus Morbiditätsstatistiken hervor. Beispiele dafür sind Abb. 1 und Tabelle 1.

Es gibt aber auch zahlreiche individuelle Beobachtungen, welche ganz eindeutig eine Regression schwerer arteriosklerotischer Komplikationen beweisen. Konsumierende Krankheiten, etwa länger dauernde Malignome, gehen mit einer Reinigung der Arterien einher. Dies gilt auch für chronische Anämien, z. B. für die Perniziosa. Aus diesen Beobachtungen geht zweifelsfrei hervor, daß innerhalb kurzer Zeiträume von wenigen Jahren die Progression der Arteriosklerose nicht nur gestoppt wird, sondern eine massive Regression einsetzt. Unsere besondere Aufmerksamkeit gilt hierbei der Entwicklung der Atherome und der örtlichen Thrombosen.

Bekanntlich kann man durch Verfütterung cholesterinreicher Kostformen bei Schweinen und Menschenaffen Arterienveränderungen erzeugen, welche mit der des Menschen identisch sind. Dies gilt nicht für die meisten anderen Tierarten. Insbesondere bleiben hier die infarktverursachenden Thrombosen aus. Wissler (1983) konnte nun bei Menschenaffen durch verschieden zusammengesetzte Kostformen

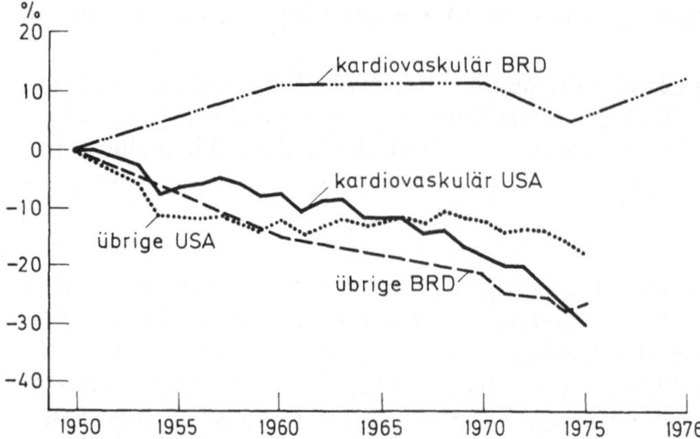

Abb. 1. Sterbeziffern für Herzerkrankungen und alle übrigen Erkrankungen in den USA und der BRD 1950–1976

Tabelle 1. Rückgang der koronaren/zerebrovaskulären Mortalität (*k. M., z. M.*) in verschiedenen Altersgruppen 1963–1975 in den USA[a]

Alter [Jahre]	k. M. [%]	z. M. [%]
35–44	27,2	19,1
45–54	27,4	31,7
55–64	23,5	34,1
65–74	25,3	33,2
75–84	12,8	21,9
85+	19,3	29,4

[a] National Center for Health Statistics of the USA.

den Ablauf der Arteriosklerose massiv beeinflussen. Hierbei spielt der Gehalt der Diäten an Polyensäuren eine besondere Rolle, welche nach neuesten Erkenntnissen auf dem Gebiet der Prostaglandine und der damit verbundenen Gerinnungsforschungen eine Schlüsselrolle im Arteriensklerosegeschehen haben. Für den Menschen standen Beweise für den Zusammenhang zwischen der Ernährung und insbesondere dem Fettgehalt der Nahrung und dem Herzinfarkt noch aus. Die aus diesem Jahre abgeschlossene Lipid-Research-Clinics-Study (LRC-CPPT) hat nun den endgültigen Beweis für die kausalen Zusammenhänge zwischen Cholesterin und Herzinfarktentstehung erbracht (Greten 1984).

12 amerikanische Spezialkliniken untersuchten 480 000 Männer im Alter von 35–59 Jahren, von denen jene mit hohem Cholesteringehalt über einen Beobachtungszeitraum von 7–10 Jahren ein cholesterinsenkendes Präparat erhielten. Im doppelten Blindversuch konnte gezeigt werden, daß mit der Senkung erhöhter Plasmacholesterinwerte die Entstehung von Herzinfarkten entscheidend vermindert werden konnte. Wesentliche Ergebnisse sind (s. auch Tabellen 2 und 3, Abb. 2 und 3):

Tabelle 2. Verhältnis der LDL-Cholesterinsenkung zur Minderung des KHK-Risikos

| | Cholesterinsenkung | | Minderung des KHK-Risikos [%] |
	Gesamt [%]	LDL [%]	
Studiendurchschnitt	8	11	19
Gesamte Dosis	25	35	49

Tabelle 3. Andere Bewertungskriterien

	Plazebo n	Cholestyramin n	Risikominderung [%]
Pathologisches Belastungs-EKG	345	260	25
Angina pectoris	287	235	20
Bypass-Operation	112	93	21

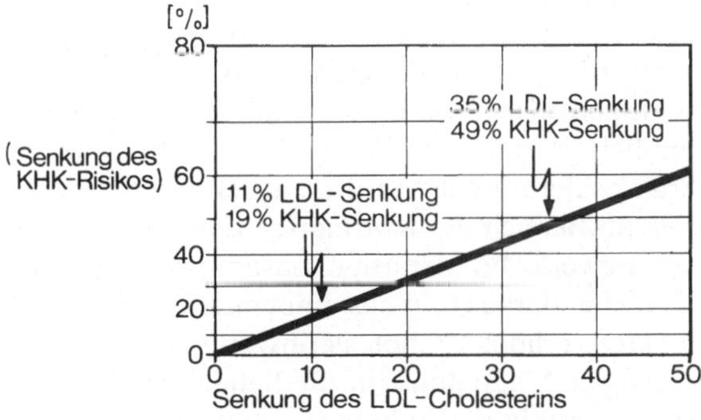

Abb. 2. Verhältnis der LDL-Cholesterinsenkung zum Rückgang der KHK-Häufigkeit (Cox Proportional Hazards Model, LRC-CPPT 29)

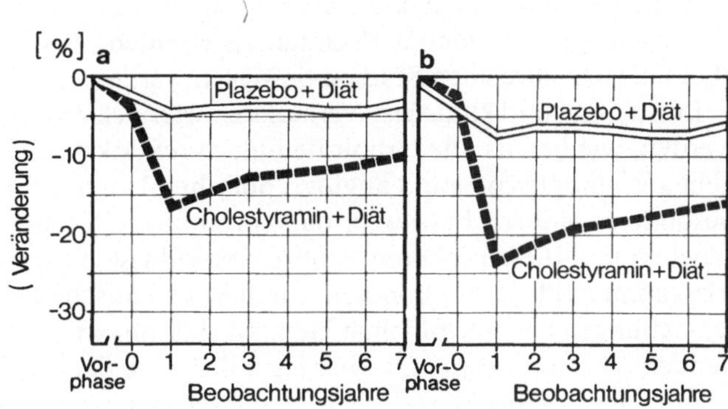

Abb. 3 a, b. Cholesterinsenkung (LRC-CPPT 20). **a** Gesamt-, **b** LDL-Cholesterin

- 19% weniger Herzinfarkte (insgesamt und nicht tödlich).
- Reduzierung anderer KHK-Kriterien (Angina pectoris, pathologisches Belastungs-EKG, Bypassoperation.
- Je größer das Ausmaß der Cholesterinsenkung, um so mehr sinkt das KHK-Risiko.

(Faustregel: Mit jedem Prozent Cholesterinsenkung sinkt die Infarktrate um 2%).

Es zeigt sich, daß der Erfolg dieser Behandlung mit einem nicht resorbierbaren Ionenaustauscher um so nachhaltiger ist, je deutlicher die Cholesterinsenkung war, wobei es in erster Linie auf die atherogenen LDL-Gruppen ankam. Nicht nur die Zahl der tödlichen Herzinfarkte, sondern auch jene anderer arteriosklerotischer Äquivalente wie Angina pectoris, intermittierendes Hinken und intermittierende zerebrale Durchblutungsstörungen wurden vermindert. Das galt auch für die auftretenden pathologischen Belastungs-EKG. Männer mit der besten Compliance hatten um 25% niedrigere Gesamtcholesterinwerte und eine Reduktion des koronaren Risikos um 50%. Das heißt, *mit jedem Prozent der Cholesterinsenkung wird die Quote der erwarteten Herzinfarkte um 2% gesenkt*. Die American Heart Association und Expertenkommissionen der WHO sehen in den Ergebnissen dieser Studie den endgültigen Beweis für die kausale Rolle des Plasmacholesterins für die Infarktentstehung und andere arteriosklerotischen Komplikationen (WHO 1982). Die weitere Auswertung der Studie ergab, daß allein bei Einhaltung einer sog. „prudent" (vernünftigen) Kostform ohne medikamentöse Intervention die Zahl der Herzinfarkte deutlich gesenkt wird. Sowohl die primäre als auch die sekundäre Prävention der Arteriosklerose hat von diesen Befunden auszugehen. Auch angiographische Studien im Bereich der Koronarien und der peripheren sowie zerebralen Arterien haben Beweise für derartige Zusammenhänge erbracht. Eine Expertengruppe der WHO hat daraus und aus epidemiologischen Studien den Schluß gezogen, daß die Senkung erhöhter Cholesterinwerte auf Bereiche unter 200 mg% (5,2 mmol/l) die wichtigste Maßnahme für die Beherrschung der Arteriosklerose darstellt. Ohne die Matrix erhöhter Cholesterin- und insbesondere erhöhter LDL-Cholesterinwerte können sich schwere Arterioskleroseformen und insbesondere Atheromatosen nicht entwickeln. Dies gilt im übrigen auch für andere Risikoträger wie für Hypertoniker, Diabetiker und Zigarettenraucher. Daß mit der Beseitigung dieser weiteren Risikofaktoren das Schicksal des Einzelnen, einen Herzinfarkt oder arterielle Gefäßverschlüsse in anderen Bezirken zu erleiden, wesentlich verbessert ist, konnte ebenfalls in zahlreichen Studien bewiesen werden.

Entstehung und klinischer Verlauf der arteriosklerotischen Verschlußkrankheiten werden, wie bereits wiederholt betont, durch lokale Thrombosen beeinflußt. Dies geht aus autoptischen und angiographischen Untersuchungen hervor und wird insbesondere dadurch bewiesen, daß thrombusauflösende Verfahren das Infarktgeschehen und die peripheren Arterienverschlüsse entscheidend verbessern können. Roskamm et al. (1983) konnten durch systematische koronarangiographische Untersuchungen bei jugendlichen Herzinfarktkranken nachweisen, daß beim überwiegenden Thrombosetyp mit vorwiegend unilokulärem Gefäßbefund und sehr geringfügigen arteriosklerotischen Veränderungen die Progression der Koronargefäßsklerose sehr gering, die Häufigkeit einer Regression dagegen groß ist.

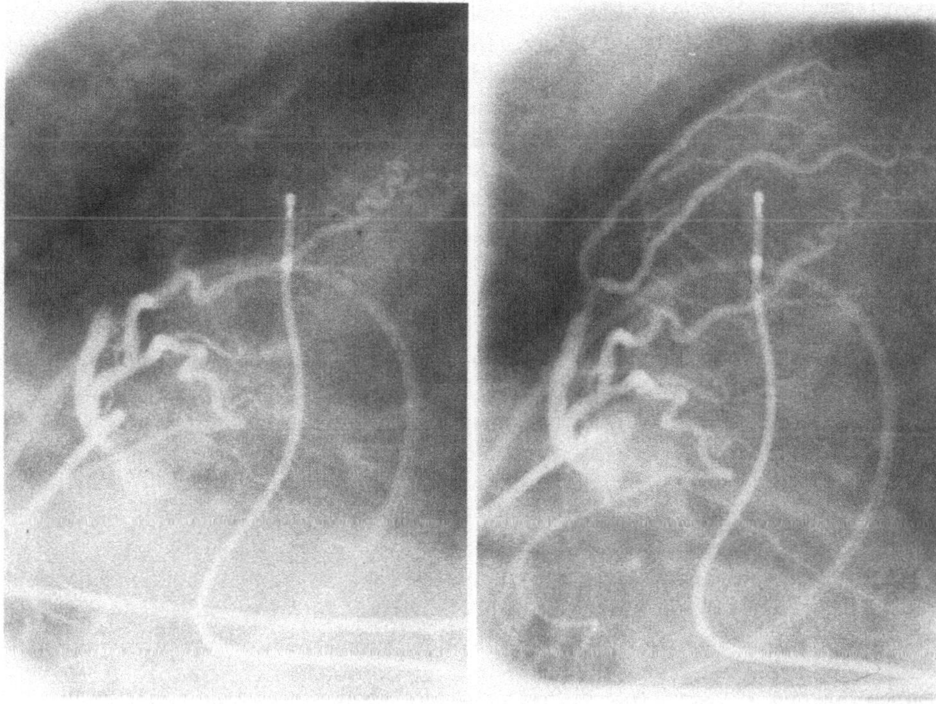

Abb. 4. LAD-Verschluß vor und nach intrakoronarer Lyse

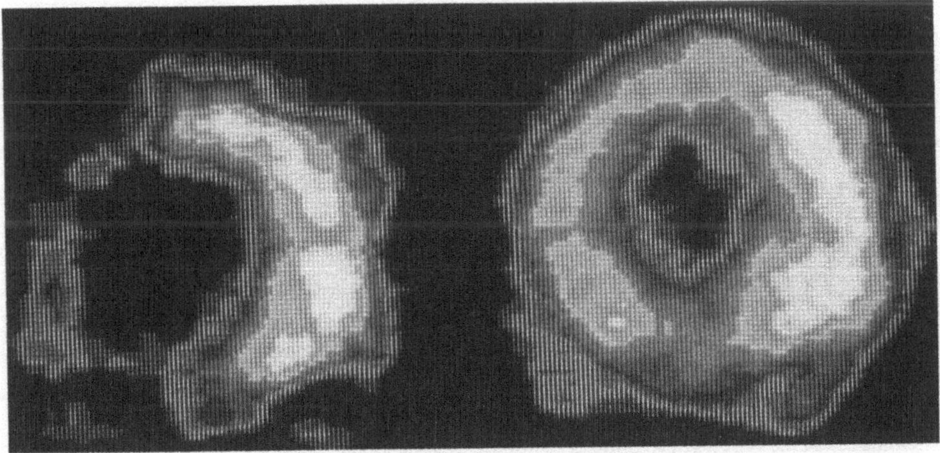

Abb. 5. Thalliumszintigramm vor und nach Lyse, das die Wiederherstellung der Myokardfunktion zeigt

Ein anderer Koronarsklerosetyp mit multilokulärem Gefäßbefund und hoher Progredienztendenz wird durch den Skleroseprozeß selbst verursacht. Risiken wie Hypercholesterinämie, Hypertriglizeridämien, Hypertonie sowie Zigarettenrauchen spielen v.a. in der 2.Gruppe eine besondere Rolle, können aber auch die 1.Gruppe ungünstig beeinflussen. Die 1.Gruppe mit überwiegendem Thrombosetyp hat sowohl spontan als auch nach entsprechender Behandlung demnach eine wesentlich bessere Prognose, wenn der 1.Herzanfall überlebt wird.

Die tägliche Praxis der Kardiologen zeigt nun, daß thrombusauflösende Maßnahmen mit der sog. Fibrinolyse das Infarktgeschehen nachhaltig beeinflussen können. Dafür können Abb.4 und 5 angesehen werden, die ich der Arbeitsgruppe Küblers verdanke.

Bereits früher wurde versucht, durch intravenöse Einspritzung fibrinolytischer Substanzen, nämlich von Streptokinase und Urokinase, Koronarthrombosen günstig zu beeinflussen. Die Ergebnisse waren nicht eindeutig. Durch die lokale Anwendung im Bereich der Koronarverschlüsse lassen sich unter Einhaltung bestimmter Kriterien die Verschlußsituationen bereinigen (Abb.4 und 5). Auch mittels direkter Katheterung auf perkutanem Wege kann man örtliche Verschlüsse beseitigen.

Weiterhin kann man, wie heute allgemein bekannt, mittels gefäßchirurgischer Maßnahmen und insbesondere mittels der Bypass-Chirurgie das Schicksal des Arteriosklerosenkranken nachhaltig verbessern. Schließlich verfügt der Arzt heute über Medikamente, deren günstige Wirkungen durch Langzeitbeobachtungen bewiesen sind. Hier sind zu nennen die Nitroverbindungen, die Betablocker, die Kalziumantagonisten, die Antiarrhythmika sowie blutplättchenwirksame Verbindungen.

Zusammenfassend kann gefolgert werden, daß der natürliche Ablauf der Arteriosklerose durch verschiedene Faktoren beeinflußt wird, von denen die meisten manipulierbar sind. Dies gilt für die krankheitsbegünstigenden Risikofaktoren wie Hypertonie, Lipidstoffwechselstörungen, Diabetes, massives Übergewicht und für Zigarettenrauchen. Hier müssen die primäre und sekundäre Prävention ansetzen. Konservative und chirurgische Verfahren können das Schicksal des Arteriosklerosekranken entscheidend verbessern und damit die Gangarten der Arteriosklerose nachhaltig beeinflussen. Die Arteriosklerose ist also nicht mehr ein schicksalhaftes Geschehen, dem der Einzelne wehrlos ausgeliefert ist.

Literatur

De Bakey M (1979) The development of vascular surgery. Am J Surg 137: 697–738
Bürger M (1960) Altern und Krankheit als Problem der Biomorphose, 4.Aufl. Thieme, Leipzig
Doerr W (1975) Arteriosklerose - Pathologische Anatomie. Langenbecks Arch Chir 339: 137–152
Doerr W (1983) Pathologisch-anatomische Definition der Arteriosklerose. Dtsch Ärztebl 80: 33–45
Greten H (1984) Wird das Herzinfarktrisiko durch Reduktion des Cholesterinspiegels gesenkt? Ergebnisse der LRC-Studie aus den USA. Dtsch Ärztebl 81: 24
Roskamm H, Gohlke H, Stürzenhofecker P et al. (1983) Der Herzinfarkt im jugendlichen Alter (unter 40 Jahren): Koronarmorphologie, Risikofaktoren, Langzeitprognose der Erkrankung und Progression der Koronargefäßsklerose. Z Kardiol 72: 1–11

Ross R (1981) Atherosclerosis: a problem of the biology of arterial wall cells and their interaction with blood components. Z Atheriosclerosis 1, p 293–311

Schettler G (1982) Verhütung der koronaren Herzkrankheiten: Zu den Empfehlungen der Weltgesundheitsorganisation (WHO). Dtsch Ärztebl 79: 36–44

Schettler G (1984a) Prävention und Regression der Arteriosklerose. Inn Med 11: 87–92

Schettler G (1984b) Der Mensch ist so jung wie seine Gefäße, 3. Aufl. Piper, München Zürich

Schettler G (1984c) Primäre und sekundäre Prävention der koronaren Herzkrankheit: Empfehlungen der Titisee-Konferenz der Internationalen Society and Federation of Cardiology (WHO). Dtsch Ärztebl 81: 7

Schettler G, Kohlmeier M (1983) Hyperlipidemia as a risk factor in early life. Prev Med 12: 803–805

Wissler RW (1983) Chairman's introduction to workshop on regression. In: Schettler G, Gotto AM, Middelhoff G, Habenicht AR, Jurutka KR (eds) Atherosclerosis VI. Springer, Berlin Heidelberg New York, pp 183–186

World Health Organization (1982) Report of a WHO Expert Committee: Prevention of coronary heart disease. Tech Rep Ser 678

Morphologie der intramuralen Koronararterien bei Herzhypertrophien*

G. Rahlf

Einleitung

Die normale und pathologische Anatomie der intramyokardialen kleinen Arterien und Arteriolen ist nur selten systematisch untersucht worden (Rahlf 1980). Diese Gefäßäste spielen jedoch für die Regulation der Blutversorgung des Myokards eine wichtige Rolle. Nur geringe Einengungen der Gefäßlumina durch eine Wandverdickung könnten schon wesentliche Einschränkungen der Koronarreserve bedingen (Strauer 1981).

James (1974, 1977, 1983) nimmt an, daß pathologische Veränderungen im intramyokardialen Gefäßbaum eine große funktionelle Bedeutung für die Durchblutung der spezifischen und nichtspezifischen Herzmuskulatur haben. Eine intramyokardiale Mikroarteriopathie (sog. „small vessel disease" oder „small coronary disease") soll Angina-pectoris-Anfälle auslösen, Reizbildungs- und Reizleitungsstörungen verursachen, Kardiomyopathien in Gang setzen und letztlich zu einem progressiven Herzversagen führen.

Betrachtet man beim Menschen Herzhypertrophien unterschiedlicher Genese, so lassen sich im wesentlichen 3 Hypertrophiegruppen abgrenzen, bei denen einer intramyokardialen Mikroarteriopathie eine Bedeutung beigemessen wird:

1. Druckhypertrophie beim Hypertonus,
2. Druck- oder Volumenhypertrophie bei erworbenen Klappenfehlern,
3. Herzhypertrophien bei primären oder sekundären Kardiomyopathien.

Literaturübersicht

Druckhypertrophie beim Hypertonus

Widersprüchliches und Gegensätzliches findet sich in morphologischen Untersuchungen an menschlichen Herzen über den Einfluß des Hypertonus auf die kleinen intramyokardialen arteriellen Gefäßäste (Tabelle 1). Nach genauerer Analyse der nachgewiesenen Gefäßschäden konnte offenbar auch kein einheitliches oder ähnliches Schädigungsmuster an den kleinen intramuralen Arterien oder an den Arteriolen festgestellt werden (Tabelle 2).

---

* Mit Unterstützung des SFB 89 Kardiologie Göttingen

Tabelle 1. Morphologische Untersuchungsergebnisse über den Einfluß einer arteriellen Hypertonie auf eine Schädigung kleiner intramuraler Arterien des menschlichen Herzens

Fördernder Einfluß		Fraglicher Einfluß		Kein Einfluß	
Gull u. Sutton	1872	Saphir et al.	1956	Jores	1904
Keith et al.	1928	Haerem	1969	Prym	1904
Horine et al.	1932			Fahr	1912
Levine	1934			Evans	1921
Odel	1940			Fishberg	1925
Linzbach	1947			Bell u. Clawson	1928
Kathke	1955			Fitzhugh	1930
Neubuerger u. Denst	1955			Pilcher u. Schwab	1933
Blumenthal et al.	1960			Wegelin	1944
Volkova	1961			Ueda	1962
Schwartz u. Mitchell	1962			Donomae et al.	1962, 1965
Naeye	1967			Ledet	1968
Sośnierz u. Wieczorek	1968			Knežević et al.	1970
Alavaikko et al.	1970			Perper et al.	1975
Benisch u. Wisniewski	1971				
Salyer u. Hutchins	1974				
Hatani	1977				
Factor et al.	1980				

Einlagerungen von fibroiden oder hyalin-fibroiden Substanzen zwischen Media und Adventitia beobachteten Gull u. Sutton (1872) in intramuralen Koronararterienästen von hypertrophierten Herzen bei „chronic Bright's disease with contracted kidney". Manchmal traten die Gefäßschäden sogar zuerst im Herzen auf. Der Schweregrad dieser Veränderungen korrelierte mit dem Herzgewicht. Morphometrische Messungen an kleinen intramuralen Koronararterien (30–100 µm) ergaben in einem untersuchten Herzen (Horine et al. 1932) bei sonst wenig auffälligen Gefäßen eine Zunahme der Wanddicke auf Kosten der Lumenweite. Einengung des Gefäßlumens durch eine „Sklerose oder Arteriosklerose" wertete Levine (1934) im Myokard von 27 Verstorbenen aus, von denen nur 3 einen nicht erhöhten diastolischen Blutdruck und 3 andere ein Herzgewicht von unter 500 g hatten. Ermittelt wurde eine verstärkte Lumenreduktion, eine detaillierte Beschreibung der Gefäßschäden erfolgte nicht. Über sklerotische Veränderungen mit starker Lumeneinengung, bei Intimaverdickungen und intimalen Längsmuskelpolstern mit oder ohne eingelagerten Lipoiden berichtete Linzbach (1947) in einer Analyse von hypertrophierten Herzen. Die Hypertrophie war jedoch nur z.T. Folge einer arteriellen Hypertonie. In 7 Herzen (4 genuine Hypertonien, 3 renale Hypertonien) fand Kathke (1955) in kleinen Arterien des Myokards Intimaverdickungen und -verfettungen, Aufspleißungen der inneren elastischen Membran, die ebenfalls verfettet sein konnte. Fetteinlagerungen wies auch die Media auf. Arterioläre Veränderungen entsprachen mit Wandhyalinose und Lipoidose einer typischen hypertensiven Arteriolosklerose. Als Hypertoniefolge betrachteten Blumenthal et al. (1960) Gefäßläsionen, die in mittleren und größeren intramyokardialen Arterien (70–500 µm) durch fibröse, fibroelastische oder plaqueartige Intimaverdickungen gekennzeichnet waren. Diese sog. hämodynamischen Schädigungen hatten sich in größeren Arterien (160–500 µm) 3mal häufiger als in kleinen Arterien (70–150 µm) manifestiert.

Tabelle 2. Gefäßveränderungen bei positiver Korrelation zwischen Hypertonie und intramyokardialer Mikroarteriopathie

Autoren		Morphologie
Gull u. Sutton	1872	Homogene Ablagerungen zwischen Media und Adventitia („arterio-capillary fibrosis = hyalin-fibroid changes")
Keith et al.	1928	Hypertrophie von Intima, Membrana elastica interna und Media
Horine et al.	1932	Wandverdickung Quotient $\dfrac{\text{Wand}}{\text{Lumen}} = 1:1,2$ (normal $1:2$)
Levine	1934	Lumeneinengungen durch Sklerose von Arterien und Arteriolen
Odel	1940	Endothelproliferation, Intimahyperplasie, Hypertrophie und Aufsplitterung Membrana elastica interna, Mediaverdickung, Medianekrosen, Adventitiafibrose
Linzbach	1947	Sklerose mit Lumeneinengung, Intimaverdickung, Polster mit Verfettung
Kathke	1955	Fibröse Intimapolster mit Verfettung, Verfettung Lamina elastica interna, Verdickung und Aufsplitterung Lamina elastica interna, diffuse Wandverfettung, Arteriolosklerose mit Wandlipoidose, Papillarmuskel frei
Blumenthal et al.	1960	Fibröse und fibroelastische Intimaverdickungen, Arterien > 70 µm, z. T. PAS-positiv
Volkova	1961	Geringe Myoelastose = Polsterbildung
Schwartz u. Mitchell	1962	Verdickung der Gefäßwände (nicht nur Papillarmuskel, auch Ventrikelwand)
Naeye	1967	Größere Diskordanz der Mediafläche, stärkere Kontraktion
Sośnierz u. Wieczorek	1968	Ödematöse Schwellung, Hyperelastose Intima und Media, Atrophie glatter Muskelzellen, Hyalinisierung der Gefäßwand
Benisch u. Wisniewski	1971	Mediale Längsmuskelpolster
Salyer u. Hutchins	1974	Sog. „glomoid lesions"

Bei subendothelialen hyalinen Verdickungen kleinster Arterien und der Arteriolen (20–60 µm) wurde auch eine diabetische Mikroangiopathie in Betracht gezogen. Myoelastosen in Form von exzentrischen, flachen Verdickungen oder Polsterbildungen mit z. T. vorhandenen glatten Muskelzellen wies Volkova (1961) in 48% der Hypertonieherzen nach. Nur bei 3% fand sie eine Hyalinose (Plasmorrhagie) einzelner intramyokardialer Arteriolen. Naeye (1967) ermittelte beim Hypertonus im Vergleich zu Kontrollen eine größere Diskordanz der Mediaflächen. Abhängig von sklerotischen Gefäßschäden kann die Media proximal der Sklerosezone eine Hypertrophie und distal eine Atrophie aufweisen. Beim Hypertonus waren außerdem intramyokardiale Arterien auch stärker als in Kontrollfällen kontrahiert. Nach den Befunden von Sośnierz u. Wieczorek (1968) sind bei renaler Hypertonie besonders Hyperelastosen der Gefäßwände verstärkt ausgebildet. Benisch u. Wisniewski (1971) versuchten, die Entwicklung von medialen Längsmuskelpolstern in intramuralen Arterien mit einer arteriellen Druckbelastung zu erklären.

Zwar konnten Factor et al. (1980) keine statistisch signifikanten Unterschiede von Gefäßschäden zu menschlichen Kontrollherzen feststellen, subjektiv hatten sie aber den Eindruck, daß intramurale vaskuläre Veränderungen (Kollagenvermehrung, PAS-positives Material und Proliferation von elastischen Lamellen) bei Druckhypertrophie mit und ohne Diabetes mellitus verstärkt auftraten.

Intimahyperplasien, Hypertrophien der Membrana elastica interna und eine Hypertrophie der Media wiesen Keith et al. (1928) in Herzen von Patienten mit maligner Hypertonie nach. Odel (1940) sah in der Intima Zellproliferationen, an der Membrana elastica interna Aufspleißungen und in der Media eine Zunahme der Zellkerne, wenn eine maligne Hypertonie vorgelegen hatte. Ganz andersartige intramurale Gefäßveränderungen, die Folge einer malignen Hypertonie sein sollen, beschrieben Salyer u. Hutchins (1974), als sie sog. „glomoid lesions", ähnlich den druckbedingten pulmonalen Gefäßschäden, fanden.

Somit wird nur in einer Untersuchung (Kathke 1955) die Arteriolosklerose als typische hypertensive intramyokardiale Gefäßschädigung herausgestellt. Folgt man den Untersuchungen von Ikeda (1952), so steht das Herz erst an 17. Stelle, wenn man die Organe nach der Stärke des Befalls durch eine Arteriolosklerose ordnet. Andere Untersucher (s. Tabelle 1), die sich mit der intramyokardialen Gefäßmorphologie beim Hypertonus beschäftigt haben, fanden nur unbedeutende oder gar keine Schäden an den Arteriolen.

Wenn beim Hypertonus Schäden an kleinen intramuralen Arterien gefunden wurden, so dominieren als Veränderungen Intimaverdickungen und Fibrohyperelastosen, jedoch keine eindeutigen Verbreiterungen der Media. Die Befunde von Horine et al. (1932) wurden schon 1933 von Pilcher u. Schwab durch morphometrische Bestimmungen der Wandstärke und der Weite des Gefäßlumens von kleinen intramuralen Koronararterien (äußerer Durchmesser 25–100 μm) nicht bestätigt. Obwohl der diastolische Blutdruckwert während des Lebens mindestens bei 110 mm Hg (14,7 kPa) lag, die Herzgewichte stark erhöht waren und zumeist auch schwere Augenhintergrundbefunde bestanden hatten, war es ihnen im Gegensatz zu anderen Organen nicht möglich, in den untersuchten 15 Herzen eine signifikante Verdickung der intramyokardialen Gefäßwände mittels des Quotienten Wanddicke/Lumenweite nachzuweisen.

Uneinigkeit besteht auch darüber, in welcher Schicht des Myokards die stärksten Veränderungen an kleinen Koronararterienästen auftreten. Kathke (1955) verweist ausdrücklich darauf, daß die Papillarmuskeln frei von pathologischen Gefäßveränderungen sind. In der Untersuchung von Levine (1934) sind in 14 von 27 Herzen die kleinen Koronararterien am stärksten im linken vorderen Papillarmuskel verändert. Schwartz u. Mitchell (1962) nahmen an, daß ein Hypertonus als Ursache für Wandverdickungen, elastische Hyperplasien sowie hyaline Degenerationen in kleinen intramuralen Koronararterien nur dann wahrscheinlich ist, wenn außer Papillarmuskelarterien auch kleine Arterien der Ventrikelwand betroffen sind.

Druck- oder Volumenhypertrophien bei erworbenen Herzklappenfehlern

Krehl (1890) untersuchte 10 hypertrophierte Herzen mit erworbenen Klappenfehlern der Aorta und/oder Mitralis. An kleinen Arterien, die im Myokard lagen, sah er vielfach Verdickungen der Wand, besonders der Intima, die Kernzahl der Mus-

Tabelle 3. Morphologie der Gefäßschäden im hypertrophierten Myokard nach erworbenen Klappenfehlern

Autoren	n		Gefäßmorphologie
Krehl	1890	10	Intimaverdickung mit Lumeneinengung, hyaline Umwandlung, linker Ventrikel > rechter Ventrikel Innen > Außen
Steiner et al.	1973	24	Intimale fibröse Proliferation, mukoides Ödem der Gefäßwand
Naeye u. Liedtke	1976	27	Proliferative Läsionen, Kollagenfaservermehrung, Verminderung der glatten Muskelzellen (Aa. 80–400 µm) Innen > Außen Papillarmuskel > Ventrikelwand

kelzellen war erhöht. In nicht wenigen Fällen bemerkte Krehl auch eine hyaline Umwandlung in den Gefäßwänden. Das Lumen dieser intramuralen Arterien war häufig verengt. Im allgemeinen hatten sich die arteriellen Gefäßschäden stärker und häufiger im linken als im rechten Ventrikelmyokard ausgebildet, dabei ließ sich eine Bevorzugung der inneren Schichten der linken Kammerwand feststellen (Tabelle 3). Beträchtliche Verbreiterungen des Bindegewebes begleiteten die Gefäßschäden nahezu konstant in den linken Papillarmuskeln. Krehl deutete die arteriellen Schäden als Ausdruck einer Endarteriitis. In 24 Herzen (Herzgewicht 200–570 g) mit infektiöser Endokarditis der linken Herzklappen lagen in 14 Herzen pathologische Veränderungen der kleinen intramyokardialen Arterien vor (Steiner et al. 1973). Intimale fibröse Proliferationen und ein mukoides Ödem der Gefäßwand standen im Vordergrund der Veränderungen. In jedem Fall waren die vaskulären Schäden mit Mikronarben vergesellschaftet. Naeye u. Liedtke (1976) beobachteten bei Aortenklappenstenosen eine Zunahme von sog. proliferativen Läsionen mit Kollagenfaservermehrung in kleinen intramuralen Gefäßen (80–400 µm). Gleichzeitig nahm dabei die Gefäßwandmuskulatur ab. Diese Gefäßschäden waren am geringsten in der subepikardialen Schicht und am stärksten in der subendokardialen Zone ausgebildet. Schon frühzeitig lagen Veränderungen in den Papillarmuskelarterien vor. Obwohl auch in Kontrollherzen diese Gefäßschäden im gleichen Prozentsatz auftraten, kamen Naeye u. Liedtke zu dem Ergebnis, daß bei Aortenstenosen die Abnahme der arteriellen Muskulatur ausgeprägter war.

Herzhypertrophien bei primären und sekundären Kardiomyopathien

Hypertrophe Kardiomyopathie

Bei der hypertrophen Kardiomyopathie liegt nicht nur eine ausgedehnte unregelmäßige Durchflechtung von Herzmuskelzellen oder -bündeln und eine Hypertrophie der Kardiozyten vor, es werden auch pathologische Veränderungen an kleinen intramuralen Arterien beschrieben (Tabelle 4). Intimale Proliferationen und z. T. schwere Mediahypertrophien sahen McReynolds u. Roberts (1975) in septalen Ar-

Tabelle 4. Lokalisation und Morphologie intramuraler arterieller Gefäßveränderungen bei hypertropher Kardiomyopathie

Autoren		n	Gefäßmorphologie
McReynolds u. Roberts	1975	32	Septale Arterien mit Intimaproliferation und/oder Mediahypertrophie (24/32 = 75% der Fälle)
James u. Marshall	1975	22	Septale Arterien mit Fibrose und Einengung (10/22 = 45% der Fälle)
Maron et al.	1979	7	Septale Arterien oder Arterien in Randzonen von Narben mit Intimaproliferation und/oder Mediahypertrophie (6/7 = 88% der Fälle)
Ferrans u. Rodriguez	1983	–	Septale Arterien mit Intima- und Mediaverdickung durch Bindegewebe, Hyperelastose, Vermehrung der Muskelzellen und Adventitiafibrose
Maron et al.	1983	14	Septale Arterien mit Intimaproliferation und/oder Mediahypertrophie (4/14 = 29% der Fälle)

terien sowie intramyokardialen Arterien der linken Ventrikelwand in nahezu 70% der Herzen mit hypertropher obstruktiver Kardiomyopathie. Eine Einengung der Gefäßlumina um mehr als 50% trat jedoch in keinem Fall auf. Nach Untersuchungen von James u. Marshall (1975), zeigen sich in etwa 50% der hypertrophen Kardiomyopathien im Septum fibrosierende Gefäßveränderungen, die bei Wandverdickung zu signifikanten Lumeneinengungen führen. James u. Marshall diskutieren, ob diese Gefäßschäden nicht als ein wichtiger Teilfaktor in der Pathogenese dieser ätiologisch nicht geklärten Herzerkrankung angesehen werden müssen. Bei 6 von 7 hypertrophen Kardiomyopathien mit transmuralem Herzinfarkt beobachteten Maron et al. (1979) abnorm wandverdickte und eingeengte intramurale Arterien, die besonders im septalen Myokard oder in Anlehnung an das Infarktareal nachweisbar waren. Ferrans u. Rodriguez (1983) glauben, daß intramyokardiale septale Mikroarteriopathien mit Intima- und Mediaverdickung bei Vermehrung von kollagenen Fasern, elastischem Material und glatten Muskelzellen sowie begleitender Adventitiafibrose Ursache für eine Dilatation bei hypertrophen Kardiomyopathien werden können. In 4 von 14 Hochleistungssportlern mit hypertropher Kardiomyopathie, die an einem plötzlichen Herzversagen starben, sahen Maron et al. (1983) bei der histologischen Aufarbeitung der Herzen abnorm wandverdickte intramurale Koronararterien mit eingeengten Gefäßlumina. Bei einem weiteren Athleten konnte eine fibromuskuläre Hyperplasie der Arterien im Sinus- und AV-Knoten festgestellt werden. Pathologische Veränderungen waren lichtmikroskopisch in dem Reizleitungsgewebe jedoch nicht erkennbar.

Bei 2 von 5 plötzlich verstorbenen Hochleistungssportlern mit konzentrischer idiopathischer Hypertrophie des linken Ventrikels lag eine isolierte stenosierende fibromuskuläre Hyperplasie der AV-Knotenarterie vor.

Alkoholische Kardiomyopathie

Für eine alkoholische Kardiomyopathie gibt es kein spezifisches morphologisches Substrat, makroskopisch und mikroskopisch entspricht sie einer dilatativen Kardiomyopathie; in wenigen Untersuchungen wird jedoch zusätzlich von einer „small vessel disease" berichtet (Tabelle 5). In 3 Herzen mit einer alkoholischen Kardiomyopathie und chronischer Herzinsuffizienz bei Herzgewichten von 500, 680 bzw. 750 g beobachteten Pintar et al. (1965) kleine Arterien mit subintimalen homogenen PAS-positiven Polstern, die das Lumen teilweise um 60% oder mehr einengen. Diese Gefäßschäden wurden als Ursache der myokardialen Fibrose angesehen. Bei 9 Fällen von chronischem Alkoholmißbrauch mit Kardiomegalie und Herzinsuffizienz ließen sich bei der mikroskopischen Untersuchung des Myokards pathologische arterielle Gefäßschäden mit PAS-positiven, polsterförmigen, gegen das Lumen vorspringenden Ablagerungen in der Media erkennen (Piza u. Burstin 1967). Factor (1976) untersuchte 9 Herzen von Verstorbenen mit bekanntem chronischem Alkoholmißbrauch (mittleres Lebensalter 36 Jahre, mittleres Herzgewicht 370 g, die Herzen waren in der Regel nicht dilatiert oder hypertrophiert). In intramuralen Arterien sah Factor in 48% ein Wandödem, 42% wiesen eine perivaskuläre Fibrose auf. Bei 36% der Gefäße zeigte sich eine Wandsklerose, subendotheliale PAS-positive Polster fanden sich bei 13% und entzündliche Gefäßinfiltrationen bei 11%. Abgeleitet wurde aus diesen Befunden eine primäre alkoholische „small vessel disease", die zu Durchblutungsstörungen des Myokards führen soll, aus der sich mit zunehmendem fibrösem Ersatz der Arbeitsmuskulatur die alkoholische Kardiomyopathie entwikkelt. Edmondson (1980) bestätigte diese Befunde an intramuralen Koronararterien bei alkoholischen Kardiomyopathien. 12mal häufiger als in Kontrollen sah Rose (1983) bei 25 verstorbenen Alkoholkranken mit Leberzirrhose und/oder chronischer Pankreatitis im Myokard ein vaskuläres Ödem, 13mal häufiger eine vaskuläre Fibrose, 2,4mal häufiger eine perivaskuläre Fibrose und 1,7mal häufiger Polster der Intima.

Familiäre Kardiomyopathie

Bei einer familiären Kardiomyopathie einer 21jährigen Frau, die an einer therapierefraktären Herzinsuffizienz verstarb, fanden Treger u. Blount (1965) in dem hypertrophierten und dilatierten 500 g schweren Herzen neben einer z. T. unregelmäßig breit entwickelten Fibrose des Herzmuskelgewebes auch einengende intramurale Gefäßschäden mit intimaler Verdickung und Mediahypertrophie (Tabelle 6). Diese Gefäßläsionen hatten sich besonders im linken Ventrikelmyokard ausgeprägt. Treger u. Blount diskutierten, daß die Gefäßschäden den myokardialen Veränderungen möglicherweise vorausgehen. Vergleichbare Befunde hatten auch Battersby u. Glenner (1961) in einem 550 g schweren Herzen eines 28jährigen Mannes und in einem 460 g schweren Herzen einer 39jährigen Frau mit familiärer Kardiomyopathie gefunden. In beiden Herzen fand sich eine extensive Vermehrung glatter Muskelzellen und von Bindegewebe in der Media kleiner Arterien, deren Lumen teilweise beträchtlich eingeengt war. Barry u. Hall (1962) beobachteten intramyokardiale stenosierende Mikroarteriopathien bei familiären Kardiomyopathien, die in 3 Fällen

Tabelle 5. Morphologische Veränderungen kleiner intramyokardialer Arterien bei sog. alkoholischer Kardiomyopathie

Autoren		n	Gefäßmorphologie
Pintar et al.	1965	3	Subintimale PAS-positive Polster
Piza u. Burstin	1967	9	Polsterförmige PAS-positive Mediaablagerungen
Factor	1976	9	Vasculäres Ödem, perivaskuläre Fibrose, vaskuläre Fibrose, subendotheliale PAS-positive Polster, entzündliche Infiltrate
Edmondson	1980	–	Vasculäres Ödem, perivaskuläre Fibrose, vaskuläre Fibrose, subendotheliale PAS-positive Polster, entzündliche Infiltrate
Rose	1983	25	Vaskuläres Ödem, vaskuläre Fibrose, perivaskuläre Fibrose, subendotheliale PAS-positive Polster

Tabelle 6. Intramyokardiale Mikroarteriopathie bei familiärer Kardiomyopathie

Autoren		n	Gefäßmorphologie
Battersby u. Glenner	1961	2	Vermehrung glatter Muskelzellen und von Kollagen (Media), Lumeneinengungen
Barry u. Hall	1962	3	Mediahypertrophie (Septum, linke Ventrikelwand)
Bishop et al.	1962	1	Intimahyperplasie
Treger u. Blount	1965	1	Intimale Verdickung, Mediahypertrophie

autoptisch dokumentiert werden konnten. Bei Herzgewichten bis 560 g waren im Septum und in der linken Ventrikelwand Arterien mit hochgradiger Mediahypertrophie nachweisbar. Die Bedeutung einer „small vessel disease" in der Pathogenese einer familiären Kardiomyopathie wurde herausgestellt. Auch in dem Fall einer 47jährigen Frau mit familiärer Kardiomyopathie sahen Bishop et al. (1962) in dem 510 g schweren Herzen neben einer Fibrose eine Einengung vieler kleiner intramuraler Arterien durch eine Intimahyperplasie.

Neuromuskuläre Kardiomyopathien

Eine Erkrankung kleiner intramyokardialer Arterien muß als wichtige Ursache für eine myokardiale Degeneration und Entwicklung einer Kardiomyopathie insbesondere bei der Friedreich-Ataxie und der progressiven Muskeldystrophie angesehen werden (James 1983) (Tabelle 7). Schon bei einem 6jährigen Jungen mit Friedreich-Ataxie sahen Nadas et al. (1951) intramurale Herzarterien mit Mediahypertrophie, Intimaproliferation und Lumeneinengung. Kleine Arterien mit einem Durchmesser von 100–300 μm, selten auch größere Gefäße, wiesen in einem hypertrophierten Herzen eines 19jährigen Mannes mit Friedreich-Ataxie eine Degeneration der Media, Intimahyperplasien und subendotheliale Ablagerungen von amorphem PAS-positiven Material auf (James u. Fisch 1963). Die Lumina wurden

Tabelle 7. Neuromuskuläre Kardiomyopathien und intramyokardiale Gefäßschäden

Autoren		n	Gefäßmorphologie
Friedreich-Ataxie			
Nadas et al.	1951	1	Mediahypertrophie, Intimaproliferation, Lumeneinengungen
James u. Fisch	1963	1	Degeneration Media, Intimahyperplasien, subendotheliale Ablagerungen, amorphes PAS-positives Material
Ivemark u. Thorén	1964	4	Subintimale Fibrosen
O'Brien et al.	1977	1	Fettbeladene, z. T. fibrosierte Intimaplaques
Progressive Muskeldystrophie			
James	1962	1	Granuläre und zystische Degeneration der Media, endotheliale Proliferation, Mediaeinblutungen
Hooey u. Jerry	1964	1	Untergänge von Muskelzellen der Media
Demany u. Zimmerman	1969	1	Endotheliale Proliferation, Lumeneinengung
Dystrophia myotonica			
Thomson	1968	1	Zystische Mediadegeneration, Intimaproliferation

mehr oder weniger eingeengt. Subintimale Fibrosen von intramuralen Herzarterien beschrieben Ivemark u. Thorén (1964) bei 4 Fällen mit Friedreich-Ataxie und Herzhypertrophien. In einem 620 g schweren Herzen eines 26jährigen Mannes mit Friedreich-Ataxie sahen O'Brien et al. (1977) im Myokard Arterien mit hochgradiger Atherosklerose. Die Intima war angefüllt mit fettbeladenen Makrophagen, einige Intimaverdickungen waren fibrosiert, die Veränderungen griffen z. T. auf die Media über. Nicht bestätigt wurden diese Befunde von Hewer (1969). In 16 histologisch untersuchten Herzen von Verstorbenen mit Friedreich-Ataxie sah Hewer nur bei 9% der Fälle (80 Arterien von 900) Lumeneinengungen um mehr als 50%. Traten pathologische Gefäßveränderungen auf, so lagen sie in der Regel in den Papillarmuskeln, die außerdem fibrosiert waren. Selbst bei schweren Kardiomyopathien fand Graham (1971) bei Friedreich-Ataxie keine pathologischen intramuralen Gefäßläsionen.

Eine granuläre und zystische Degeneration der Media, Einblutungen in die Media sowie endotheliale Proliferationen beobachtete James (1962) auch in Arterien des Reizleitungssystems bei einer Kardiomyopathie eines 19jährigen Mannes mit progressiver Muskeldystrophie. Untergänge der Muskelzellen der Media von intramuralen Arterien und Arteriolen sahen Hooey u. Jerry (1964) bei einem 55jährigen Mann. Eine eingeengte Sinusknotenarterie mit endothelialer Proliferation und zystischer Degeneration der Media fanden Demany u. Zimmerman (1969) bei einem 19jährigen Mann mit progressiver Muskeldystrophie, der an supraventrikulären Arrhythmien litt und an einer Herzinsuffizienz verstarb.

Nicht funktionell bedeutsame intramurale Arterienschäden mit intimaler Proliferation, Degeneration der Media und Adventitiafibrose lagen nach den Untersuchungen von Frankel u. Rosser (1976) bei 8 Fällen mit Duchenne-Muskeldystrophie vor. Eine zystische Mediadegeneration und Intimaverdickung intramuraler Arterien und hier besonders der Äste der AV-Knotenarterie sah Thomson (1968) auch bei einer 69jährigen Frau mit Dystrophia myotonica in einem 280 g schweren, nichthypertrophierten oder dilatierten Herzen. Keine Gefäßveränderungen hatten Örndahl et al. (1964) in 4 morphologisch untersuchten Herzen bei Dystrophia myotonica gefunden.

Akromegalie

Nach den Befunden von Lie u. Grossman (1980) wiesen bei Akromegalie 22% (6) der histologisch untersuchten Herzen eine „small vessel disease" auf. 4 der Verstorbenen mit intramuralen Gefäßschäden, die als proliferative Wandverdickung bezeichnet wurden und die keine Beziehung zu muskulären Narben erkennen ließen, litten an einer Hypertonie. Die Kardiomegalie war überwiegend proportional der Vergrößerung anderer Organe ausgebildet.

Eigene Untersuchungen

Ohne Kenntnisse der normalen Anatomie von kleinen intramuralen Koronararterienästen ist die Pathologie dieser Gefäße bei Herzhypertrophien nur schwer zu verstehen. Auf das bunte morphologische Bild und die Vielfalt von unterschiedlichen Wandstrukturen in kleinen intramuralen normalen Arterien hat Bucher mehrfach hingewiesen (1944, 1945, 1947). Nicht vorsichtig genug kann man nach Bucher in der funktionellen Bedeutung von verschiedenen arteriellen oder arteriolären Gefäßstrukturen sein, wie z. B. muskuläre Innenhautpolster, intimale epitheloide Zellen oder glomusartige Strukturen, die auch als Drosselvorrichtungen (Zinck 1940) oder Sphinktereinrichtungen (Hirsch 1945) interpretiert worden sind.

Normale Anatomie der kleinen intramuralen Arterien und Arteriolen

Wir unterscheiden im Myokard 2 arterielle Gefäßtypen, die sich in ihrem Wandaufbau grundsätzlich unterscheiden.

1. *Ventrikelwandarterientyp:* Kleine intramurale Arterien mit schmaler Intima, einschichtiger Lamina elastica interna, zirkulär um das Lumen angeordneten Muskelzellen der Media und lockerem adventitiellem Bindegewebe (Abb. 1).
2. *Papillarmuskelarterientyp:* Intramurale Arterien mit schmaler Intima, ein- bis zweischichtiger Lamina elastica interna, breiter Media, aufgebaut von gebündelten, in steilen Spiralen oder nahezu in Längsrichtung verlaufenden Muskelzellen. Das adventitielle Bindegewebe relativ breit ausgebildet und verdichtet (Abb. 2).

Papillarmuskelarterientypen dominieren in den Papillarmuskeln, selten finden sie sich auch in den Ventrikelwänden, im oberen Septum sind sie jedoch häufiger anzutreffen.

Je nach Kontraktionszustand des Myokards finden sich in der Trabekelschicht und im inneren Drittel des Wandmyokards kleine arterielle Gefäße mit einer Zwei- oder Dreischichtung der Media durch längs oder zirkulär angeordnete Muskella-

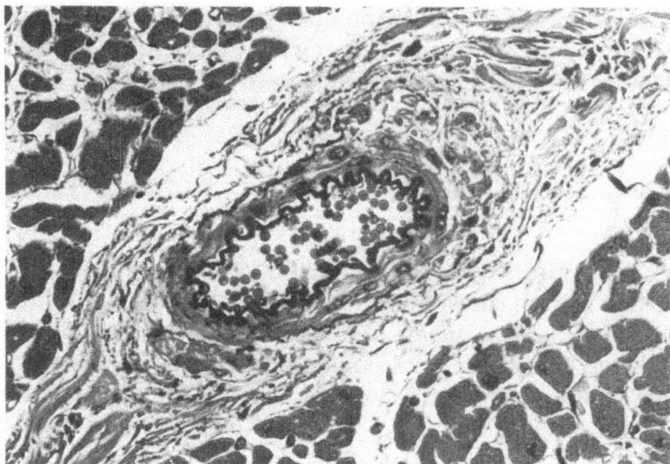

Abb. 1. Ventrikelwandarterie mit einschichtiger Lamina elastica interna und Ringmuskulatur der Media. HE-Elastica. Vergr. 400:1

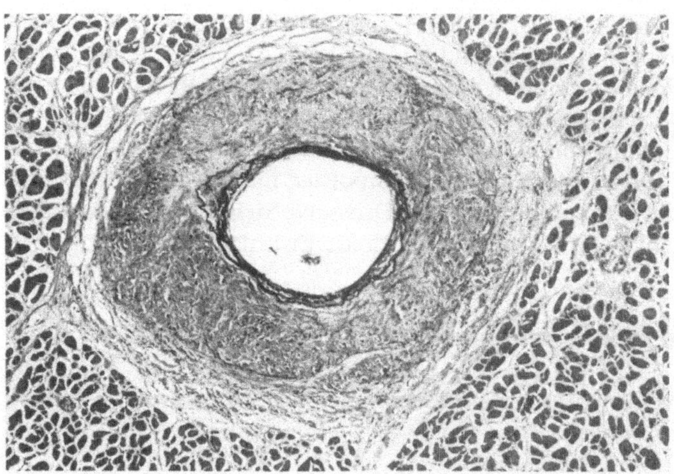

Abb. 2. Papillarmuskelarterie mit gering aufgespleißter Lamina elastica interna und breiter gebündelter Längsmuskulatur der Media. HE-Elastica. Vergr. 100:1

gen. In druckperfusionsfixierten Herzen können diese Gefäßwandstrukturen nicht mehr nachgewiesen werden.

Arteriolen weisen in Papillarmuskeln und in der Ventrikelwand eine Lage zirkulär angeordneter Muskelzellen, eine einschichtige Lamina elastica interna und eine ganz zarte Intima auf.

Pathologische Anatomie der kleinen intramuralen Arterien und Arteriolen

Pathologische Veränderungen können im wesentlichen degenerativer, entzündlicher, thrombotischer oder embolischer Natur sein. Im folgenden beschränken wir uns auf die degenerative intramyokardiale Mikroarteriopathie.

1. Ventrikelwandarterientyp: Kennzeichen sind mehr oder weniger in das Gefäßlumen vorspringende PAS-positive, elastikareiche Intimapolster mit oder ohne glatten Muskelzellen (Abb. 3). Die PAS-Reaktion ist abhängig von Basalmembranbestandteilen, die zwischen dem elastischen Material liegen.

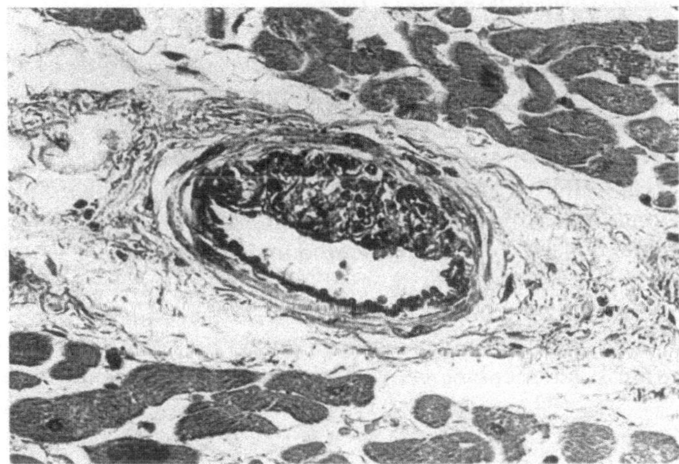

Abb. 3. Ventrikelwandarterie mit elastikareichem Intimapolster. HE-Elastica. Vergr. 250:1

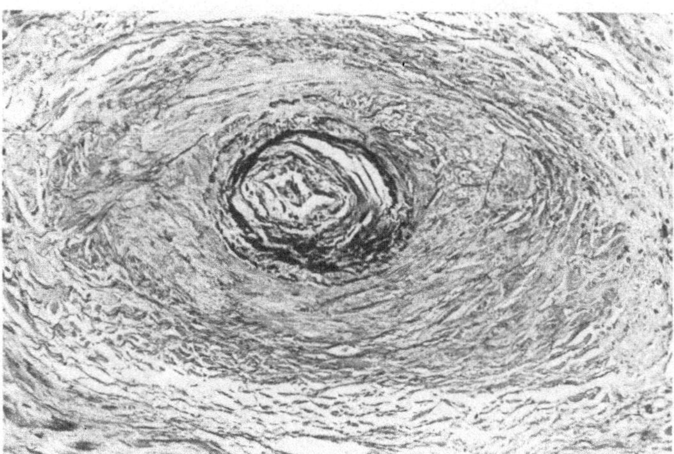

Abb. 4. Papillarmuskelarterie mit Fibrohyperelastose von Intima und Media. HE-Elastica. Vergr. 100:1

2. Papillarmuskelarterientyp: Fibrohyperelastosen von Intima und Media mit oder ohne Lumeneinengung bis zum vollständigen Umbau der Gefäßwand zu einem starren fibroelastischen Schlauch ohne nachweisbare glatte Muskelzellen sind die typischen degenerativen Veränderungen dieser Gefäße (Abb. 4). Das adventitielle Bindegewebe verbreitert sich.

In der Trabekelschicht oder im inneren Drittel des Wandmyokards sind häufiger beide Veränderungen miteinander verknüpft.

Häufigkeit und Schweregrad der degenerativen Gefäßschäden in totenstarren, nichtperfusionsfixierten Herzen

Die degenerative intramyokardiale Mikroarteriopathie ist am frühesten, häufigsten und stärksten in den linken Papillarmuskeln ausgeprägt, es folgen die linke Ventrikelwand und die rechten Papillarmuskeln, dann erst die rechte Ventrikelwand und zum Schluß die Vorhofwände rechts und links (Abb. 5).

Die Häufigkeit einer degenerativen intramyokardialen Mikroarteriopathie nimmt in den Wandarterien und Papillarmuskelarterien mit dem Alter zu (Abb. 6). Schon in der 1. Lebensdekade sind im linken Ventrikel 30% der Papillarmuskelarterientypen etwas degenerativ verändert. Erst in der 2. Lebensdekade beginnen sich geringe Veränderungen auch in den Ventrikelwandarterien zu entwickeln. Nach der 7. Lebensdekade findet sich in über 90% der linken Ventrikel in Wand- und Papillarmuskelarterientypen eine degenerative Schädigung.

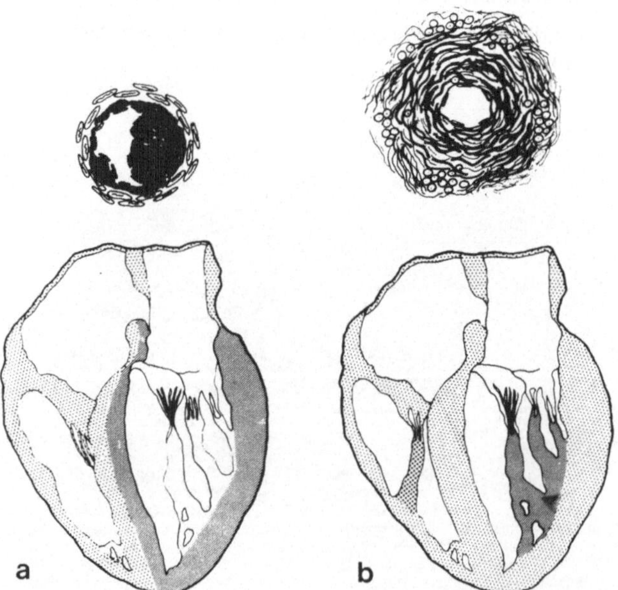

Abb. 5a, b. Verteilungsmuster einer degenerativen intramyokardialen Mikroarteriopathie (*dunkel* Gefäßschäden früher, häufiger und stärker ausgebildet). **a** Ventrikelwandtyp, **b** Papillarmuskeltyp

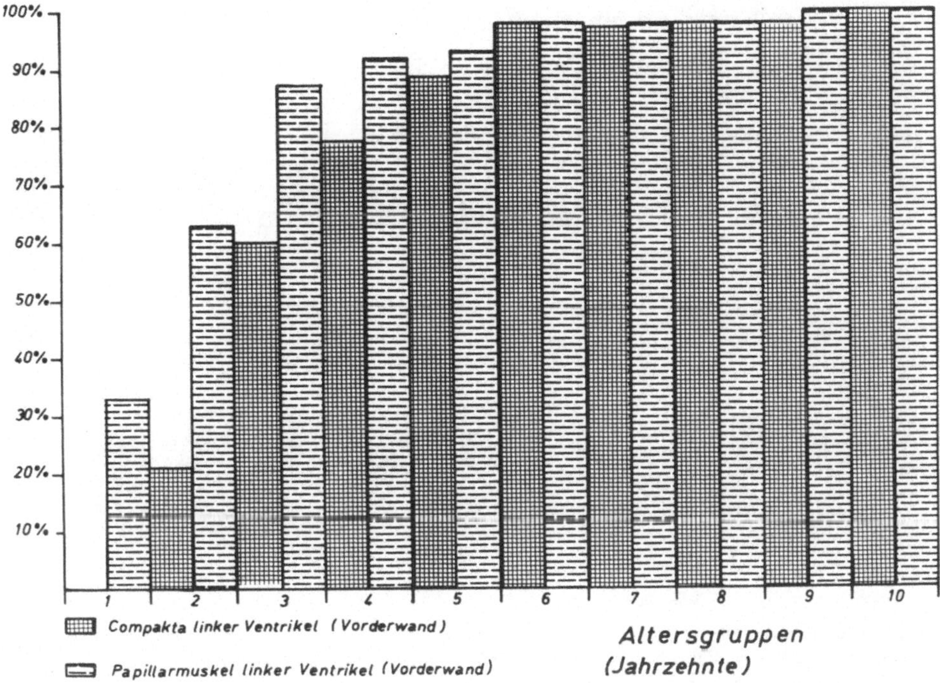

Abb. 6. Häufigkeit einer degenerativen intramyokardialen Mikroarteriopathie mit zunehmendem Lebensalter (1000 Herzen)

Unterteilt man semiquantitativ die Schädigung der Gefäße in leichte, mittlere und schwere Grade (s. Übersicht unten), dann treten schwere Veränderungen in den kleinen Wandarterien in der 7.–9. Lebensdekade bei 5–10% der Fälle auf, Papillarmuskelarterien sind dann jedoch schon bei 30–35% von diesem Schädigungsgrad betroffen (Abb. 7). Fortschreitende Gefäßschäden der Papillarmuskelarterien korrelieren mit einem zunehmenden Fibrosierungsgrad der Papillarmuskeln, auch wenn keine extramurale Koronararteriensklerose vorliegt.

Kriterien einer semiquantitativen Einschätzung von unterschiedlichen Schädigungsgraden der kleinen intramuralen Arterien und Arteriolen

negativ: keine degenerativen Gefäßveränderungen

leicht: <25% der arteriellen Gefäße mit degenerativen Gefäßschäden ohne wesentliche Einengung des Lumens

mittel: 25–50% der Gefäße mit degenerativen Gefäßschäden ohne wesentliche Einengung des Lumens oder <25% der Arterien mit degenerativen Gefäßschäden und Einengung des Lumens um mehr als 50%

schwer: >50% der Arterien mit degenerativen Gefäßschäden ohne wesentliche Einengung des Lumens oder >25% der Arterien mit degenerativen Gefäßschäden und Einengung des Lumens um mehr als 50%

---

158   G. Rahlf

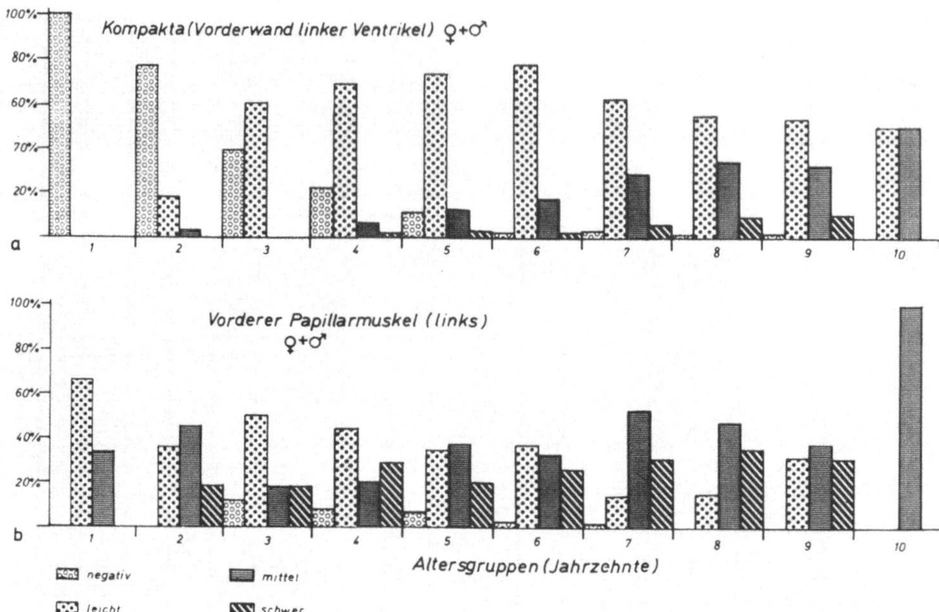

Abb. 7a, b. Häufigkeitsverteilung von unterschiedlichen Schweregraden einer intramyokardialen Mikroarteriopathie in Ventrikelwandarterien *(oben)* und Papillarmuskelarterien *(unten)* mit zunehmendem Lebensalter (1000 Herzen)

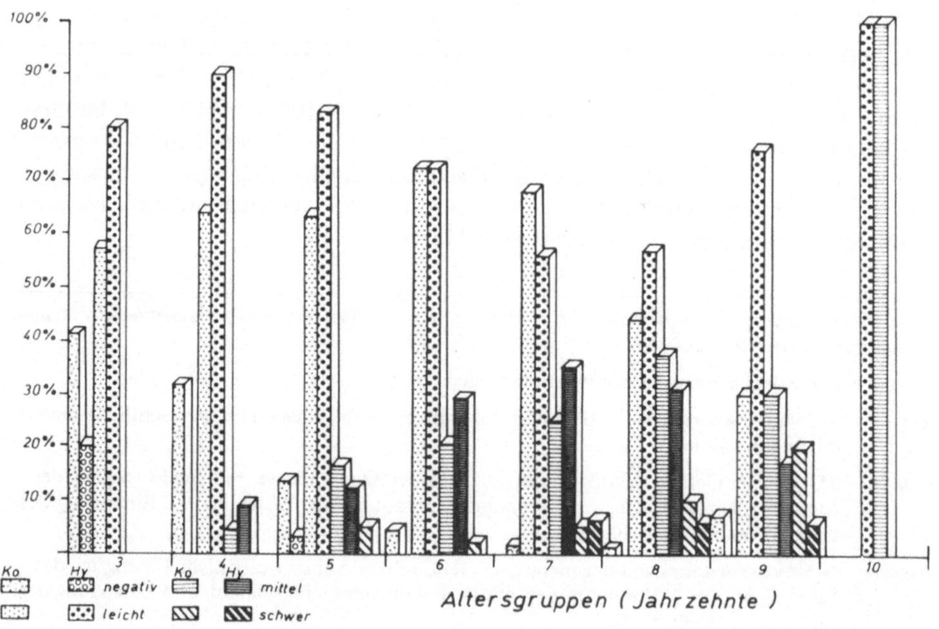

Abb. 8. Einfluß einer arteriellen Hypertonie auf degenerative Gefäßschäden im Myokard (totenstarre Herzen n = 239) *Ko* = Kontrolle, *Hy* = Hypertonus

Einfluß des Hypertonus auf intramyokardiale arterielle Gefäßschäden im totenstarren, nichtperfusionsfixierten Herzen

Bei 239 Verstorbenen war anamnestisch ein Hypertonus bekannt (diastolischer Druck ≥ 95 mm Hg (12,7 kPa), mehrfache Blutdruckmessung). Eine Verstärkung der Gefäßschäden in den Wandarterientypen der linken Ventrikelwand war im Vergleich zu den nicht hypertonen oder diabetischen Kontrollfällen nicht nachweisbar. Die Zunahme der Häufigkeit von geringen Gefäßläsionen in der 4. und 5. Lebensdekade und von geringen und mittleren Schädigungsgraden in der 6. und 7. Lebensdekade war statistisch nicht signifikant (Abb. 8). In den Papillarmuskelarterien dehnen sich die Gefäßschäden bei Hypertonikern von spitzennahen Abschnitten der Papillarmuskel auf die mittleren und basisnahen Abschnitte aus (Rahlf 1981 a). Eine typische Arteriolosklerose fanden wir äußerst selten, in einzelnen Herzen nur wenige Arteriolen und nie zirkulär das Gefäßlumen umziehend. Häufiger sahen wir hyaline Umwandlungen der arteriolären Gefäßwand, die sich in Spezialfärbungen als verdickte Lamina elastica interna entpuppte, aber auch dieser Befund war nicht typisch für eine arterielle Druckbelastung.

Häufigkeit und Schwere einer degenerativen intramyokardialen Mikroarteriopathie bei unterschiedlichen Hypertrophiegraden des linken Ventrikels

Keine Unterschiede in der Häufigkeit und im Schweregrad der degenerativen Gefäßläsionen waren nachweisbar, wenn in konzentrisch oder exzentrisch hypertrophierten linken Ventrikeln der Gefäßbefund mit Gefäßläsionen in nichthypertro-

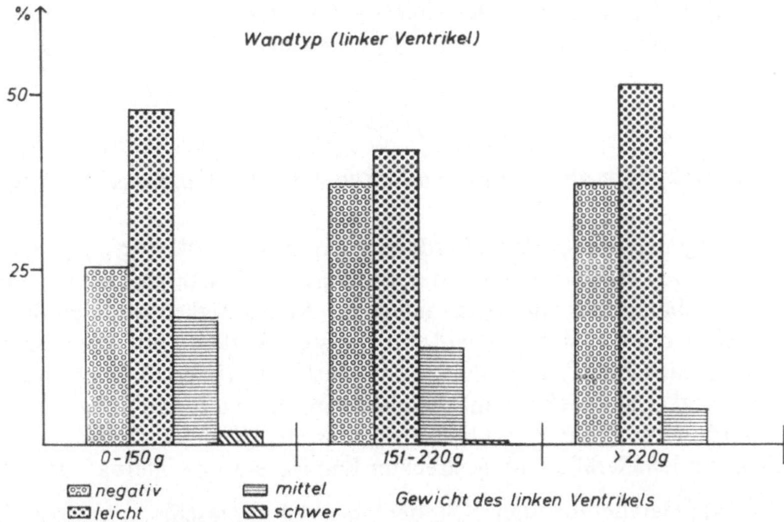

Abb. 9. Häufigkeitsverteilung unterschiedlicher Schweregrade einer degenerativen intramyokardialen Mikroarteriopathie der Ventrikelwandarterien bei zunehmender Gewichtsvermehrung der linken Ventrikelmuskulatur (427 Herzen)

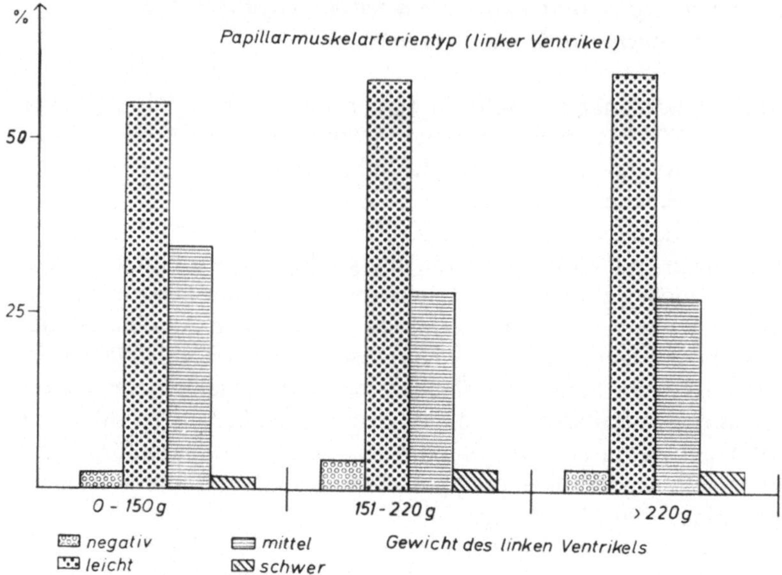

Abb. 10. Häufigkeitsverteilung unterschiedlicher Schweregrade einer degenerativen intramyokardialen Mikroarteriopathie der Papillarmuskelarterien bei zunehmender Gewichtsvermehrung der linken Ventrikelmuskulatur (427 Herzen)

phierten Herzen verglichen wurde (Abb. 9, 10). Dieses war insbesondere auch dann nicht der Fall, wenn wir das Alter der Verstorbenen berücksichtigten und hypertrophierte und nichthypertrophierte Herzen in einzelnen Altersgruppen miteinander verglichen (Rahlf 1981 b). Abhängig vom Hypertrophiegrad war jedoch auch bei Fehlen einer extramuralen Koronararteriensklerose eine zunehmende Fibrosierung des Papillarmuskelgewebes mit Ansteigen des linken Ventrikelgewichts zu beobachten.

Untersuchungen an druckperfundierten Herzen bei arterieller Hypertonie

Eine degenerative intramyokardiale Mikroarteriopathie ist in perfusionsfixierten Herzen wesentlich seltener als in totenstarren, nichtperfusionsfixierten Herzen nachweisbar, dieses gilt insbesondere für die Häufigkeit und den Stenosegrad von elastikareichen, PAS-positiven Intimapolstern in den Wandarterientypen.

Systematische Untersuchungen in perfusionsfixierten hypertonen, konzentrischen und exzentrischen Linksherzhypertrophien mit und ohne extramurale stenosierende Koronararteriensklerose ergaben im Vergleich zu Kontrollen in nahezu ideal runden Gefäßen mit gestreckter Lamina elastica interna (ideal runde Gefäße $\frac{U^2}{4 \cdot F} = 1$; Gefäße mit einem Quotienten $> 1,1$ ausgeschlossen) weder in Wandarterientypen noch in Papillarmuskelarterientypen einen Hinweis für eine Mediahypertrophie und/oder Mediahyperplasie. Die Wanddicken-Lumenweiten-Rela-

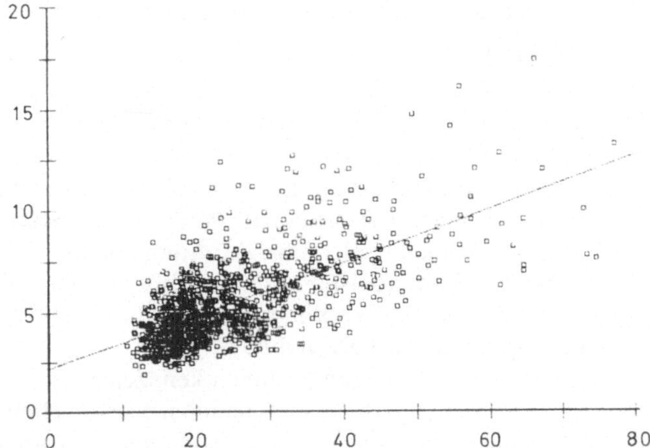

Abb. 11. Verhältnis von Mediadicke (y) zum äußeren Radius (x) intramuraler kleiner Arterien und Arteriolen der Ventrikelwände in normalgewichtigen Herzen (1093 Gefäße) Regressionsgerade $y = 2,2020 + 0,1309 \cdot x$ (Korrelationskoeffizient $r = 0,7$)

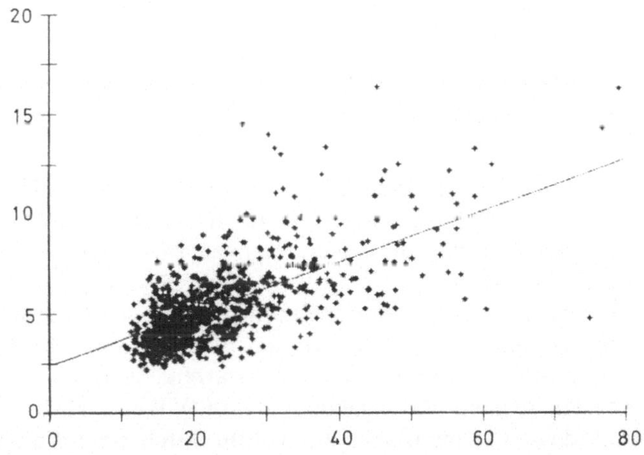

Abb. 12. Verhältnis von Mediadicke (y) zum äußeren Radius (x) intramuraler kleiner Arterien und Arteriolen der Ventrikelwände in druckhypertrophierten Herzen (924 Gefäße). Regressionsgerade $y = 2,4341 + 0,1298 \cdot x$ (Korrelationskoeffizient $r = 0,7$)

tion war auch in hypertrophierten Herzen ohne Koronararteriensklerose (16 Fälle) im Vergleich zu den Kontrollen nicht signifikant verändert (Abb. 11 und 12).

Degenerative intramyokardiale Mikroarteriopathie bei Herzhypertrophien nach erworbenen Klappenfehlern

Wir konnten weder eine Zunahme von Häufigkeit oder Stärke von degenerativen Gefäßschäden bei erworbenen Klappenfehlern finden noch waren wir in der Lage, andere hypertrophieabhängige Gefäßläsionen nachzuweisen.

Intramyokardiale Mikroarteriopathie und primäre oder sekundäre Kardiomyopathien

Schon in normalgewichtigen, aber auch in hypertrophierten Herzen sind im Septum dickwandige kleine Arterien nachweisbar, die dem Papillarmuskelarterientyp sehr ähneln oder ihm entsprechen. Sie zeigen mit zunehmendem Alter der Verstorbenen auch degenerative Schäden. Weder Gefäßtyp noch Form der Schädigung sind typisch für eine hypertrophe Kardiomyopathie.

PAS-positive Intimapolster treten in Wandarterien bei dilatativen Kardiomyopathien und bekanntem Alkoholabusus nicht häufiger oder schwerer als in altersentsprechenden Vergleichsherzen auf.

Degenerative Gefäßveränderungen kennzeichnen auch arterielle Gefäße bei familiären Kardiomyopathien und nehmen hier in Häufigkeit und Stärke genauso wie in Normalherzen mit dem Lebensalter der Verstorbenen zu. Dieses gilt auch für neuromuskuläre Kardiomyopathien (Rahlf et al. 1982). In Herzen von Akromegalen erhoben wir keinen Befund, der für eine eigenständige intramyokardiale Mikroarteriopathie spricht.

Funktionelle Bedeutung der intramyokardialen Mikroarteriopathie bei Herzhypertrophien

Polsterförmige Läsionen der Wandarterientypen sind in perfusionsfixierten Herzen selten so stark ausgeprägt, daß sie ohne gleichzeitige Veränderungen an den extramuralen Koronararterienstämmen zu Mikronekrosen oder Mikronarben führen können (Rahlf 1984). Selbst wenn diese Myokardschäden ausgebildet sind, müssen als Ursache noch vorübergehende Blutdruckschwankungen und ventrikuläre Tachyarrhythmien abgeklärt werden. Wie sehr man den Stenosegrad von Polstern in intramuralen Gefäßen an totenstarren, nichtperfusionsfixierten Herzen überschätzt, zeigt ein Rechenexempel von Wilkat u. Hort (1981). Ein kontrahiertes Gefäß, dessen Lumenfläche zur Hälfte durch ein Intimapolster eingenommen wird, würde nach Druckperfusion mit Verdopplung des Gefäßdurchmessers nur noch ein Polster aufweisen, das ein Achtel der Lumenfläche ausmacht. Ob die Reagibilität der Gefäße durch degenerative Schäden verändert wird, ist unklar. Wir sind überzeugt davon, daß eine degenerative intramyokardiale Mikroarteriopathie keine Angina-pectoris-Symptomatik, auch nicht bei Herzhypertrophien auslöst (Rahlf 1984).

Im Gegensatz zu tierexperimentellen Studien (Yomori et al. 1979) fanden wir in menschlichen Herzen keinen Beleg dafür, daß eine Einschränkung der Koronarreserve durch Mediahypertrophien und/oder Hyperplasien bedingt sein könnte. Studien an Herzen von jugendlichen Hypertonikern ohne Koronarsklerose müssen jedoch noch abgewartet werden.

Funktionelle Bedeutung messen wir den degenerativen Gefäßveränderungen in den Papillarmuskelarterientypen bei. Schon im nichthypertrophierten Herzen korreliert die Stärke der degenerativen Gefäßschäden mit einer zunehmenden Fibrosierung des Papillarmuskelgewebes, insbesondere eine diffuse Fibrosierung ist eng an eine Schädigung der Papillarmuskelarterien mit einer mehr oder weniger ausgeprägten Lumeneinengung verbunden (Schwartz u. Mitchell 1962; Brand et al. 1969; Steer et al. 1977, 1979). Bei Herzhypertrophien ohne stenosierende extramurale Koronararteriensklerose wird der Fibrosierungsgrad noch verstärkt. Dieses kann nicht gleichgültig für die Funktion des AV-Klappenapparats sein (Arosemena et al. 1967). Wir meinen, daß bei Herzhypertrophien der verstärkte Untergang von Muskulatur und Ersatz durch Bindegewebe, der unabhängig von einer extramuralen Koronararteriensklerose abläuft und abhängig ist von einer degenerativen Mikroarteriopathie der Papillarmuskelarterien, eine wichtige Ursache für Papillarmuskeldysfunktion und relative Klappeninsuffizienz – insbesondere an der Mitralis ist (Rahlf 1981 c).

Schlußbetrachtung

1. Die normale Anatomie von Wandarterien und Papillarmuskelarterien ist unterschiedlich. Wandarterien weisen eine zirkuläre Muskulatur der Media auf. Papillarmuskelarterien sind durch eine breite Media gekennzeichnet, aufgebaut von gebündelter, in steilen Spiralen oder in Längsrichtung verlaufender Muskulatur.
2. Die pathologische Anatomie der degenerativen Gefäßschäden ist nur unter Berücksichtigung der Orthologie von intramuralen arteriellen Gefäßen verständlich.
3. Elastikareiche, PAS-positive Polster kennzeichnen die degenerative intramyokardiale Mikroarteriopathie in Ventrikelwänden, Fibrohyperelastosen von Intima und/oder Media sind typische degenerative Schäden der Papillarmuskelarterien.
4. Die degenerative intramyokardiale Mikroarteriopathie ist altersabhängig, in Papillarmuskelarterien früher, häufiger und stärker als in Wandarterien ausgebildet. Sie dominiert im linken Ventrikelmyokard.
5. Der Grad der Lumeneinengung wird im nichtperfusionsfixierten Herzen, besonders in Ventrikelwandarterien, überschätzt.
6. Herzhypertrophien verstärken nicht das Ausmaß einer degenerativen intramyokardialen Mikroarteriopathie.
7. Weder bei Herzhypertrophien nach arterieller Hypertonie noch nach erworbenen Klappenfehlern oder primären sowie sekundären Kardiomyopathien treten spezifische oder typische Gefäßschäden auf, die funktionell bedeutsam werden.
8. Eine hypertensive Arteriolosklerose ist im menschlichen Myokard äußerst selten ausgebildet.
9. Gefäßwandverdickungen mit veränderter Wanddicken-Lumenweiten-Relation sind in perfusionsfixierten druckhypertrophierten menschlichen Herzen nicht nachweisbar.
10. Eine Fibrosierung der Papillarmuskeln ohne gleichzeitig bestehende extramurale stenosierende Koronararteriensklerose ist abhängig vom Grad der intramyokardialen Mikroarteriopathie in den papillären Arterien.
11. Bei gleichem Grad einer degenerativen intramyokardialen Mikroarteriopathie ist im hypertrophierten Herzen ohne extramurale stenosierende Koronararte-

riensklerose die Fibrosierung der Papillarmuskeln ausgedehnter als in altersentsprechenden Kontrollherzen.

12. Funktionelle Bedeutung gewinnen degenerative Gefäßschäden, insbesondere in Papillarmuskelarterientypen, weil sie bei Herzhypertrophien ohne extramurale Koronararteriensklerose mit einer verstärkten Fibrosierung des Papillarmuskelgewebes einhergehen und damit Ursache für Papillarmuskeldysfunktionen oder relative Klappeninsuffizienzen werden können.

Literatur

Alavaikko M, Hirvonen J, Räsänen C (1970) Fatty change in papillary heart muscle and in its arterioles. Acta Pathol Microbiol Scand [A] 78: 458–472

Arosemena E, Moller JH, Edwards JE (1967) Scarring of the papillary muscles in left ventricular hypertrophy. Am Heart J 74: 446–452

Barry M, Hall M (1962) Familial cardiomyopathy. Br Heart J 24: 613–624

Battersby EJ, Glenner GG (1961) Familiar cardiomyopathy. Am J Med 30: 382–391

Bell ET, Clawson BJ (1928) Primary (essential) hypertension: A study of four hundred and twenty cases. Arch Pathol 5: 939–1002

Benisch MB, Wisniewski M (1971) Muscular cushions of intramyocardial arteries: Their relationship to coronary arteriosclerosis. Angiology 22: 304–310

Bishop JM, Campbell M, Jones EW (1962) Cardiomyopathy in four members of a family. Br Heart J 24: 715–725

Blumenthal HT, Alex M, Goldenberg S (1960) A study of lesions of the intramural coronary artery branches in diabetes mellitus. Arch Pathol 70: 27–42

Brand FR, Brown AL, Berge KG (1969) Histology of papillary muscles of the left ventricle in myocardial infarction. Am Heart J 77: 26–32

Bucher O (1944) Polsterbildungen in den Arterien des Myokards (Polsterarterien und Polsterkissen). Schweiz Med Wochenschr 74: 522–523

Bucher O (1945) Sondervorrichtungen an Kranzgefäßen. Schweiz Med Wochenschr 75: 966–969

Bucher O (1947) Über den Bau der Blutgefäße des menschlichen Herzens. Acta Anat (Basel) 3: 162–189

Demany MA, Zimmerman HA (1969) Progressive muscular dystrophy. Hemodynamic, angiographic and pathologic study of a patient with myocardial involvement. Circulation 40: 377–384

Donomae I, Matsumoto Y, Kokubu T et al. (1962) Pathological studies of coronary atherosclerosis especially of sclerosis of intramuscular coronary arteries. Jpn Heart J 3: 423–441

Donomae I, Matsumoto Y, Ueda E (1965) Significance of coronary arteriosclerosis in the intramuscular coronary arteries. Geriatrics 20: 179–193

Edmondson HA (1980) Pathology of alcoholism. Am J Clin Pathol 74: 725–742

Evans G (1921) A contribution to the study of arteriosclerosis with special reference to its relation to chronic renal disease. Q J Med 14: 215–282

Factor SM (1976) Intramyocardial small vessel disease in chronic alcoholism. Am Heart J 92: 561–575

Factor SM, Minase T, Sonnenblick EH (1980) Clinical and morphological features of human hypertensive-diabetic cardiomyopathy. Am Heart J 99: 446–458

Fahr T (1912) Zur pathologisch-anatomischen Unterscheidung der Schrumpfnieren nebst Bemerkungen zur Arteriosklerose der kleinen Organarterien. Frankf Z Pathol 9: 15–54

Ferrans VJ, Rodriguez ER (1983) Specifity of light and electron microscopic features of hypertrophic obstructive and nonobstructive cardiomyopathy. Qualitative, quantitative and etiologic aspects. Eur Heart J [Suppl F] 4: 9–22

Fishberg AM (1925) Anatomic findings in essential hypertension. Arch Intern Med 35: 650–668

Fitzhugh G (1930) A clinical and pathological study of chronic myocarditis. N Engl J Med 203: 201–208

Frankel KA, Rosser RJ (1976) The pathology of the heart in progressive muscular dystrophy: Epimyocardial fibrosis. Hum Pathol 7: 375–386

Graham GR (1971) Myokardiopathie bei Friedreichscher Ataxie. Verh Dtsch Ges Inn Med 77: 1400–1407

Gull WW, Sutton HG (1872) On the pathology of the morbid state commonly called chronic Bright's disease with contracted kidney („arterio-capillary fibrosis"). Trans R Med Chir Soc (Lond) 55: 273–326

Haerem JW (1969) Cushion-like intimal lesions in intramyocardial arteries of man. Acta Pathol Microbiol Scand 77: 598–608

Hatani H (1977) Angiographic, histochemic and histopathologic studies on the intramural coronary arteries in the infarcted heart. Acta Pathol Jpn 27: 511–526

Hewer R (1969) The heart in Friedreich's ataxia. Br Heart J 31: 5–14

Hirsch S (1945) Herzarteriolen, Arteriosklerose des Herzens und Autonomie des Koronarsystems. Schweiz Med Wochenschr 24: 539–541

Hooey MA, Jerry LM (1964) The cardiomyopathy of muscular dystrophy. Report of two cases with a review of the literature. Can Med Assoc J 90: 771–774

Horine EF, Weiss M, Beard MF (1932) Arteriolar studies in patients with hypertensive heart disease without hypertension. Am J Med Sci 184: 206–211

Ikeda M (1952) The distribution of arteriolosclerosis in the aged and its relation to hypertension. Acta Gerontol Jpn 23: 17–27

Ivemark B, Thorén C (1964) The pathology of the heart in Friedreich's ataxia; changes in coronary arteries and myocardium. Acta Med Scand 175: 227–237

James TN (1962) Observations on the cardiovascular involvement, including the cardiac conduction system, in progressive muscular dystrophy. Am Heart J 63: 48–56

James TN (1974) Diseases of the large and small coronary arteries. Arch Intern Med 134: 163–176

James TN (1977) Small arteries of the heart. Circulation 56: 2–14

James TN (1983) Myocarditis and cardiomyopathy: The panoramic nature of their etiology, pathogenesis, and clinical consequences, with special consideration of the involvement of the conduction system. In: Just H, Schuster HP (eds) Myocarditis cardiomyopathy. Springer, Berlin Heidelberg New York Tokyo, pp 25–62

James TN, Fisch C (1963) Observations on the cardiovascular involvement in Friedreich's ataxia. Am Heart J 66: 164–175

James TN, Mashall TK (1975) De subitaneis mortibus. XII. Asymmetrical hypertrophy of the heart. Circulation 51: 1149–1166

Jores L (1904) Über die Arteriosklerose der kleinen Organarterien und ihre Beziehungen zur Nephritis. Virchows Arch 178: 367–406

Kathke N (1955) Die Veränderungen der Coronararterienzweige des Myokards bei Hypertonie. Beitr Pathol Anat 115: 405–422

Keith NM, Wagener HP, Kernohan JW (1928) The syndrom of malignant hypertension. Arch Intern Med 41: 141–188

Knežević M, Knečević-Kirvak Š, Rode B (1970) Beitrag zur Kenntnis der Pathologie der intrapapillären Koronararterienästchen am linken Herzen. Verh Dtsch Ges Pathol 54: 348–355

Krehl L (1890) Beitrag zur Pathologie der Herzklappenfehler. Dtsch Arch Klin Med 46: 455–477

Ledet T (1968) Histological and histochemical changes in the coronary arteries of old diabetic patients. Diabetologia 4: 268–272

Levine V (1934) Myocardial changes in hypertension. Arch Pathol 18: 331–346

Lie JT, Grossman J (1980) Pathology of the heart in acromegaly: Anatomic findings in 27 autopsied patients. Am Heart J 100: 41–52

Linzbach AJ (1947) Mikrometrische und histologische Analyse hypertropher menschlicher Herzen. Virchows Arch 314: 534–594

Maron BJ, Epstein SE, Roberts WC (1979) Hypertrophic cardiomyopathy and transmural infarction without significant atherosclerosis of the intramural coronary arteries. Am J Cardiol 43: 1086–1102

Maron BJ, Epstein SE, Roberts WC (1983) Hypertrophic cardiomyopathy: A common cause of sudden death in the young competitive athlete. Eur Heart J [Suppl F] 4: 135–144

McReynolds RA, Roberts WC (1975) The intramural coronary arteries in hypertrophic cardiomyopathy. Am J Cardiol 35: 154

Nadas AS, Alimurung MM, Sieracki LA (1951) Cardiac manifestations of Friedreich's ataxia. N Engl J Med 244: 239–244

Naeye RL (1967) Arteriolar abnormalities with chronic systemic hypertension. A quantitative study. Circulation 35: 662–670

Naeye RL, Liedtke AJ (1976) Consequences of intramyocardial arterial lesions in aortic valvular stenosis. Am J Pathol 85: 569–580

Neubuerger KT, Denst J (1955) Les lésions artériolaires des piliers du cœur au cours du rhumatisme cardiaque chronique. Arch Anat Pathol 31: 76–81

O'Brien ET, Dajee H, Ward OC (1977) Friedreich's disease – a family study. Eur J Cardiol 6: 15–24

Odel HM (1940) Structural changes in the arterioles of the myocardium in diffuse arteriolar disease with hypertension group 4. Arch Intern Med 66: 579–602

Örndahl G, Thulesius O, Eneström S, Dehlin O (1964) The heart in myotonic disease. Acta Med Scand 176: 479–491

Perper JA, Kuller LH, Cooper M (1975) Arteriosclerosis of coronary arteries in sudden unexpected deaths. Circulation [Suppl III] 51/52: 27–33

Pilcher JF, Schwab EH (1933) Arteriolar changes in essential hypertension. Tex State J Med 28: 665–668

Pintar K, Wolanskyj BM, Gubbay ER (1965) Alcoholic cardiomyopathy. Can Med Assoc J 193: 103–107

Piza J, Burstin L (1967) Cardiopatia alcoholic. II. Estudio de 36 autopsias de alcoholicos cronicos. Arch Inst Cardiol Mex 37: 711–728

Prym P (1904) Über die Veränderungen der arteriellen Gefäße bei interstitieller Nephritis. Virchows Arch 177: 485–507

Rahlf G (1980) Intramyocardial microarteriopathy. Virchows Arch [A] 388: 289–311

Rahlf G (1981a) Microscopic pathology of intramural coronary arteries and arterioles of the left ventricle in arterial hypertension. In: Strauer BE (ed) The heart in hypertension. Springer, Berlin Heidelberg New York, pp 193–208

Rahlf G (1981b) Die kleinen intramuralen Arterien und Arteriolen im hypertrophierten Herzen. Herz Kreislauf 4: 164–171

Rahlf G (1981c) Relative AV-insufficiency – morphometric and morphologic investigation of the AV-valve apparatus. Thorac Cardiovasc Surg 29: 388–393

Rahlf G (1984) Die intramyokardiale Mikroarteriopathie und das Syndrom X. Herz Kreislauf 9: 441–450

Rahlf G, Fischer G, Bachmann M (1982) Die Kardiomyopathie bei hereditären neuromuskulären Erkrankungen. Verh Dtsch Ges Pathol 66: 400–410

Rose AG (1983) Diseases of the small coronary arteries. In: Silver MD (ed) Cardiovascular pathology, vol I. Churchill Livingstone, New York Edinbourgh London Melbourne, pp 441–467

Salyer WR, Hutchins GM (1974) Glomoid lesions in systemic arteries in malignant hypertension. Arch Pathol 97: 104–106

Saphir O, Ohringer L, Wong R (1956) Changes in the intramural coronary branches in coronary arteriosclerosis. Arch Pathol 62: 159–170

Schwartz CJ, Mitchell JRA (1962) The relation between myocardial lesions and coronary artery disease. Br Heart J 24: 761–786

Sośnierz M, Wieczorek M (1968) Morphological lesions of intramyocardial arteries in 100 cases examined post mortem. Pol Med J 7: 839–844

Steer A, Nakashima T, Kawashima T, Lee KK, Danzig MD, Robertson TL, Dock DS (1977) Small cardiac lesions: Fibrosis of papillary muscles and focal cardiac myocytolysis. Jpn Heart J 18: 812–822

Steer A, Lee SS, Stemmermann GN, Yamamoto T, Rhoads GG, Lee KK (1979) Autopsy study of small cardiac scars in Japanese men who lived in Hiroshima, Japan, and Honolulu, Hawai. Lab Invest 41: 538–545

Steiner I, Patel AK, Hutt MSR, Somers K (1973) Pathology of infective endocarditis. A postmortem evaluation. Br Heart J 35: 159–164

Strauer BE (1981) Koronare Mikrozirkulationsstörungen. Klin Wochenschr 59: 1125–1137

Thomson AMP (1968) Dystrophia cordis myotonica studied by serial histology of the pacemaker and conducting system. J Pathol 96: 285–295

Treger A, Blount SG Jr (1965) Familial cardiomyopathy. Am Heart J 70: 40–53

Ueda E (1962) Pathological studies of coronary atherosclerosis, especially of sclerosis of intramuscular coronary arteries. Med J Osaka Univ 13: 117–137

Volkova KG (1961) The arterioles of the myocardium in hypertension. Excerpta Med Sect 18 5/5: 688–689; Arch Pathol 22/II: 13–18
Wegelin C (1944) Über Arteriolosklerose im Myokard. Schweiz Med Wochenschr 74: 57–60
Wilkat U, Hort W (1981) Quantitative Untersuchungen über Stenosierungen von Arteriolen und kleinen intramuralen Arterien in menschlichen Herzen. Z. Kardiol 70: 721–728
Yomori Y, Mori C, Nishio T et al. (1979) Cardiac hypertrophy in early hypertension. Am J Cardiol 44: 964–969
Zinck HK (1940) Sondervorrichtungen an Kranzgefäßen und ihre Beziehung zu Coronarinfarkt und miliaren Nekrosen. Virchows Arch 305: 289–297

Risikospektrum zur Morphologie der Koronararteriensklerose

W.-W. Höpker

Einleitung und Problemstellung

Es entspricht der täglichen Beobachtung, daß die schweren Formen der Aorten-, Koronararterien- und Zerebralarteriensklerose meist mit mehreren (klinischen) Risikofaktoren vergesellschaftet sind. Auch die überwiegende Mehrzahl der Fälle mit peripheren Durchblutungsstörungen der unteren Extremitäten, mit Herzinfarkt und Hirninfarkt weisen klinische Risikofaktoren auf. Allerdings sind Beobachtungen geläufig, bei denen Herzinfarkte und auch sonstige vaskuläre Komplikationen anderer Organe beobachtet werden, ohne daß entsprechende klinische Risiken eruierbar sind (Höpker et al. 1977 b).

An der außerordentlichen Fruchtbarkeit und klinischen Relevanz des Risikofaktorenmodells für den Herz- und Hirninfarkt besteht kein Zweifel. Es muß jedoch hervorgehoben werden, daß dieses Modell ursprünglich (und in sämtlichen bisher bekanntgewordenen klinischen und epidemiologischen Studien) auf die Folgeerkrankungen der Arteriosklerose und nicht auf die arteriosklerotische Grunderkrankung abzielt. Das Modell entspricht somit einem handlungsbezogenen Konzept vaskulärer Spätkomplikationen verschiedener Organe, die jede für sich als späte und letzte Komplikation eines über Jahre gehenden Gefäßwandprozesses anzusehen sind. Außerdem ist zu berücksichtigen, daß auch für die (klinischen) Fälle mit Herzinfarkt (in der Altersgruppe der 30- bis 59jährigen Männer) nur einem Teil die erwartete und dem Modell entsprechende Risikofaktorenkonstellation zugrunde liegt (Hauss 1984). Bei etwa einem Drittel der Fälle (je nach Studie und insbesondere je nach beobachteten Altersklassen) sind klinische Risikofaktoren nicht nachweisbar (Oberwittler 1968).

Legt man - wie in der folgenden Studie - den autoptischen Befund zugrunde und stellt diesen in Parenthese zu den klinisch zuvor erhobenen Risikofaktoren, so sind methodische und insbesondere konzeptionelle Differenzen zu erwarten (Framingham Study: Feinleib et al. 1979). Unsere Fragestellung allerdings zielt nicht auf eine pragmatisch-vordergründige Handlungsanleitung oder eine mögliche Intervention, vielmehr steht die Erarbeitung eines pathogenetischen Konzepts im Vordergrund. So ist die Frage von Interesse, ob eine histogenetische Sequenz verschiedener Phänomene der Arteriosklerose eine Entsprechung in der jeweiligen Risikofaktorenkonstellation finden kann. Weiterhin erhebt sich die Frage, ob (ohne Berücksichtigung organbezogener Komplikationen) ein unterschiedliches Ausbreitungsmuster der Arteriosklerose unter gleichzeitiger Berücksichtigung der klinischen Risikofaktoren (Hort et al. 1977) evident wird.

Material und Methode

In die vorliegende Studie sind 144 Männer und eine gleichgroße Anzahl von Kontrollfällen 2 aufeinander folgender Sektionsjahrgänge des Pathologischen Instituts der Universität Heidelberg eingegangen. Der Gefäßstatus wurde nach einem einheitlichen Schema erhoben, von jeder der nachfolgend aufgeführten Gefäßlokalisationen wurde ein histologisches Präparat entnommen. Fälle, bei denen eine bekannte Ätiologie zu einer definierten Folgeerkrankung stand, wurden in der Studie nicht berücksichtigt (z. B. Leberzirrhose – Beziehung zum Alkohol; Bronchialkarzinom – Beziehung zum Rauchen). Die Erhebung der klinischen Daten erfolgte durch die Abteilung für klinische Sozialmedizin am Herzinfarktzentrum. Noch vor dem Ableben des Patienten wurden die klinischen Risikokriterien erfragt bzw. klinisch erhoben, entsprechende Befragungen wurden bei den Angehörigen und dem Hausarzt durchgeführt. Die fixierten Präparate wurden in Paraffin eingebettet, nach HE und EvG gefärbt und qualitativ befundet (Intimabefunde: Ödem, Atherom, Fibrose, Zerstörung der Lamina elastica interna).

Die Erhebungsbögen wurden elektronisch gespeichert und statistisch ausgewertet.

Für die Auswertung empfiehlt sich die Faktorenanalyse. Durch diese ist es möglich, eine Vielzahl von Variablen nach formalen Kriterien so zu gruppieren, daß sie einer systematischen Interpretation zugänglich sind. Unter gleichzeitiger Berücksichtigung der jeweiligen Irrtumswahrscheinlichkeit ergeben sich Vernetzungs- und Abhängigkeitsmuster. Die Vernetzung klinischer Risikofaktoren mit dem morphologischen Befund kann so deutlich gemacht werden.

Der Auswertung liegt die Hypothese zugrunde, daß der fortschreitende arteriosklerotische Gefäßprozeß je nach Schweregrad, Zeitdauer, Lokalisation, Einwirkung durch verschiedene Risikofaktoren u. a. ein möglicherweise unterschiedliches Bild aufweist. Die umschriebene Flüssigkeitseinlagerung in die Intima (Ödem; Abb. 1 u. 3) ist eines derjenigen Phänomene, welches relativ schnell entsteht und wohl nur über eine begrenzte Zeitdauer bestehen bleibt. Anders das zeitliche Verhalten des Atheroms (Abb. 1): Seine Genese ist gegenüber dem Ödem als längerfristiger einzustufen, vielleicht darf man davon ausgehen, daß das Atherom auch über längere Zeiträume als das Ödem bestehen bleibt. In ähnlicher Weise ist die Intimafibrose (Abb. 1 u. 2) einzuordnen. Möglicherweise handelt es sich um das narbige Ausheilungsstadium einer Vielzahl von Injurien, die im Laufe der Zeit die Intima getroffen haben. Ob hierbei der Weg über ein Intimaödem oder ein Atherom (oder vielleicht beide histologischen Phänomene) genommen wird, muß für den Menschen letztlich offenbleiben (Clarkson et al. 1984).

Ödem, Fibrose und Atherom der Intima sind raumfordernde und das Lumen des Gefäßes beengende Prozesse. Ihre Raumforderung ist nicht nur lumenwärts, sondern auch zur Peripherie hin gegen die Media gerichtet. Dies bedeutet, daß die physiologische Grenze zwischen Intima und Media, die Lamina elastica interna, relativ schnell und frühzeitig durch den jeweiligen Intimaprozeß gestört und auch zerstört werden kann (Abb. 4). Sind es tatsächlich diese Prozesse, die zur Zerstörung der Lamina elastica interna führen?

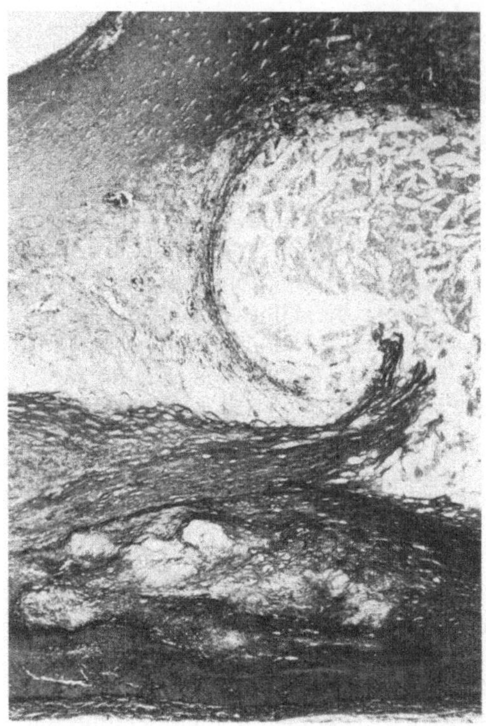

Abb. 1. CN 323/55; Ramus circumflexus dexter (4–6 cm). In der Tiefe der Intima gelegenes Atherom, das fibrosierte Anteile zerstört und rupturiert hat. An das Atherom angrenzend, aber auch in der Tiefe ein kernarmes Ödem. Beachte die oberflächlich intakte fibröse Deckplatte. EvG, Vergr. 25,2:1 (ohne Nachvergrößerung)

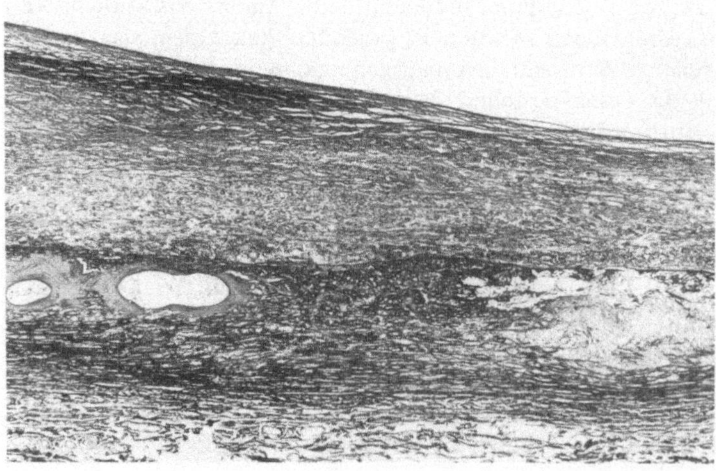

Abb. 2. CN 404/13; Bulbus caroticus rechts. Reizlose Intimafibrose bei überwiegend erhaltener Lamina elastica interna und intakter Media. Multifokale Verknöcherung der Media. EvG, Vergr. 40,3:1 (ohne Nachvergrößerung)

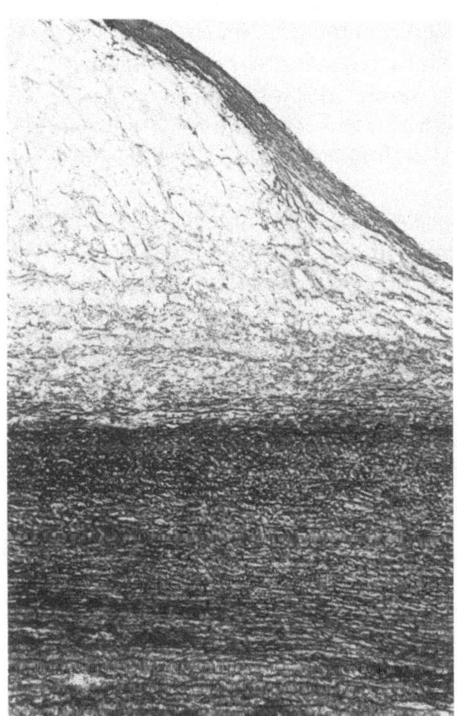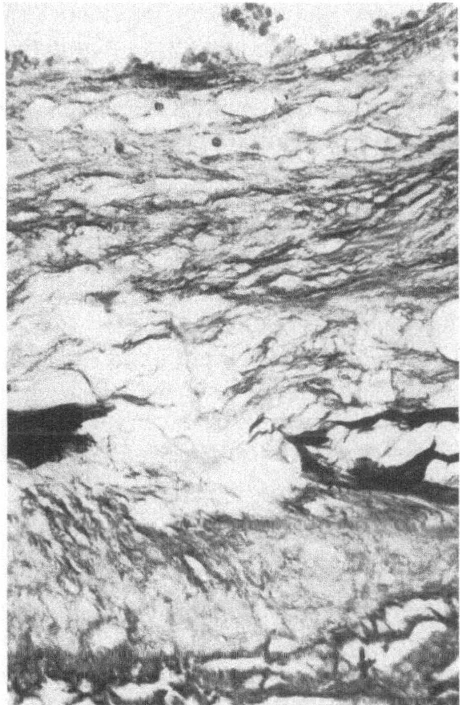

Abb. 3 *(links).* CN 355/17; Tripus Halleri. Zum Lumen hin raumforderndes Intimaödem (teilweise mit Schaumzellen) bei erhaltener fibröser Deckplatte und intakter Media. Lamina elastica interna nicht abgrenzbar. EvG, Vergr. 40,5:1 (ohne Nachvergrößerung). (Vgl. Höpker et al. 1977 c)

Abb. 4 *(rechts).* CN 217/36; A. basilaris. Zersplissene Lamina elastica interna, diese im Bereich eines umschriebenen Intimaödems rupturiert. Das Ödem hat die Media erfaßt. EvG, Vergr. 252:1 (ohne Nachvergrößerung). (Vgl. Höpker et al. 1977 c)

Ergebnisse

Die Tabellen sind so gegliedert, daß das klinische Risiko den verschiedenen morphologischen Befunden in der jeweiligen Lokalisation gegenübergestellt wird. Alter und Adipositas (als Maßstab der BROCA-Index) werden als somatisches Risiko bezeichnet, Diabetes mellitus, Hypertonie und Hyperlipidämie als klinisches Risiko, Rauchen als exponentielles Risiko. Als symptomatisches Risiko ist die Angina pectoris und die Claudicatio intermittens definiert. Unter „Herz" ist der makroskopische Sektionsbefund des Infarkts, des „sudden death" und das Herzgesamtgewicht verzeichnet. Histologische Präparate wurden von der Aorta (Aorta ascendens, Arcus aortae, Aorta abdominalis oberhalb und unterhalb des Tripus Halleri sowie Aorta abdominalis im Bereich der Bifurkation) entnommen. Außerdem wurden der Truncus brachiocephalicus, der Bulbus caroticus dextra und sinister berücksichtigt. Die Gefäßabgänge des Tripus Halleri, der A. mesenterica superior und der A. renalis (rechts) sind unter Abgänge der Aorta abdominalis zusammengefaßt.

Becken- und Beingefäße wurden von rechts entnommen (A. iliaca communis, A. iliaca externa, A. femoralis, A. poplitea, A. tibialis posterior, A. tibialis anterior). Das Präparat der A. pulmonalis stammt aus dem Bereich der Bifurkation. Jeweils 2 Abschnitte (für den Ramus circumflexus sinister nur ein Abschnitt) wurden aus dem Bereich der Koronargefäße entnommen. Als Hirngefäß wurde die A. basilaris befundet und vermessen.

Die Faktorenanalysen wurden in der Weise vorgegeben, daß sich jeweils 3 Faktoren (mit unterschiedlichem Variabilitätsanteil) ergeben. Die Summe der auf die einzelnen Faktoren entfallenden Variabilitätsanteile entspricht der Gesamtvariabilität (100%).

Für das *Ödem* (Tab. 1) zeigt sich, daß das klinische Risiko des Alters und das Rauchen mit dem Herzinfarkt und einer relativ stark ausgeprägten Arteriosklerose in sämtlichen peripheren Gefäßprovinzen in Faktor I einhergehen. Auffallend ist Faktor II (lediglich mit einem Variabilitätsanteil von 19,2%), welcher eine Bündelung ausschließlich der klinischen Risiken und der verschiedenen Herzbefunde – nicht aber der morphologischen Befunde der Koronargefäß- bzw. peripheren Strombahn – zeigt.

Faktor III (mit einem noch geringeren Variabilitätsanteil) korreliert mit dem Alter, dem Diabetes mellitus und einer starken Sklerose der Koronargefäße – die sonstigen peripheren arteriellen Gefäße sind nicht betroffen.

Das histologische Kriterium der *Fibrose* (Tab. 2) zeigt für den Faktor I (54,0% der Gesamtvariabilität) vergleichbare Ergebnisse. Die Fibrose der peripheren arteriellen Gefäße geht mit dem Alter einher, in diesem Faktor erscheint das Koronargefäßsystem nicht. Auch hier (in Faktor II mit 24,3% Gesamtvariabilität) eine auffallend starke Bündelung klinischer Risiken ohne entsprechende Korrelation fibrotischer peripherer arterieller Gefäßbefunde. Faktor III (mit einer Variabilität von 21,7%) zeigt, daß lediglich die Arteriosklerose mit einem Teil der klinischen Risikofaktoren korreliert.

Für das Kriterium des *Atheroms* (Tab. 3) ergeben sich andersgeartete Verhältnisse. Wie beim Ödem (Faktor I mit einem Anteil von 64,7%), so findet sich auch beim Atherom als klinisches Risikokriterium lediglich das Alter und das Rauchen, wobei das periphere Gefäßsystem insgesamt (jedoch ohne das Koronararteriensystem) reagiert. Auch hier ist die Hyperlipidämie negativ. Altersunabhängig indessen ist Faktor II (mit einem Anteil von 19,2%), wobei die Kumulation von Adipositas, Diabetes mellitus, Hypertonie und Hyperlipidämie (ohne Rauchen) mehr das Koronargefäßsystem als das periphere arterielle System betrifft. Alter und Hypertonie (Faktor III) mit einem Anteil von 16,1% bündeln mit dem Koronargefäßsystem.

Ödem, Atherom und Fibrose sind demnach Kriterien des arteriosklerotischen Prozesses, welche zum weit überwiegenden Teil ausschließlich altersabhängig sind. Erst mit weitem Abstand (jeweils als Faktor II bzw. Faktor III) stellen sich Formen der Arteriosklerose dar, welche das periphere arterielle System auf der einen Seite und das Koronargefäßsystem auf der anderen Seite jeweils in unterschiedlicher Koppelung an das Risikospektrum betreffen. Und: Insbesondere beim Ödem kristallisiert sich ein Bündel von klinischen Risikofaktoren heraus, welche ohne entsprechendes morphologisches Korrelat einhergehen.

Tabelle 1. Faktorenanalyse für das histologische Kriterium des „Intimaödems". Faktor I (mit 64,7% Variabilitätsanteil) beschreibt das Intimaödem in sämtlichen arteriellen Gefäßprovinzen mit Ausnahme des Koronargefäßsystems in Abhängigkeit von Alter und Rauchen. Alter und Diabetes mellitus korrelieren in Faktor III mit dem Ödem des Koronargefäßsystems. Erstaunlich ist, daß in Faktor II (mit 19,2% Variabilitätsanteil) die verschiedenen Risiken (einschließlich Effekte am Herzen) ohne Mitbeteiligung des morphologischen Intimabefunds bündeln

Variabilität [%]			64,7	19,2	16,1
			I	II	III
Risiko					
– somatisch:		Alter	■ ■	■	■
		Broca-Index		■	
– klinisch:		Diabetes mellitus		■	■
		Hypertonie		■ ■	
		Hyperlipidämie	– ■ ■	■ ■ ■	
– exponentiell:		Rauchen	■		
– symptomatisch:		Angina pectoris		■ ■ ■	
		Claudiocatio intermittens			
Herz		Infarkt	■	■ ■ ■	
		„sudden death"		■	
		Gesamtgewicht		■ ■	■
Aorta		Aorta ascendens	■		
		Arcus aortae	■ ■		
		Aorta abdominalis (1 cm oberhalb Tripus Halleri)	■ ■		
		Aorta abdominalis (3 cm unterhalb Tripus Halleri)	■ ■		
		Aorta-abdominalis-Bifurkation	■		
Abgänge der Aortenbögen		Truncus brachiocephalicus	■	■	
		Bulbus caroticus dexter			
Abgänge der Aorta abdominalis		Bulbus caroticus sinister	■ ■		
		Tripus Halleri			
		A. mesenterica superior			
		A. renalis	■ ■		
Becken- und Beingefäße (rechts)		A. iliaca communis	■		■
		A. iliaca externa			■
		A. femoralis	■ ■		
		A. poplitea	■		■ ■
		A. tibialis posterior	■ ■		
		A. tibialis anterior			
Lungenstrombahn		A. pulmonalis			■ ■
Koronargefäße		R. descendens anterior (1–3 cm)			■ ■
		R. descendens anterior (4–6 cm)			■ ■
		R. circumflexus sinister (1–3 cm)			■ ■
		A. coronaria dextra (1–3 cm)			■ ■
		A. coronaria dextra (4–6 cm)			■ ■
Gehirn		A. basilaris			

Ladungen: ≥ .20 = ■ ; ≥ .30 = ■ ■
≥ .50 = ■ ■ ■

Tabelle 2. Faktorenanalyse für das histologische Kriterium der „Intimafibrose". In Faktor I (Variabilitätsanteil 54%) findet sich die Intimafibrose für die meisten arteriellen Gefäßprovinzen (ohne Koronararteriensystem) mit Korrelation zum Alter. In Faktor II bzw. Faktor III ist das Koronargefäßsystem nicht bzw. nur vereinzelt betroffen, die klinischen Risiken bündeln untereinander unterschiedlich stark. Die Analyse belegt, daß die Intimafibrose eine unspezifische Reaktion der Intima ist, die wenig mit dem klinischen Risikospektrum gemein hat

Variabilität [%]		54,0 I	24,3 II	21,7 III
Risiko				
– Somatisch:	Alter	■ ■		— ■ ■
	Broca-Index			
– klinisch:	Diabetes mellitus		■ ■	
	Hypertonie		■ ■	
	Hyperlipidämie		■ ■	■ ■
– exponentiell:	Rauchen			■ ■
– symptomatisch:	Angina pectoris		■	■ ■
	Claudiocatio intermittens			■
Herz	Infarkt	■	■ ■ ■	
	„sudden death"		■	
	Gesamtgewicht		■ ■	■
Aorta	Aorta ascendens	■		■ ■
	Arcus aortae	■ ■ ■		■
	Aorta abdominalis (1 cm oberhalb Tripus Halleri)	■ ■		
	Aorta abdominalis (3 cm unterhalb Tripus Halleri)		■	■
	Aorta-abdominalis-Bifurkation	■		
Abgänge der Aortenbögen	Truncus brachiocephalicus	■ ■ ■		■
	Bulbus caroticus dexter	■ ■	■	
	Bulbus caroticus sinister	■ ■		■
Abgänge der Aorta abdominal	Tripus Halleri	■ ■	■	
	A. mesenterica superior	■ ■ ■		
	A. renalis	■ ■		
Becken- und Beingefäße (rechts)	A. iliaca communis	■		
	A. iliaca externa	■ ■		
	A. femoralis	■ ■	■	
	A. poplitea	■ ■	■	
	A. tibialis posterior	■ ■		
	A. tibialis anterior	■ ■		
Lungenstrombahn	A. pulmonalis	■ ■	■	
Koronargefäße	R. descendens anterior (1–3 cm)			
	R. descendens anterior (4–6 cm)			
	R. circumflexus sinister (1–3 cm)			
	A. coronaria dextra (1–3 cm)		■ ■	
	A. coronaria dextra (4–6 cm)		■	
Gehirn	A. basilaris	■		

Tabelle 3. Faktorenanalyse für das histologische Kriterium des Atheroms. In Faktor I (64,7% Anteil der Gesamtvariabilität) bündelt die altersabhängige Atheromatose der peripheren Gefäße (ohne Koronararteriensystem). Sie bündelt mit dem Rauchen (vgl. Tabelle 1). Alter und Hypertonie bestimmen das Bild der Atheromatose des Koronargefäßsystems (erstaunlicherweise ist die Hyperlipidämie nicht in diesem Faktor, sondern im Faktor II vertreten). Faktor II (mit 19,2% der Gesamtvariabilität) beschreibt für jüngere Patienten (Alter erscheint nicht) die an klinische Risiken gekoppelte Komplikation des Herzinfarkts. Dieser Faktor bestätigt das klassische Konzept der Risikofaktoren

Variabilität [%]		64,7 I	19,2 II	16,1 III
Risiko				
–somatisch:	Alter	■ ■		■
	Broca-Index		■	
– klinisch:	Diabetes mellitus		■	
	Hypertonie		■ ■	■
	Hyperlipidämie	— ■ ■	■ ■ ■	
– exponentiell:	Rauchen	■		
– symptomatisch:	Angina pectoris		■ ■ ■	
	Claudiocatio intermittens			
Herz	Infarkt	■	■ ■ ■	
	„sudden death"		■	
	Gesamtgewicht		■ ■	■
Aorta	Aorta ascendens			
	Arcus aortae	■ ■		
	Aorta abdominalis (1 cm oberhalb Tripus Halleri)	■ ■		
	Aorta abdominalis (3 cm unterhalb Tripus Halleri)	■	■ ■	
	Aorta-abdominalis-Bifurkation	■ ■	■	
Abgänge der Aortenbögen	Truncus brachiocephalicus	■ ■		■
	Bulbus caroticus dexter	■	■	
	Bulbus caroticus sinister	■ ■		
Abgänge der Aorta abdominalis	Tripus Halleri	■	■	
	A. mesenterica superior		■ ■	■
	A. renalis	■ ■		
Becken- und Beingefäße (rechts)	A. iliaca communis	■		■
	A. iliaca externa	■		
	A. femoralis	■ ■		■ ■
	A. poplitea	■		
	A. tibialis posterior	■	■	
	A. tibialis anterior	■		
Lungenstrombahn	A. pulmonalis			
Koronargefäße	R. descendens anterior (1–3 cm)		■	■ ■
	R. descendens anterior (4–6 cm)		■	■ ■
	R. circumflexus sinister (1–3 cm)		■	■ ■
	A. coronaria dextra (1–3 cm)		■ ■	■ ■
	A. coronaria dextra (4–6 cm)		■ ■	■ ■
Gehirn	A. basilaris		■	■ ■

Tabelle 4. Faktorenanalyse für den Befund der Zerstörung der Lamina elastica interna. Beide Formen der Zerstörung der Lamina elastica interna sind altersabhängig: Faktor I (mit 56,7% Variabilitätsanteil) betrifft das periphere arterielle System ebenso wie das Koronararteriensystem. Faktor II (mit 24,8% Variabilitätsanteil) betrifft überwiegend die Aorta und die Beingefäße (teilweise mit Abgängen). Das klinische Risikospektrum (Faktor III mit 18,5% der Gesamtvariabilität) bündelt nicht mit diesem histologischen Befund. Somit kann gefolgert werden: Der Zerstörungsprozeß der Lamina elastica interna ist unabhängig von den klinischerseits erhobenen Risiken

Variabilität [%]		56,7	24,8	18,5
		I	II	III
Risiko				
– somatisch:	Alter	■ ■	■	
	Broca-Index			■
– klinisch:	Diabetes mellitus			■ ■
	Hypertonie			■ ■
	Hyperlipidämie	– ■		■ ■
– exponentiell:	Rauchen			
– symptomatisch:	Angina pectoris			■ ■
	Claudiocatio intermittens			
Herz	Infarkt			■ ■ ■
	„sudden death"			■ ■
	Gesamtgewicht			■ ■
Aorta	Aorta ascendens		■ ■	
	Arcus aortae		■ ■	
	Aorta abdominalis (1 cm oberhalb Tripus Halleri)	■ ■ ■	■ ■	
	Aorta abdominalis (3 cm unterhalb Tripus Halleri)			
	Aorta-abdominalis-Bifurkation			
Abgänge der Aortenbögen	Truncus brachiocephalicus		■ ■ ■	
	Bulbus caroticus dexter	■ ■		
	Bulbus caroticus sinister		■	
Abgänge Aorta abdominalis	Tripus Halleri	■ ■	■	
	A. mesenterica superior	■		
	A. renalis	■	■ ■	
Becken- und Beingefäße (rechts)	A. iliaca communis	■ ■		
	A. iliaca externa	■ ■		
	A. femoralis	■ ■ ■		
	A. poplitea	■ ■ ■		
	A. tibialis posterior	■	■	
	A. tibialis anterior		■	
Lungenstrombahn	A. pulmonalis			
Koronargefäße	R. descendens anterior (1–3 cm)	■		
	R. descendens anterior (4–6 cm)	■ ■		
	R. circumflexus sinister (1–3 cm)	■ ■		
	A. coronaria dextra (1–3 cm)	■ ■		
	A. coronaria dextra (4–6 cm)	■ ■ ■		
Gehirn	A. basilaris	■ ■		

Tabelle 5 Zusammenfassende Faktorenanalyse ohne Berücksichtigung der Lokalisation. Das Atherom ist risikoabhängig; Ödem, Fibrose und Zerstörung der Lamina elastica interna sind zeitabhängig.

	Ödem	Atherom	Fibrose	Zerstörung der Lamina elastica
Alter	■ ■	■ ■	■ ■	■ ■
Broca-Index		■		
Diabetes mellitus	■	■ ■		
Hypertonie		■ ■		
Hyperlipidämie		■ ■ ■		
Rauchen	■	■		

Eingangs war die Frage gestellt worden, ob die Lamina elastica interna und deren Zerstörung als Sekundärphänomen bei fortschreitender Arteriosklerose einzustufen ist. In Tab. 4 stellt sich in Faktor I (56,7% der Gesamtvariabilität) ein altersabhängiger Faktor dar, der das Koronargefäßsystem und das periphere arterielle System in gleicher Weise betrifft. Ein 2. gleichermaßen altersabhängiger Faktor betrifft lediglich das periphere arterielle System. Und: Die klinischen Risiken (einschließlich Komplikationen des Herzens) bündeln untereinander ohne entsprechenden morphologischen Befund der Lamina elastica interna.

Werden klinische Risiken und morphologischer Befund unabhängig von der Lokalisation einander gegenübergestellt (Tab. 5), so fällt die Zeitabhängigkeit (Alter) aller histologischer Arteriosklerose-Kriterien auf. Die Bindung von Ödem und Atherom an das klinische Risikospektrum ist ein zusätzliches Phänomen, das Ödem könnte die frühen und fortschreitenden Phasen der Arteriosklerose kennzeichnen, die Fibrose die späten Phasen bzw. diejenigen nach Rückbildung.

Diskussion

Hort et al. (1977) haben 320 Herzen untersucht und den Grad der Lichtungseinengung des Koronargefäßsystems bestimmt. Die Autoren fassen ihr Ergebnis dahingehend zusammen, daß die stärksten Stenosen keine signifikanten Lokalisationsbesonderheiten unter dem Einfluß eines einzelnen Risikofaktors oder einer Faktorenkombination erkennen lassen. Allerdings muß hinzugefügt werden, daß die Auswertung jeweils statistisch deskriptiv und nur in einzelnen Fällen interpretativ (mit Angabe von Tests) gewesen ist. Eine multivariate Auswertung hatte nicht stattgefunden.

Eingangs wurde darauf hingewiesen, daß das Risikofaktorenkonzept unter klinisch-epidemiologischen Fragestellungen entwickelt wurde. So ist die Auswertung aus dem Bereich der Framingham-Studie (Feinleib et al. 1979) von besonderem Interesse, in welcher klinische Charakteristika (prämortal erhoben) dem autoptischen Befund gegenübergestellt werden. Auch hier kommen multivariate statistische Analysen zur Anwendung, wobei für Männer und Frauen erstaunlich divergierende Ergebnisse mitgeteilt werden (vgl. hierzu auch Höpker et al. 1977a, b). Der Schweregrad der Koronararteriensklerose korreliert mit der Hyperlipidämie, mit der Adipositas und der Hypertonie (als Maßstab wurde auch hier die Breite des linksventrikulären Muskelanschnitts verwertet).

Vergleichbar sind die Ergebnisse der Arbeitsgruppe um Tracy et al. (1979). Die Autoren unterscheiden Faktoren der Klasse A von solchen der Klasse B. Diese entsprechen etwa von uns beschriebenen Propagations- und Progressionsfaktoren der Arteriosklerose (Höpker et al. 1977c). Die 1981 gemachte Mitteilung (Tracy et al. 1979) beschreibt als Hauptursache der Hypertonie die Arterioarteriolosklerose zahlreicher parenchymatöser Organe.

Aus unseren Rechnungen geht hervor, daß (vom Ausbreitungsmuster und von der Projektion auf die klinischen Risikokriterien her gesehen) es 2 verschiedene Formen der Atheromatose geben muß. In ähnlicher Weise äußert sich Pearson et al. (1980), die 2 Formen der „fatty streaks" unterscheiden, solche, welche in eine Fibrose übergehen und solche, die im Stadium des Atheroms (offenbar mit wachsender Volumenzunahme) verbleiben. Aus unseren Ergebnissen kann hinzugefügt werden, daß der weit überwiegende Variabilitätsanteil der Atheromatose lediglich altersabhängig ist und nicht mit dem gegenwärtig bekannten klinischen Risikospektrum bündelt und (dies ist besonders wichtig) das Koronargefäßsystem nicht betrifft. Dem stehen 2 Formen der Atheromatose gegenüber, die in enger Weise das klinische Risikospektrum bündeln und praktisch das gesamte Gefäßsystem (einschließlich dem Koronargefäßsystem) betreffen. Jedoch gibt es einen hypertonieabhängigen Faktor, der alters- (und damit zeit-)abhängig ist und ausschließlich das Koronargefäßsystem schädigt.

Ähnlich sind die Ergebnisse der Oslo-Studie (Holme et al. 1981) zu interpretieren. Die dort mitgeteilten Ergebnisse (129 obduzierte Fälle aus 16 200 beobachteten Patienten) zeigen deutlich, daß in der Mehrzahl der Fälle nicht ein einziger Faktor, sondern die Kumulation verschiedener Risiken vorliegt. Als wichtigste Kumulationsfaktoren sind das Serumcholesterin und der Bluthochdruck aufgeführt.

Bendick et al. (1983) beschreiben als wichtigsten Prognosefaktor den Diabetes mellitus (Anzahl der Patienten: n = 274). Eine ähnliche Korrelation zur Pulmonalarteriensklerose, bezogen auf das klinische Risikospektrum, beschreiben Moore et al. (1982).

Unsere Ergebnisse ergänzen diese Mitteilungen. Wir können hinzufügen: Die verschiedenen histologischen Kriterien der Arteriosklerose bündeln nicht nur in unterschiedlicher Weise mit dem klinischen Risikospektrum, sie zeigen vielmehr deutlich differente Verlaufsformen des fortschreitenden Gefäßprozesses. Für Interventionsstudien (Epstein 1984) bedeutet dies, daß mit dem gegenwärtigen Risikofaktorenkonzept ein großer Teil (nicht aber die Gesamtheit) der Risikopatienten erfaßt werden kann.

In unseren Auswertungen ist das Kriterium des „sudden death" (innerhalb der ersten 24 h nach dem Auftreten der akuten Symptomatik verstorben) mitaufgenommen worden. Es fällt auf, daß dieses Kriterium nahezu ausnahmslos mit dem Kriterium des Herzinfarkts und des vermehrten Herzgesamtgewichts korreliert. – Aus epidemiologischer Sicht bestätigt Rissanen (1979) diesen Befund. Das von ihm erarbeitete Risikomodell für das Phänomen des „sudden death" beschreibt v. a. den Schweregrad der Koronararteriensklerose. Eine überaus subtile Untersuchung verdanken wir Roberts u. Jones (1979). 56 Patienten (mit „sudden death") wurden 56

Kontrollfällen gegenübergestellt. Segmentale Serienschnitte wurden vermessen und die Anzahl der stenosierten Segmente in der Untersuchungsgruppe denjenigen der Kontrollgruppe gegenübergestellt. Patienten mit „sudden death" zeigten hochsignifikant häufiger hochgradig stenosierte Koronararteriensegmente als die entsprechende Kontrollgruppe, unabhängig von der vorherigen Symptomatik der Angina pectoris, des vergrößerten Herzgewichts, des Todesalters, des Geschlechts und der Tatsache, ob zuvor ein Herzinfarkt abgelaufen war oder nicht. Auch für Frauen (Althoff 1977) finden sich ähnliche Ergebnisse (auch diese weisen bei „sudden death" eine exzessive Koronararteriensklerose auf).

Das morphologische Korrelat der Prinzmetal-Angina kann vielleicht darin gesucht werden, daß in einzelnen Segmenten des Koronargefäßsystemes nicht eine zirkuläre, sondern nur eine sektorförmige Atheromatose bzw. Sklerose besteht (Roberts et al. 1982). Entsprechende klinische Untersuchungen legen eine derartige Interpretation nahe. – In unseren Rechnungen ist das symptomatische Risiko jeweils eng mit dem übrigen klinischen Risiko, nicht aber mit dem Rauchen korreliert. Auch dieses entspricht der klinischen Erfahrung der gänzlich anders gearteten sog. Raucherpersönlichkeit (Roberts 1976; Höpker et al. 1978; Vieweg et al. 1979). Diese Beziehung zwischen Koronararteriensklerose und dem Auftreten eines Herzinfarkts ist zumindest teilweise auch quantitativer Natur (Roberts u. Jones 1980). So ist die Zahl der stenosierten Segmente des Koronararteriensystems bei transmuralen Herzinfarkten signifikant größer als bei entsprechenden Kontrollfällen und hängt nicht ab vom Todesalter, von dem Auftreten der Angina pectoris, von dem Vorliegen eines zuvor abgelaufenen Herzinfarkts und vom Herzgewicht. Doch sprechen auch diese Daten dafür, daß das pathophysiologische Konzept des Herzinfarkts differenzierter gesehen werden muß (Oliva 1981), wobei u. a. auch eine koronare venöse Hypertonie zu diskutieren ist (Thatcher et al. 1979).

Widersprüchlich sind die Angaben bezüglich des Rauchens und der Arteriosklerose. Die von Epstein (1984) zitierten Interventionsstudien sprechen dafür, daß das Rauchen bleibende morphologische Veränderungen am Koronargefäßsystem offensichtlich nicht induziert. Dies kann einerseits bedeuten, daß dem Rauchen morphologische Veränderungen (wie z. B. Ödeme, Fibrose, Atherom) am Koronargefäßsystem überhaupt nicht zukommen, andererseits jedoch auch, daß der überwiegende Teil der Gefäßveränderungen reversibel ist. Für beides scheint es Hinweise zu geben. Wichtig ist insbesondere, daß nach Raucherentwöhnung nach einer längeren Phase des Intervalls die Prognose bezüglich des Auftretens eines Herzinfarkts etwa gleichgroß ist wie bei der Nichtrauchergruppe. Ein solches Phänomen kann nur verständlich sein, wenn bleibende morphologische Veränderungen nicht ausgebildet oder aber diese rückbildungsfähig sind.

Schwere Formen der Aorten- und Koronararteriensklerose geben Strong u. Richards (1976) bei 1320 obduzierten Männern an. Eine multivariate Statistik wurde nicht durchgeführt, eine Vermessung der Gefäße erfolgte nicht. Differenzierter sind die Hinweise von Auerbach et al. (1976). Die von ihm untersuchten 1056 Männer zeigten entsprechend dem makroskopischen Befund eine starke Assoziation zwischen der Koronararteriensklerose und dem Rauchen, der mikroskopische Befund ließ jedoch nur eine Beziehung zwischen der fibrösen Intimaverbreiterung und dem Rauchen erkennen. Allerdings fand diese Arbeitsgruppe eine hochsignifikante Assoziation zwischen Rauchen und der Sklerose der intramuralen Koronargefäße.

Schwere und schwerste Formen der Arteriosklerose (mit Verkalkung) korrelieren hochsignifikant mit dem Zigarettenrauchen (Auerbach u. Garfinkel 1980). Diese Befunde entsprechen unseren Befunden (Faktorenanalyse für die Atheromatose und die Fibrose). Jedoch wurden Gefäßvermessungen nicht vorgenommen, eine multivariate Statistik erfolgte nicht.

Zusammenfassung

Erst die Kombination einer subtilen histomorphologischen Befundung mit einer differenzierten statistischen Interpretationsmethodik läßt den Nachweis zu, daß der arteriosklerotische Gefäßprozeß ein durchaus vielschichtiges Phänomen darstellt. So ist der morphologische Befund durchaus nicht monomorph – wie sooft dargestellt wird. Er ist jedoch in einer Weise vielschichtig, wie es durch die Anwendung einfacher statistischer Methoden nicht evident wird.

Das Auftreten des *Intimaödems* im Koronargefäßsystem ist lediglich vom Alter und der Hypertonie, nicht aber von den übrigen Risikokriterien abhängig. Dieser Befund steht im Gegensatz zu der Reagibilität des übrigen arteriellen Gefäßsystems. Ausbreitungs- und Projektionsmuster der *Intimafibrose* sind einerseits altersabhängig und andererseits nur bedingt auf das klinische Risikospektrum zu projizieren. Es liegt nahe, in dem Phänomen der Intimafibrose einen abgeschlossenen quasi stationären, evtl. narbigen Ausheilungszustand der Gefäßwand zu sehen. Die Analyse läßt zudem die Interpretation zu, daß möglicherweise noch unbekannte, jedoch zeitabhängige Einflußfaktoren (welche nicht mit dem bisher bekannten Risikospektrum identisch sind) das periphere arterielle System treffen können. Für die *Atheromatose* kristallisieren sich 3 verschiedene Formen heraus, die altersabhängig sind und das periphere arterielle System treffen, die zusammen mit dem überwiegenden Anteil des klinischen Risikospektrums das gesamte arterielle System einschließlich das Koronararteriensystem schädigen und letztlich in ausgeprägter Weise nur das Koronararteriensystem schädigen und mit der Hypertonie (einschließlich dem Herzgewicht) zeitabhängig zusammengehen. – Von besonderer Bedeutung ist, daß die Zerstörung der *Lamina elastica interna* mit dem bisher bekannten Risikospektrum nichts zu tun hat. Der Prozeß ist (differenzierbar für das koronare Gefäßsystem und das sonstige arterielle Gefäßsystem) lediglich zeit- und damit altersabhängig. Das Risikofaktorenkonzept erklärt morphologischerseits lediglich einen Teil des arteriosklerotischen Gefäßprozesses – ein großer Teil des Gesamtgeschehens bleibt (bei auffallender Alters- und damit Zeitabhängigkeit) unerklärt!

Literatur

Althoff H (1977) Der akute Koronartod bei jüngeren Frauen. Med Klin 72/44: 1871–1879
Auerbach O, Garfinkel L (1980) Atherosclerosis and aneurysm of aorta in relation to smoking habits and age. Chest 78/6: 805–809
Auerbach O, Carter HW, Garfinkel L, Hammond EC (1976) Cigarette smoking and coronary artery disease. A macroscopic and microscopic study. Chest 70/6: 697–705
Bendick PJ, Glover JL, Kübler TW, Dilley RS (1983) Progression of atherosclerosis in diabetics. Surgery 93/6: 834–838

Clarkson TB, Bond MG, Bullock BC, McLaughlin KJ, Sawyer JK (1984) A study of atherosclerosis regression in macaca mulatta. Exp Mol Pathol 41: 96–118

Epstein FH (1984) Koronare Herzkrankheiten – Epidemiologie 1984. Z Kardiol [Suppl 2] 73: 135–142

Feinleib M, Kannel WB, Tedeschi CG, Landau TK, Garrison RJ (1979) The relation of antemortem characteristics to cardiovascular findings at necrosy – The Framingham Study. Atherosclerosis 34/2: 145–157

Hauss WH (1984) Pathogenese der Koronarsklerose. Z Kardiol [Suppl 2] 73: 15–22

Holme I, Enger SC, Helgeland A et al. (1981) Risk factors and raised atherosclerosis lesions in coronary and cerebral arteries, statistical analysis from the Oslo study. Arteriosclerosis 1/4: 250–256

Höpker W-W, Nüssel E, Grühn G (1977 a) Bündelungsmuster der arteriellen Hypertonie. Virchows Arch [A] 374: 105–129

Höpker W-W, Nüssel E, Pasternak G, Hofmann W (1977 b) Koronararteriensklerose und Risikospektrum zur koronaren Herzkrankheit. Virchows Arch [A] 374: 131–156

Höpker W-W, Nüssel E, Prawitz R (1977 c) Propagations- und Progressionsfaktoren der Arteriosklerose. Virchows Arch [A] 374: 317–338

Höpker W-W, Nüssel E, Pasternak G (1978) Pathomorphologie des Herzens bei Angina pectoris. Med Welt 29: 8–15

Hort W, Moosdorf R, Kalbfleisch H, Köhler F, Milzner-Schwarz U, Frenzel H (1977) Postmortale Untersuchungen über Lokalisation und Form der stärksten Stenosen in den Koronararterien und ihre Beziehung zu den Risikofaktoren. Z Kardiol 66/7. 333–340

Moore GW, Smith RR, Hutchins GM (1982) Pulmonary artery atherosclerosis: Correlation with systemic atherosclerosis and hypertensive pulmonary vascular disease. Arch Pathol Lab Med 106/8: 378–380

Oberwittler W (1968) Anmerkung zur Interpretation der Framingham-Studie. Med Welt 19: 2478–2480

Oliva PB (1981) Pathophysiology of acute myocardial infarction. Ann Intern Med 94/2: 236–250

Pearson TA, Dillman JM, Solez K, Heptinstall RH (1980) Evidence for two populations of fatty streaks with different roles in the atherogenic process. Lancet II: 496–498

Rissanen V (1979) Sudden coronary death and coronary artery disease. A clinicopathologic appraisal. Cardiology 64/5: 289–302

Roberts WC (1976) The coronary arteries and left ventricle in clinically isolated angina pectoris: A necrosy analysis. Circulation 54/3: 388–390

Roberts WC, Jones AA (1979) Quantitation of coronary arterial narrowing at necropsy in sudden coronary death: Analysis of 31 patients and comparison with 25 control subjects. Am J Cardiol 44/1: 39–45

Roberts WC, Jones AA (1980) Quantification of coronary arterial narrowing at necropsy in acute transmural myocardial infarction. Analysis and comparison of findings in 27 patients and 22 controls. Circulation 61/4: 786–790

Roberts WC, Curry RC Jr, Isner JM, Waller BF, McMaunus BM, Mariani-Constantini R, Ross AM (1982) Sudden death in Prinetal's angina with coronary spasm documented by angiography. Analysis of three necropsy patients. Am J Cardiol 50/1: 203–210

Strong JP, Richards ML (1976) Cigarette smoking and atherosclerosis in autopsied men. Atherosclerosis 23/3: 451–476

Thatcher C, Cerra FB, Lajos TZ, Montes M, Siegel JH (1979) Coronary venous hypertension: A potentiator of myocardial ischemic injury. J Surg Res 26/1: 45–57

Tracy RE, Strong JP, Toca V (1979) Relationship of raised atherosclerotic lesions to fatty streaks in coronary heart disease and hypertension. Atherosclerosis 33/1: 125–140

Vieweg WV, Alpert JS, Johnson AD, Dennish GW, Nelson DP, Warren SE, Hagan AD (1979) Distribution and severity of coronary artery disease in 500 patients with angina pectoris. Cathet Cardiovasc Diagn 5/4: 319–330

Die Angiokardiographie als Methode zur Messung der linksventrikulären Hypertrophie beim Menschen

H. C. Mehmel

Die Diagnose und genauere Quantifizierung der linksventrikulären Hypertrophie beim Menschen war bis vor ca. 20 Jahren im wesentlichen nur postmortal durch die pathologisch-anatomische Untersuchung möglich. Die Kriterien, die das Elektrokardiogramm für eine linksventrikuläre Hypertrophie anbietet, genügen allenfalls für eine qualitative Beurteilung. Erst mit der Entwicklung der Herzkathetertechnik und besonders der Angiokardiographie wurden die Voraussetzungen für eine genauere In-vivo-Messung der linksventrikulären Volumina, der Wanddicke und der Muskelmasse geschaffen. Die wichtigsten Untersuchungen zur Ventrikelgeometrie und zur Messung komplexer Parameter, wie z. B. der Wandspannung, stammen u. a. von Dodge et al. (1966) und von Hood et al. (1968).

In zahlreichen Studien wurden verschiedene Ansätze zur angiokardiographischen Bestimmung der linksventrikulären Volumina und der Muskelmasse des linken Ventrikels und ihre Korrelation zu pathologisch-anatomischen Messungen untersucht. Nach den Arbeiten von Dodge et al. (1966) und Greene et al. (1967) hat sich die Reduktion der komplexen Ventrikelgeometrie auf ein Rotationsellipsoid am nützlichsten erwiesen.

Die größte und die kleinste Silhouette des linken Ventrikels, die in einem Angiokardiogramm in rechts-anteriorer Projektion ermittelt werden, dienen zur Bestimmung des enddiastolischen und endsystolischen Volumens. Auf diese Silhouetten werden die Berechnungen für ein Rotationsellipsoid angewandt. Die Längsachse (L) wird als Strecke zwischen dem aortomitralen Übergang und der Ventrikelspitze bestimmt. Für die Ermittlung der kurzen Achse (M) wird die Fläche (F) der Silhouette planimetriert und als $M = 4 \cdot F/\pi \cdot L$ errechnet. Das Volumen (V) beträgt dann $V = (\pi \cdot M^2 \cdot L)/6$.

Für die Bestimmung der Muskelmasse wird dann zu den Achsen L und M die aus dem Angiogramm bestimmte Wanddicke (h) addiert. Die Subtraktion des intrakavitären Volumens vom gesamten linksventrikulären Volumen ergibt die linksventrikuläre Muskelmasse. In praxi werden heute diese Berechnungen von Rechnern übernommen, die mit einem Ultraschalltablett, auf das die linksventrikulären Silhouetten aufgetragen werden, verbunden sind.

Als Beispiel für die gute Reproduzierbarkeit der Messungen sollen Abb. 1 und 2 dienen. Das 1. Bild zeigt die rechnergestützte Auswertung eines linksventrikulären Angiokardiogramms eines koronarkranken Patienten mit aufgehobener Wandbewegung im diaphragmalen Anteil. Die Austreibungsfraktion (EF), d. h. der Anteil des Schlagvolumens am enddiastolischen Volumen, ist ein Maß für die linksventrikuläre Funktion. Sie ist mit 0,39 deutlich vermindert. Die linksventrikuläre Muskel-

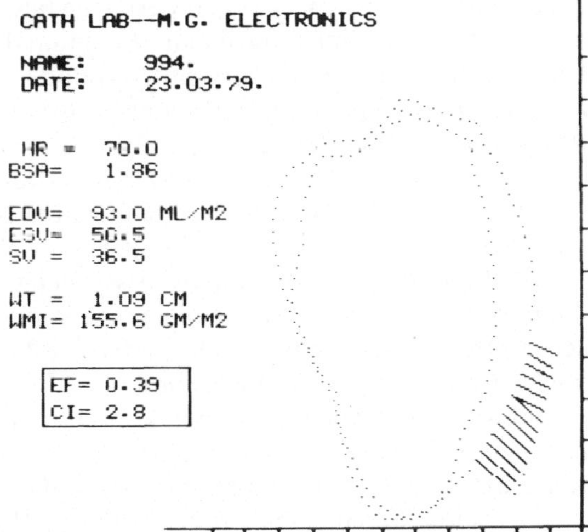

Abb. 1. Enddiastolische und endsystolische Silhouette des linken Ventrikels bei einem Patienten mit koronarer Herzkrankheit und Hinterwandakinesie. Die Abbildung zeigt einen Ausdruck nach rechnergestützter Auswertung. *HR* Herzfrequenz, *BSA* Körperoberfläche, *EDV* Index des enddiastolischen Volumens, *ESV* Index des endsystolischen Volumens, *SV* Schlagvolumenindex, *WT* Wanddicke, *WMI* Index der linksventrikulären Muskelmasse, *EF* Austreibungsfraktion, *CI* „cardiac index" (Herzzeitvolumen/m² Körperoberfläche)

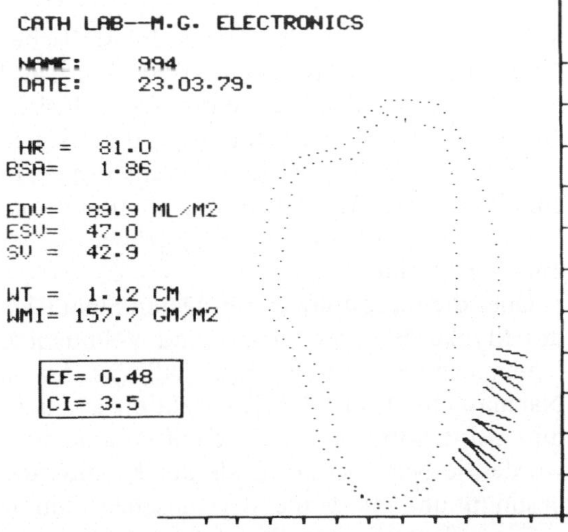

Abb. 2. Enddiastolische und endsystolische Silhouette des linken Ventrikels beim gleichen Patienten wie in Abb. 1 nach Gabe von 1,6 mg Nitroglyzerin sublingual. Die Akinesie der Hinterwand verbessert sich zur Hypokinesie. Die Austreibungsfraktion *(EF)* nimmt zu. Die Muskelmasse des linken Ventrikels *(WMI)* wird als fast identisch wie in der Abb. 1 gemessen (übrige Abkürzungen s. Abb. 1)

masse wird zu 156 g/m^2 Körperoberfläche bestimmt. Nach der Gabe von Nitraten verbessert sich die linksventrikuläre Funktion durch Abnahme von Vor- und Nachlast. Die Akinesie der Hinterwand vermindert sich zur Hypokinesie, die Austreibungsfraktion steigt auf 0,49. Die linksventrikuläre Muskelmasse beträgt 158 g/m^2; das bedeutet eine Differenz von weniger als 2% zwischen den beiden Messungen.

Die Normwerte liegen für das enddiastolische Volumen bei 70±20 ml/m^2 (±1 SD), für das endsystolische Volumen bei 24±10 ml/m^2, für die linksventrikuläre Muskelmasse bei 92±16 g/m^2 (Kennedy et al. 1966).

Mittels der Angiokardiographie lassen sich verschiedene Formen der linksventrikulären Hypertrophie unterscheiden: Die konzentrische Hypertrophie nach chronischer Druckbelastung bietet ein anderes Bild als die exzentrische Hypertrophie nach chronischer Volumenbelastung.

Um die Unterschiede zwischen konzentrischer und exzentrischer Hypertrophie genauer zu beschreiben, wurden linksventrikuläre Angiographien bei 8 Patienten mit Aortenstenose des Schweregrads III und bei 11 Patienten mit chronischer Volumenbelastung durch eine Aorteninsuffizienz III angefertigt. Die Herzfrequenz war in beiden Gruppen ähnlich. Der linksventrikuläre Spitzendruck war erwartungsgemäß bei den Patienten mit Aortenstenose mit 205±25 mm Hg höher als bei den Patienten mit Aorteninsuffizienz (150±22 mm Hg). Der Spitzendruck in der Aorta ascendens war dagegen in beiden Gruppen ähnlich (Aortenstenose: 121±19 mm Hg, Aorteninsuffizienz: 144±26 mm Hg). Der enddiastolische Druck war bei den Patienten mit Aortenstenose in der Tendenz höher (20±9 mm Hg) als bei Patienten mit Aorteninsuffizienz (15±9 mm Hg), was evtl. auf eine verminderte Dehnbarkeit des linken Ventrikels bei konzentrischer Hypertrophie nach Druckbelastung hinweisen könnte. Besonders das enddiastolische Volumen war bei den Patienten mit Aorteninsuffizienz größer (142±40 ml/m^2) als bei den Patienten mit Aortenstenose (77±37 ml/m^2). Die linksventrikuläre Muskelmasse zeigte in beiden Gruppen ein ähnliches Ausmaß der Hypertrophie an, sie betrug bei den Patienten mit Aortenstenose 180±84 g/m^2, bei den Patienten mit Aorteninsuffizienz 165±99 g/m^2. Die enddiastolische Wanddicke war allerdings mit 15±4 mm bei den druckbelasteten Ventrikeln signifikant (p<0,05) größer als bei den volumenbelasteten Ventrikeln mit 10±2,5 mm.

Über die morphologischen Daten hinaus lassen sich Einsichten in die Funktion des Myokards unter Druck- und Volumenbelastung gewinnen. Von zahlreichen Untersuchungen ist bekannt, daß das Ausmaß der Verkürzung umgekehrt zur Nachlast am Ende der Kontraktion ist. Bei den Patienten mit Druckbelastung durch eine Aortenstenose und mit Volumenbelastung durch eine Aorteninsuffizienz wurde die Nachlast am Ende der Kontraktion als endsystolische Wandspannung bestimmt und mit dem endsystolischen Volumen in Beziehung gesetzt.

Die endsystolische zirkumferentielle Wandspannung kann - wiederum unter Annahme eines Rotationsellipsoids - aus dem endsystolischen Druck, dem endsystolischen Volumen und der endsystolischen Wanddicke berechnet werden.

Bei den Patienten mit Aorteninsuffizienz besteht eine relativ enge Beziehung zwischen dem endsystolischen Volumen und der endsystolischen Wandspannung (Abb.3). Bei den Patienten mit Aortenstenose hingegen läßt sich keine gerichtete Beziehung zwischen dem endsystolischen Volumen und der endsystolischen Wandspannung erkennen.

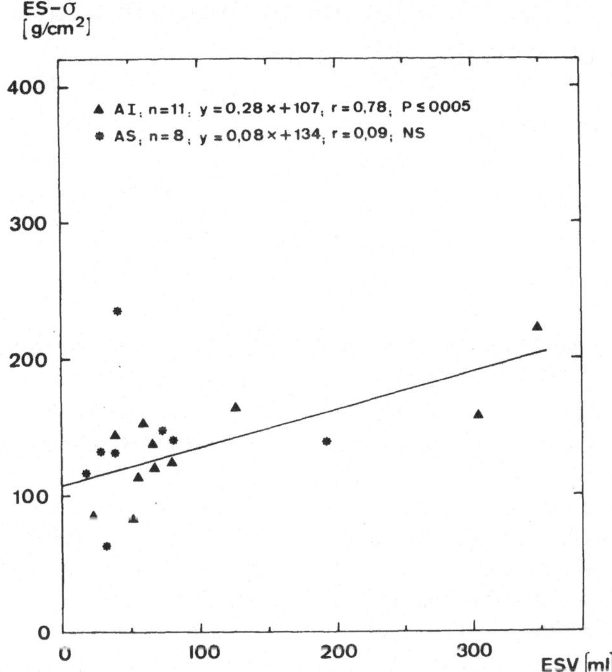

Abb. 3. Lineare Korrelation zwischen dem endsystolischen Volumen *(ESV)* und der endsystolischen Wandspannung *(ES-σ)* bei Patienten mit Aorteninsuffizienz *(AI)*; jedoch keine Korrelation zwischen *ESV* und *ES-σ* bei Patienten mit Aortenstenose *(AS)*

Aus diesen Daten kann gefolgert werden, daß bei Patienten mit Aorteninsuffizienz das Ausmaß der linksventrikulären Kontraktion wesentlich durch die endsystolische Nachlast bestimmt wird. Bei der Druckbelastung durch Aortenstenose spielen offensichtlich neben der Nachlast noch andere Faktoren, wie z. B. subendokardiale Ischämie oder Fibrose, für das Ausmaß der Kontraktion eine Rolle.

Literatur

Dodge HT, Sandler HT, Baxley WA, Hawley RR (1966) Usefulness and limitation of radiographic methods for determining left ventricular volume. Am J Cardiol 18: 10–24

Greene DG, Carlisle R, Garnt C, Bunnell IL (1967) Estimation of left ventricular volume by one-plane cineangiography. Circulation 35: 61–69

Hood WP Jr, Rackley CE, Rolett EL (1968) Wall stress in the normal and hypertrophied human left ventricle. Am J Cardiol 22: 550–558

Kennedy JW, Baxley WA, Figley MM, Dodge HT, Blackmon JR (1966) Quantitative angiocardiography. I. The normal left ventricle in man. Circulation 34: 272–278

Echokardiographische Kriterien zur Diagnose der Herzhypertrophie

G. Schuler

In der klinischen Routine wird die Diagnose „Herzmuskelhypertrophie" überwiegend durch die Echokardiographie gestellt. Dickenmessungen mit einer Genauigkeit im Bereich von 1 mm sind ohne weiteres möglich und hängen im Grunde genommen nur von den individuellen Gegebenheiten bei den einzelnen Patienten ab. Besonders die Entwicklung der zweidimensionalen Echokardiographie hat die Zuverlässigkeit dieser Methode wesentlich dadurch gesteigert, daß nicht mehr nur ein Meßstrahl wie bei der M-mode-Echokardiographie durch das Herz gelegt wird, sondern eine Schnittebene. Durch diese zweidimensionale Darstellung kann die Lage der Meßpunkte exakt festgelegt werden; Fehlmessungen durch schräge Schnittebenen können auf diese Weise vermieden werden.

Bei 10–20% der Patienten kann kein Echokardiogramm registriert werden, das eine exakte Dickenmessung zuläßt. Dieser Prozentsatz ist bei jüngeren Patienten geringer und steigt mit zunehmendem Alter an, wahrscheinlich aufgrund des zu-

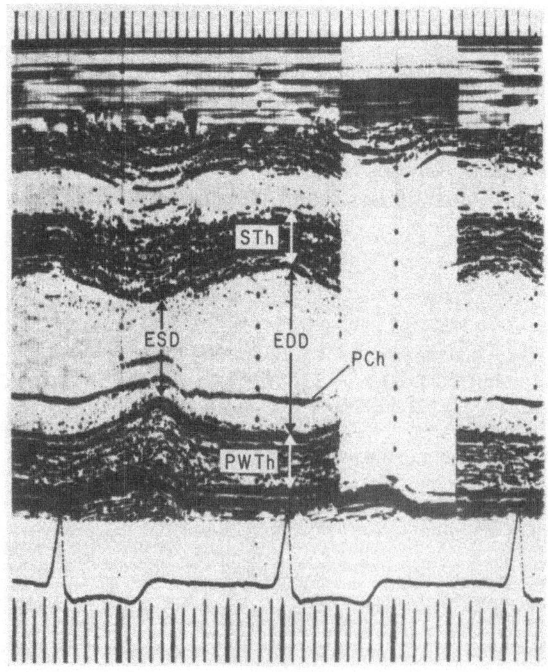

Abb. 1. Kombiniertes Aortenvitium mit überwiegender Stenose: normal großer linker Ventrikel mit hochgradiger konzentrischer Hypertrophie. *ESD* Endsystolischer Durchmesser; *EDD* Enddiastolischer Durchmesser; *STh* Septumdicke; *PWTh* Posterior Wall Thickness

nehmenden intrathorakalen Luftgehalts. Bei Patienten mit Lungenemphysem kann nur ausnahmsweise ein Echokardiogramm registriert werden.

Anhand der Abb. 1 sollen die grundlegenden echokardiographischen Kriterien für die Diagnose der linksventrikulären Hypertrophie gezeigt werden. Das Echo wurde bei einem Patienten mit einem kombinierten Aortenvitium registriert, das zu einer ausgeprägten konzentrischen Hypertrophie geführt hat. Dargestellt ist der RV, Septum, LV, und Hinterwand. Durch kurzzeitige Reduktion der Verstärkung wird die echodichteste Struktur, nämlich das Perikard identifiziert. Der Tiefenmaßstab erlaubt die Abmessung der Strukturen in absoluten Zahlen. Die septale und die Hinterwanddicke betragen nahezu 20 mm, der Normalwert liegt bei ca. 10 mm. Die Wandexkursionen sind relativ träge, v. a. die diastolische Fällung verläuft relativ langsam und läßt auf eine eingeschränkte Compliance schließen.

Bei Klappenvitien, die v. a. zu einer Volumenbelastung führen, z. B. Aorteninsuffizienz (Abb. 2), ist die Wandhypertrophie viel weniger eindrucksvoll; die gemessenen Wanddicken liegen nur knapp oberhalb der Norm. Durch eine starke Zunahme des enddiastolischen Diameters ist jedoch die Muskelmasse deutlich vergrößert.

Eine Möglichkeit, die Muskelmasse näherungsweise zu berechnen, wird in Abb. 3 gezeigt. Die Echomessung liefert die septale und die Hinterwanddicke sowie den enddiastolischen Durchmesser des linken Ventrikels. Aus diesen Werten läßt sich die Querschnittsfläche der Muskelmasse berechnen; bei dieser Abschätzung wird die Extrapolation auf die lange Achse vermieden, die sich auch mit dem zweidimensionalen Echo häufig nicht befriedigend darstellen läßt. In Abb. 4 wird diese Formel auf die verschiedenen Formen der Hypertrophie angewandt.

Bei der hypertrophen obstruktiven Kardiomyopathie (HOCM, IHSS) liefert das Echokardiogramm mehrere Parameter, die häufig eine relativ sichere Diagnose erlauben:

1. das Verhältnis zwischen septaler und Hinterwanddicke ist meist größer als 1,5, bedingt durch die isolierte Septumhypertrophie;

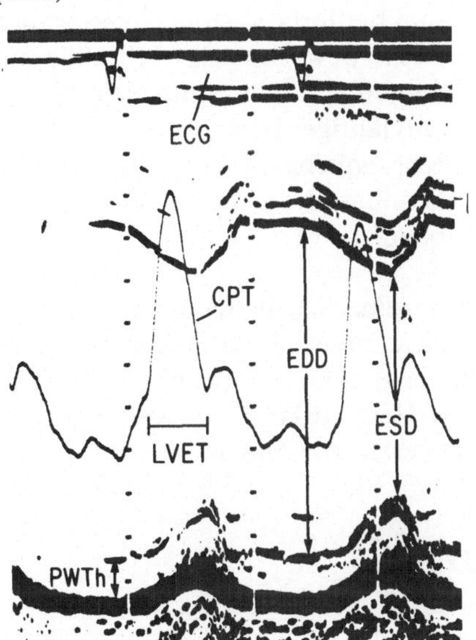

Abb. 2. Exzentrische Hypertrophie bei Volumenbelastung des linken Ventrikels. CPT Carotis-Pulskurve; LVET linksventrikuläre Ejektionszeit; ECG = EKG (für die übrigen Abkürzungen s. Abb. 1)

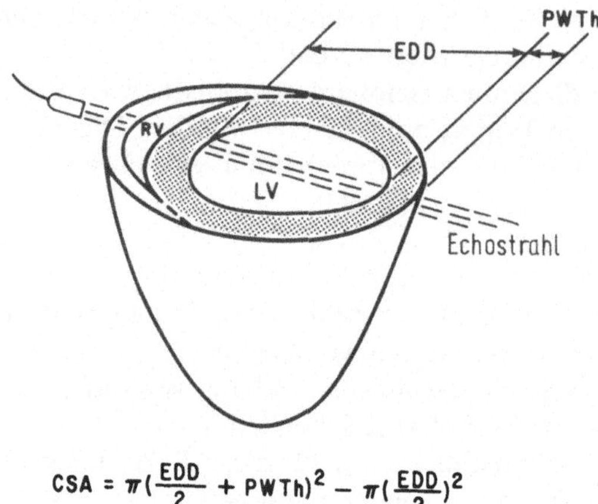

$$CSA = \pi\left(\frac{EDD}{2} + PWTh\right)^2 - \pi\left(\frac{EDD}{2}\right)^2$$

Abb. 3. Messung der linksventrikulären Muskelquerschnittsfläche als Maß für die Muskelmasse. *CSA* „Cross Sectional Area" (für die übrigen Abkürzungen s. Abb. 1 u. 2)

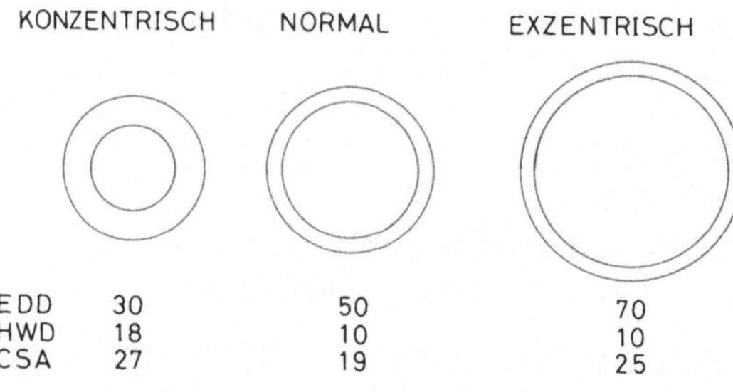

Abb. 4. Verhalten der linksventrikulären Muskelquerschnittsfläche bei konzentrischer und exzentrischer Muskelhypertrophie. *HWD* Hinterwanddicke (für die übrigen Abkürzungen s. Abb. 1–3)

2. meist zeigt das Septum eine eingeschränkte Beweglichkeit (starres Septum);

3. während der Systole führt der Mitralklappenapparat eine charakteristische, nach vorn gerichtete Bewegung aus, so daß das vordere Mitralsegel das Kammerseptum berührt („systolic anterior motion", „SAM").

Diese Bewegung des Mitralklappenapparats ist in seltenen Fällen auch bei Patienten mit konzentrischer Hypertrophie aufgrund einer Aortenstenose oder langjähriger Hypertonie ohne Obstruktion zu beobachten. Die hämodynamische Konsequenz dieser Obstruktion ist bisweilen am Verhalten der Aortenklappe erkennbar, die gelegentlich eine mittsystolische Schließbewegung zeigt (Feigenbaum 1976).

In vereinzelten Fällen unterscheidet sich die echokardiographische Strukturierung des Herzmuskels auffallend vom normalen Bild. Besonders bei der Amyloidose ist dieser Befund recht konstant; bisher ist jedoch die Gewebserkennung in bezug auf den Herzmuskel nicht weit genug entwickelt, um diesen Parameter diagnostisch verwerten zu können.

Literatur

Feigenbaum H (1976) Echocardiography. Lea & Febiger, Philadelphia, p 133

Hypertrophie bei Aortenklappenfehlern

F. Schwarz, G. Schuler, H. C. Mehmel und W. Kübler

Eine chronische Aortenklappeninsuffizienz führt zur Volumenbelastung der linken Herzkammer und zur exzentrischen Hypertrophie, eine chronische Aortenklappenstenose dagegen erzeugt eine konzentrische Hypertrophie des linken Ventrikels. Mit zunehmender Schwere des Klappenfehlers kommt es infolge Hypertrophie der linken Herzkammer zu kongestiven Symptomen wie Luftnot und Lungenödem. Gleichzeitig mit dem Auftreten von kongestiven Symptomen nimmt die Pumpfunktion der linken Herzkammer ab, im Endstadium kann das Herzzeitvolumen auf so geringe Werte abfallen, daß eine Minderversorgung der Organe resultiert [1, 3].

Die konzentrische Hypertrophie der linken Herzkammer infolge Aortenstenose führt zu keiner oder nur zu einer geringgradigen Größenzunahme der linken Herzkammer; im Rontgenthoraxbild (Abb. 1, links oben) ist allenfalls eine geringe Verbreiterung des Herzschattens erkennbar. Erst im Stadium der Dekompensation nimmt bei der Aortenstenose die Herzgröße deutlich zu. Bei diesem Patienten mit Belastungsluftnot war die Pumpfunktion des linken Ventrikels bereits hochgradig eingeschränkt (Abb. 1, rechts oben), die Ejektionsfraktion (EF) betrug lediglich 33% (Normalwert: > 55%). Nach prothetischem Aortenklappenersatz nahm die Herzsilhouette im Röntgenbild etwas ab (Abb. 1, links unten), der Herzthoraxquotient (= CTR) fiel von 0,54 auf 0,47 (Normalwert: < 0,50). Gleichzeitig kam es zu einer Normalisierung der linksventrikulären EF von 33% präoperativ auf 71% postoperativ (Abb. 1, rechts unten). In diesem Falle führte die operative Korrektur des Klappenfehlers zu einer völligen Normalisierung von Herzgröße und Pumpfunktion der linken Herzkammer.

Bei exzentrischer Hypertrophie der linken Herzkammer infolge Aortenklappeninsuffizienz kommt es zu einer hochgradigen Vergrößerung des Kammervolumens und damit auch der Herzsilhouette im Röntgenbild (Abb. 2, links oben). Die Pumpfunktion der linken Herzkammer war im vorliegenden Beispiel reduziert (Abb. 2, links unten). Nach prothetischem Aortenklappenersatz nahmen Herzsilhouette (Abb. 2, rechts oben) und Kammervolumen (Abb. 2, rechts unten) ab, gleichzeitig stieg die EF von 35 auf 60% an. Auch in diesem Beispiel bewirkte die operative Korrektur des Klappenfehlers eine vollständige Normalisierung von Herzgröße, Kammervolumen und Pumpfunktion.

Bei dekompensierten chronischen Aortenvitien (in diesem Falle kombiniertes Aortenvitium mit etwas überwiegender Insuffizienz) findet sich eine ausgeprägte Vergrößerung der Herzsilhouette im Röntgenbild (Abb. 3, links oben). In diesem Falle kann auch nach erfolgreicher operativer Korrektur des Klappenfehlers noch

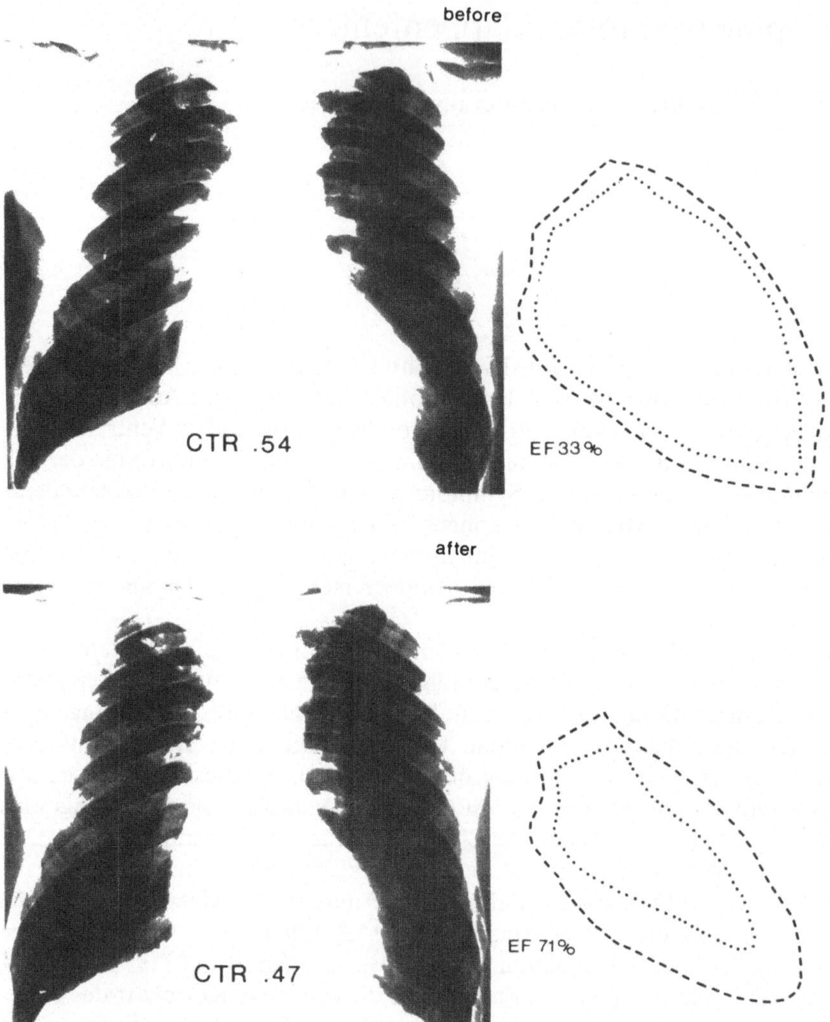

Abb. 1. Thoraxröntgenaufnahmen vor *(oben)* und 8 Monate nach prothetischem Aortenklappen-ersatz *(unten)* bei einem Patienten mit hochgradiger valvulärer Aortenstenose. Vor der Operation betrug der CTR 0,54 und nach Operation 0,47. *Rechts neben* den Thoraxröntgenaufnahmen sind die enddiastolischen *(gestrichelte Linie)* und die endsystolischen Ventrikelsilhouetten *(gepunktete Linie)* der linksventrikulären Kineangiographie zu den entsprechenden Zeitpunkten dargestellt. Die EF betrug vor Operation 33 und nach Operation 71%. Es ist erkennbar, daß postoperativ v. a. das endsystolische Kammervolumen deutlich abgenommen hat, während das enddiastolische Volumen sich nur gering verkleinerte (konzentrische Herzhypertrophie)

eine mäßige Vergrößerung der Herzsilhouette bestehen bleiben (Abb. 3, rechts oben). Die linksventrikuläre EF bei diesem Patienten war postoperativ zwar von 21 auf 60% angestiegen, es fand sich jedoch auch postoperativ noch eine deutliche Erhöhung der linksventrikulären Muskelmasse bei mäßig erhöhten diastolischen Kammervolumina.

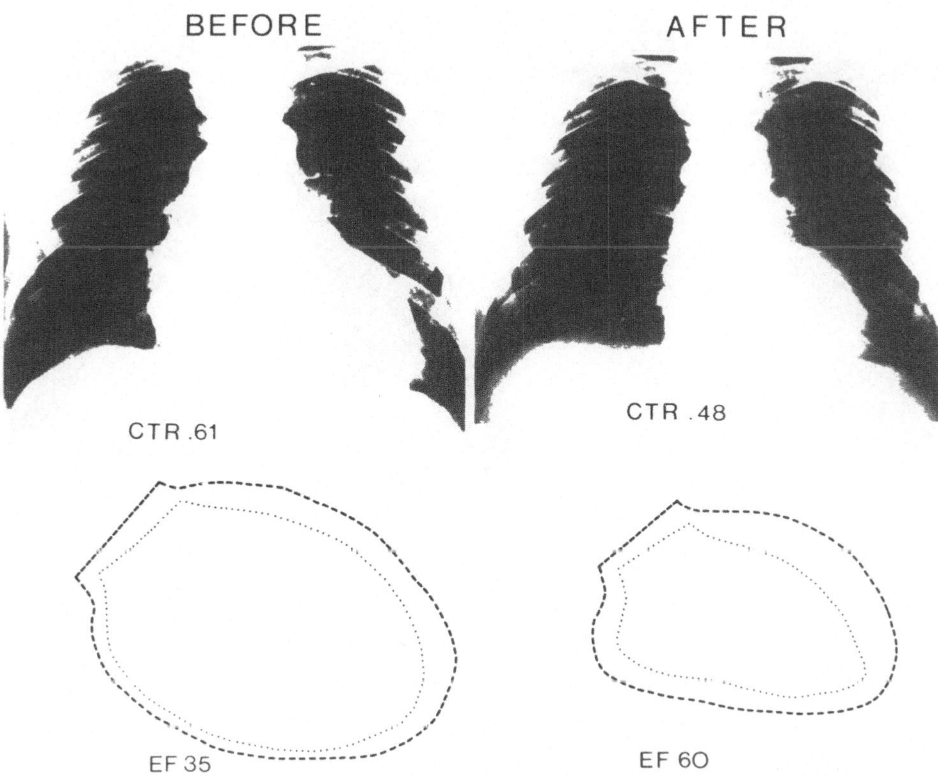

Abb. 2. Thoraxröntgenaufnahmen vor *(links)* und 6 Monate nach prothetischem Aortenklappenersatz *(rechts)* bei einem Patienten mit hochgradiger Aortenklappeninsuffizienz *(obere Bildreihe)*. Der CTR fiel von 0,61 auf 0,48 nach Operation ab. In der *unteren Bildreihe* sind die enddiastolischen *(gestrichelte Linie)* und die endsystolischen Ventrikelsilhouetten *(gepunktete Linie)* zu den entsprechenden Zeitpunkten dargestellt. Die linksventrikuläre EF stieg von 35 auf 60% an. Es ist erkennbar, daß sich nach Operation das enddiastolische Volumen und das endsystolische Volumen deutlich verkleinerten (exzentrische Herzhypertrophie)

Bei einer größeren Gruppe von Patienten mit Aortenstenose wurde die Pumpfunktion der linken Herzkammer vor und im Mittel 14 Monate nach der Operation bestimmt. Die präoperative EF wurde angiographisch gemessen, die Bestimmung der postoperativen EF erfolgte nichtinvasiv mittels Herzbinnenraumszintigraphie. Beide Methoden zeigen eine gute Übereinstimmung der Meßwerte [2]. Aus den in Abb. 4 dargestellten Ergebnissen geht hervor, daß bei Patienten mit normaler präoperativer EF ($>$ 55%) auch nach der Operation keine signifikante Änderung eintritt. Im Gegensatz dazu kommt es bei Patienten mit präoperativ reduzierter EF ($<$ 55%) zu einem deutlichen Anstieg der EF, die praktisch bei allen operierten Patienten dieses Kollektivs den Normbereich erreichte. Alle Patienten mit chronischen Klappenfehlern, denen zwischen 1975 und 1982 in der Heidelberger Klinik die Empfehlung zum prothetischen Aortenklappenersatz gegeben worden war, wurden retrospektiv nachuntersucht. Der größere Teil der Patienten hatte einen Klappenersatz erhalten, während ein kleinerer Teil der Patienten der Operationsempfehlung nicht gefolgt war. Abb. 5 zeigt die Langzeitüberlebensraten (Kaplan-

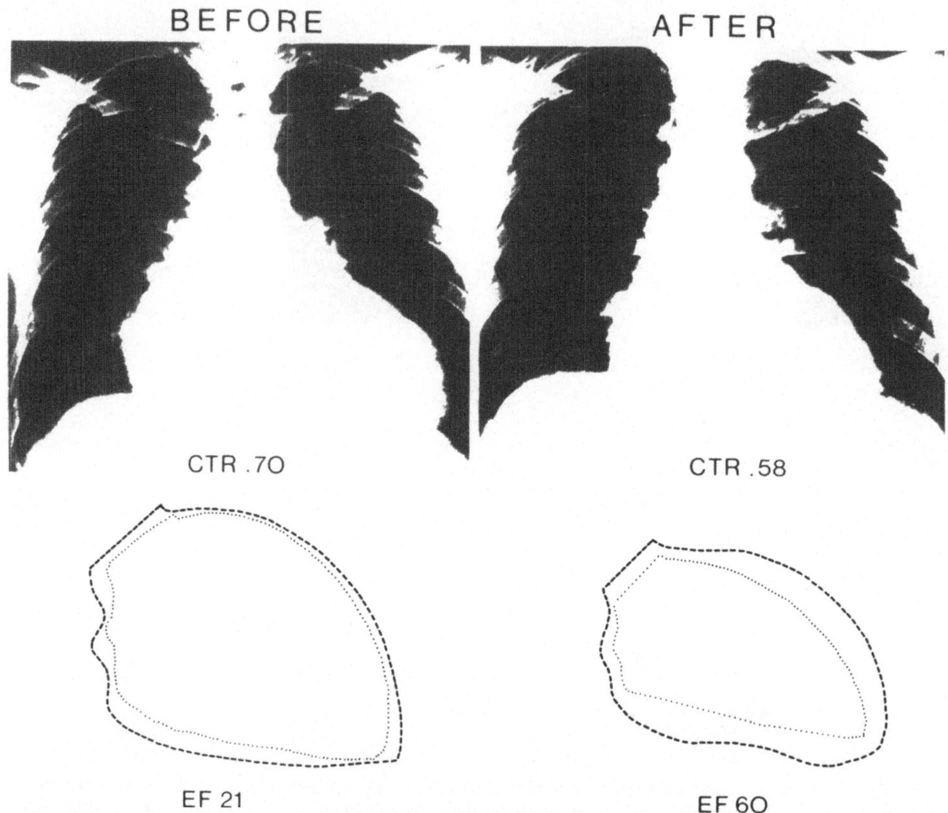

Abb. 3. Thoraxröntgenaufnahmen vor *(links oben)* und 8 Monate nach prothetischem Aortenklappenersatz *(rechts oben)* bei einem Patienten mit kombiniertem Aortenklappenvitium. Der CTR nahm von 0,70 auf 0,58 ab, blieb aber oberhalb des Normalwerts von 0,50. In der *unteren Bildreihe* sind die enddiastolischen *(gestrichelte Linie)* und die endsystolischen Ventrikelsilhouetten *(gepunktete Linie)* zu den entsprechenden Zeitpunkten dargestellt. Die linksventrikuläre EF stieg von 21 auf 60% nach der Operation an. Die verbliebene Herzvergrößerung ist z. T. auf eine verbleibende erhöhte Muskelmasse der linken Herzkammer nach Operation zurückzuführen

Meier-Kurven) der chirurgisch behandelten Patienten im Vergleich zu den medikamentös therapierten Patienten. Die chirurgisch behandelten Patienten hatten eine signifikant bessere Langzeitprognose als die medikamentös therapierten ($p < 0,01$).

Bei einer größeren Gruppe von Patienten mit chronischer Aortenklappeninsuffizienz wurde in gleicher Weise wie bei den Patienten mit Aortenstenose die präoperative und postoperative EF ermittelt. Patienten mit normaler EF präoperativ zeigten nach der Operation keine Änderung der EF. Patienten mit eingeschränkter EF präoperativ zeigten 2 verschiedene Muster im postoperativen Verlauf: Bei mäßig eingeschränkter präoperativer EF kam es postoperativ zu einer völligen Normali-

Abb. 5. Langzeitüberlebenskurven für Patienten mit chronischer Aortenklappenstenose, die medikamentös *(MB)* oder chirurgisch behandelt wurden *(CB)*. Chirurgisch behandelte Patienten hatten eine günstigere Langzeitprognose als medikamentös behandelte Patienten ($p < 0,01$)

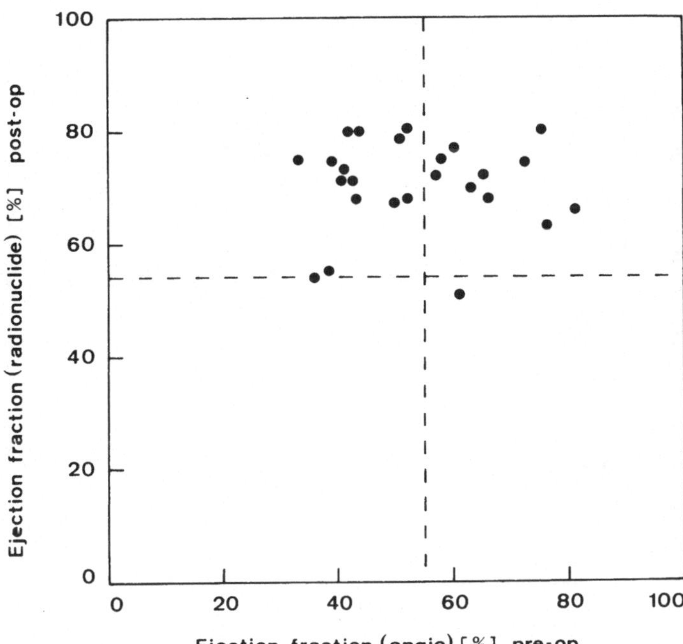

Abb. 4. Vergleich der präoperativen *(Abszisse)* und der postoperativen EF der linken Herzkammer *(Ordinate)* bei 25 Patienten mit Aortenklappenersatz wegen Aortenklappenstenose. Alle Patienten mit präoperativ eingeschränkter EF (unter 55%) zeigten postoperativ eine Normalisierung. Die präoperative EF wurde angiographisch, die postoperative EF szintigraphisch bestimmt

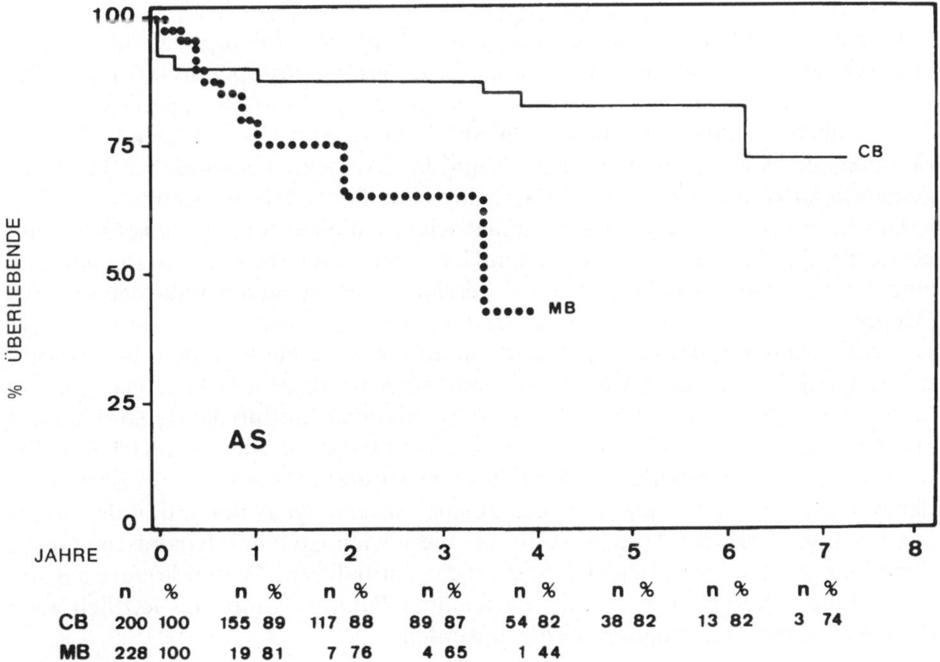

	n	%	n	%	n	%	n	%	n	%	n	%	n	%	n	%
CB	200	100	155	89	117	88	89	87	54	82	38	82	13	82	3	74
MB	228	100	19	81	7	76	4	65	1	44						

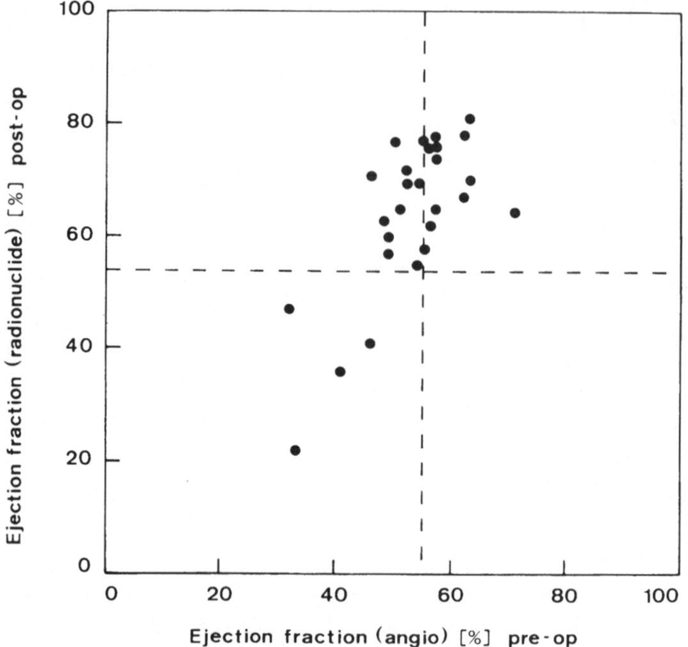

Abb. 6. Vergleich der präoperativen *(Abszisse)* und der postoperativen *(Ordinate)* EF der linken Herzkammer bei 27 Patienten mit chronischer Aortenklappeninsuffizienz. Nicht alle Patienten mit präoperativ eingeschränkter EF (unter 55%) zeigten postoperativ eine Normalisierung. Die präoperative EF wurde angiographisch, die postoperative EF szintigraphisch bestimmt

sierung der EF. Im Gegensatz dazu zeigten 4 Patienten mit präoperativ hochgradig eingeschränkter EF keine wesentliche Verbesserung postoperativ (Abb. 6). Die Langzeitüberlebensrate aller Patienten mit chronischer Aortenklappeninsuffizienz aus der oben erwähnten Studie sind in Abb. 7 dargestellt. Die Langzeitüberlebensraten zeigten zwischen den chirurgisch und medikamentös behandelten Patienten keinen signifikanten Unterschied bis 7 Jahre nach Beobachtungsbeginn.

Die Daten zeigen, daß bei symptomatischen Patienten mit Aortenstenose und konzentrischer Hypertrophie der linken Herzkammer die chirurgische Behandlung eine Verbesserung der Prognose im Vergleich zur medikamentös behandelten Gruppe bewirkt. Die Verbesserung der Prognose kann durch eine postoperative Normalisierung der linksventrikulären Pumpfunktion erklärt werden. Bei symptomatischen Patienten mit Aortenklappeninsuffizienz (exzentrische Hypertrophie) zeigte sich im untersuchten Kollektiv kein signifikanter Einfluß der Behandlungsart auf die Langzeitprognose. Dies dürfte möglicherweise auf eine unzureichende Erholung der linksventrikulären Pumpfunktion zurückzuführen sein. Während bei der Aortenstenose der Klappenersatz zu einer ausgeprägten Reduktion der Nachlast führt, wird bei der Aorteninsuffizienz diese wichtige hämodynamische Größe durch den kardiochirurgischen Eingriff nicht normalisiert. Darauf könnte das unterschiedliche Verhalten der linksventrikulären Pumpfunktion und letztlich auch die Unterschiede der Prognose bezogen werden.

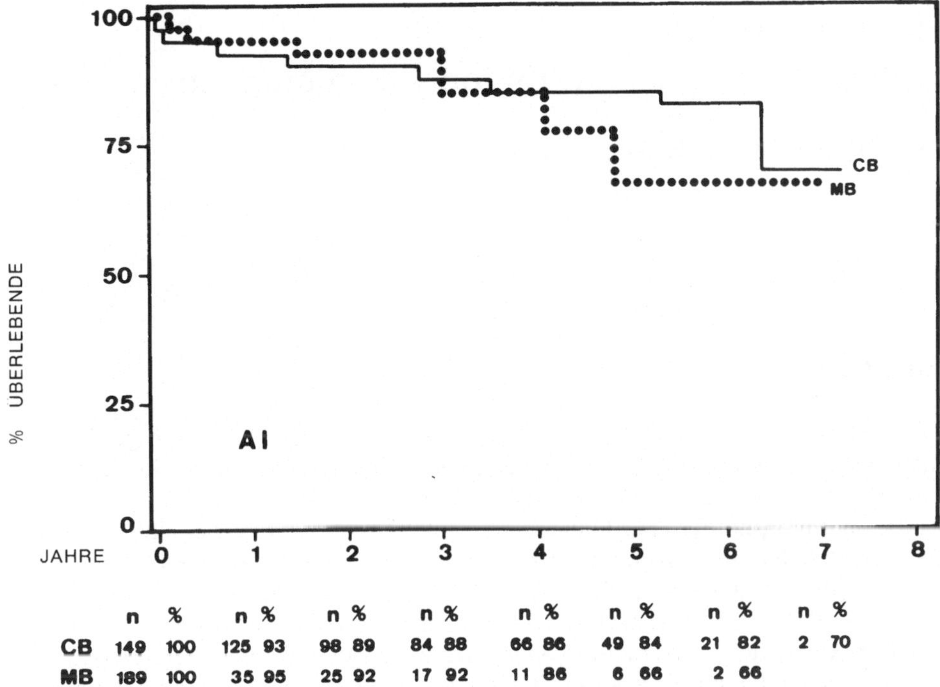

Abb. 7. Langzeitüberlebenskurven für Patienten mit chronischer Aortenklappeninsuffizienz, die medikamentös *(MB)* oder chirurgisch behandelt wurden *(CB)*. Chirurgisch und medikamentös behandelte Patienten zeigten keinen Unterschied in den Langzeitüberlebensraten

Literatur

1. Loogen F (1970) Indikation zum Herzklappenersatz. Verh Dtsch Ges Kreislaufforsch 36: 1–15
2. Schuler G, Olshausen K von, Schwarz F et al. (1982) Noninvasive assessment of myocardial contractility in asymptomatic patients with severe aortic regurgitation and normal left ventricular ejection fraction at rest. Am J Cardiol 50: 45–52
3. Schwarz F, Flameng W, Langebartels F, Sesto M, Walter P, Schlepper M (1979) Impaired left ventricular function in chronic aortic valve disease: Survival and function after replacement by Björk-Shiley prosthesis. Circulation 60: 48–60

Herzhypertrophie: Differentialdiagnose an Endomyokardbiopsien

G. Mall, F. Schwarz, H. Zebe und W. Kübler

Einleitung

Die Methode, mittels eines Bioptoms frische endomyokardiale Gewebeproben für histologische und ultrastrukturelle Untersuchungen zu gewinnen, wurde von Sakakibara u. Konno im Jahre 1962 eingeführt. Seit dieser Zeit wurden die Ergebnisse zahlreicher morphologischer Untersuchungen veröffentlicht, wobei ein großer Teil der Arbeiten den dilatativen und den hypertrophischen Kardiomyopathien gewidmet war (Roberts u. Ferrans 1975; Doerr 1978; Doerr u. Mall 1979; Knieriem 1978; Kunkel et al. 1982; Mall et al. 1982; Schwarz et al. 1983). Es hat sich jedoch schließlich herausgestellt, daß es bei dilatativer Kardiomyopathie keine diagnostisch hinreichend charakteristischen morphologischen Veränderungen gibt und daß die Texturstörung, die bei hypertrophischer Kardiomyopathie beobachtet wurde, nur herdförmig vorkommt und in den kleinen Endomyokardbiopsien nicht regelmäßig zu finden ist (Ferrans u. Roberts 1978; Maron u. Roberts 1979).

Die Endmyokardbiopsie besitzt jedoch eine hohe diagnostische Wertigkeit in all den Fällen, in denen

1. klinisch eine idiopathische Herzerkrankung vermutet wird, in der Biopsie aber eine Thesaurismose, eine Amyloidose oder eine entzündliche Herzerkrankung gefunden wird, oder
2. klinisch Verdacht auf eine solche Erkrankung besteht und eine histologische Klärung wünschenswert ist (Literatur s. Mason 1985).

In unserem eigenen Untersuchungsgut, das etwa 400 linksventrikuläre Biopsien umfaßt, wurden 2 Fälle von M. Fabry bei klinischem Verdacht auf hypertrophische nicht-obstruktive Kardiomyopathie entdeckt. In 5 weiteren Fällen bestand Verdacht auf eine kardiale Amyloidose (bei negativer Rektumbiopsie), der sich dann bioptisch bestätigte.

Morbus Fabry

Der M. Fabry ist eine X-chromosomal-rezessiv vererbte Sphingolipidose, die jedoch in doppelter Hinsicht eine Sonderstellung einnimmt (Beck 1980), zum einen durch das besondere, von den übrigen Lipidspeicherkrankheiten abweichende Ablagerungsmuster mit dementsprechend klinisch einzigartiger Symptomatik und

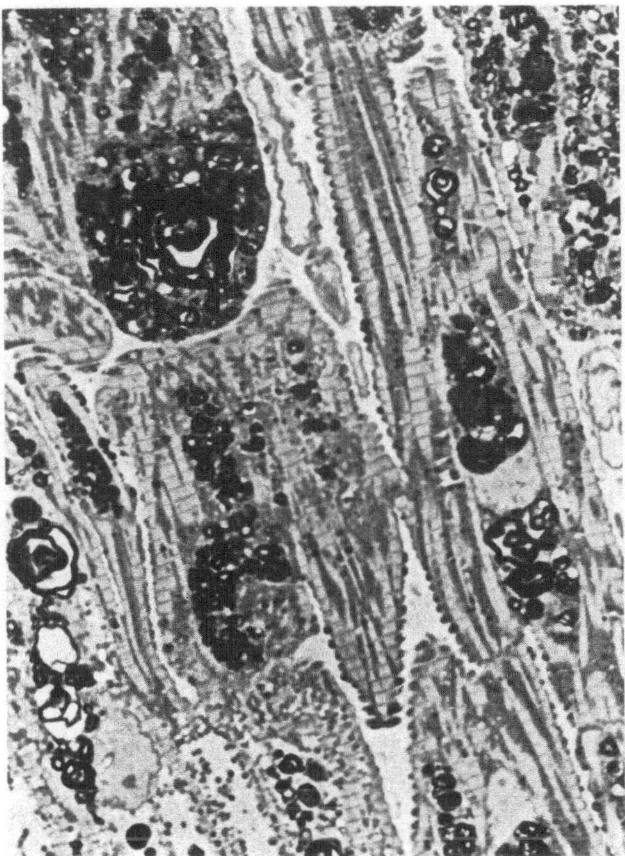

Abb. 1. Lichtmikroskopie. Lamelläre Einschlüsse der Muskelzellen bei M. Fabry. Semidünnschnitt, Vergr. 500:1

zum anderen durch den protrahierten Verlauf. Der Erkrankung liegt ein α-Galaktosidasemangel zugrunde, der zu einer Einlagerung von Zeramidtrihexosid in praktisch allen Organen führt, bevorzugt in die Nieren und das kardiovaskuläre System (Bannwart 1982). Das Angiokeratoma corporis diffusum universale, wie der M. Fabry auch genannt wird, ist gekennzeichnet durch Hautveränderungen, durch Augenveränderungen (Korneatrübungen, Linsentrübungen, Gefäßveränderungen) und neurologische Symptome (Akroparästhesien, Wärme-Kälte-Empfindlichkeit). Später stehen dann die renalen und die kardiovaskulären Veränderungen mit zunehmender Niereninsuffizienz oder Herzinsuffizienz im Vordergrund.

Eigene Beobachtungen: Bei einem 39jährigen und einem 50jährigen Mann wurde eine linksventrikuläre Endomyokardbiopsie bei klinischem Verdacht auf hypertrophische nicht-obstruktive Kardiomyopathie durchgeführt. Die licht- und elektronenmikroskopische Untersuchung der Proben ergab in beiden Fällen verbreiterte Muskelfasern, myelinartige Einschlüsse in den Muskelfasern und – aufgrund der großen Menge intrazellulär abgelagerter Speichersubstanzen – eine Abnahme der

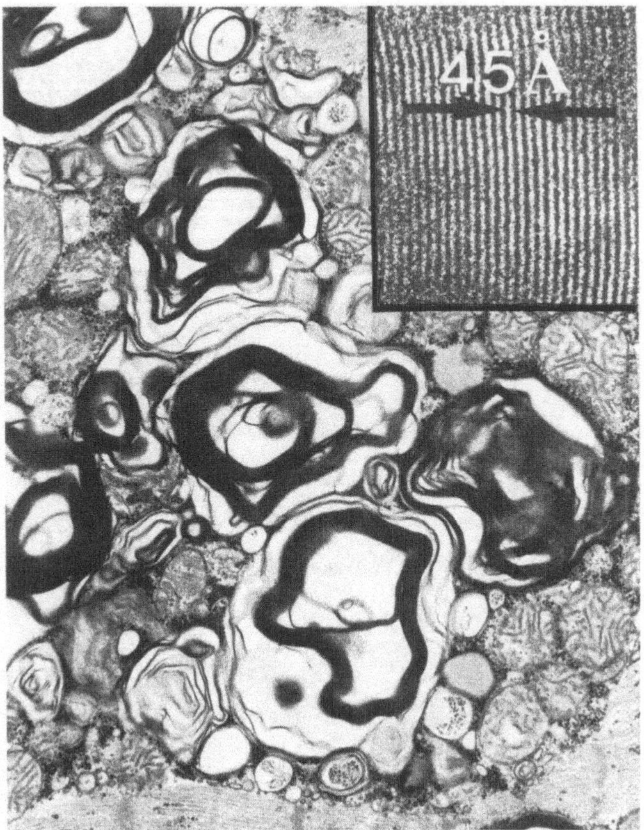

Abb.2. Elektronenmikroskopie. Myelinartige Ablagerungen in den Muskelzellen bei M. Fabry, die Feinstruktur der Lamellen zeigt eine Periodik von 4,5 nm. Vergr. 10750:1; Insetvergr. 275000:1

Volumendichte der Myofibrillen auf weniger als 50 Vol.-%. Bei hoher elektronenmikroskopischer Auflösung ließ sich eine lamelläre Feinstruktur der Ablagerungen mit einer Periodik von 4,5 nm darstellen (Abb.1 und 2). Auffällig war bei dem 39jährigen Patienten eine fast vollständig fehlende Speicherung in Endothelzellen und interstitiellen Zellen des Myokards, wie sie in der Regel bei dieser Erkrankung vorkommt.

Die klinische Untersuchung des 50jährigen Patienten ist noch nicht abgeschlossen. Bei dem 39jährigen Patienten ergab eine eingehende klinische Untersuchung keine weitere Organbeteiligung. Weder wurden eine eingeschränkte Nierenfunktion noch Augenveränderungen noch Hautveränderungen gefunden. Selbst eine elektronenmikroskopische Untersuchung eines Hautbiopsats ließ keine Ablagerungen in den Endothelzellen erkennen. Eine biochemische Analyse des Blutserums ergab jedoch eine erniedrigte Aktivität der α-Galaktosidase.

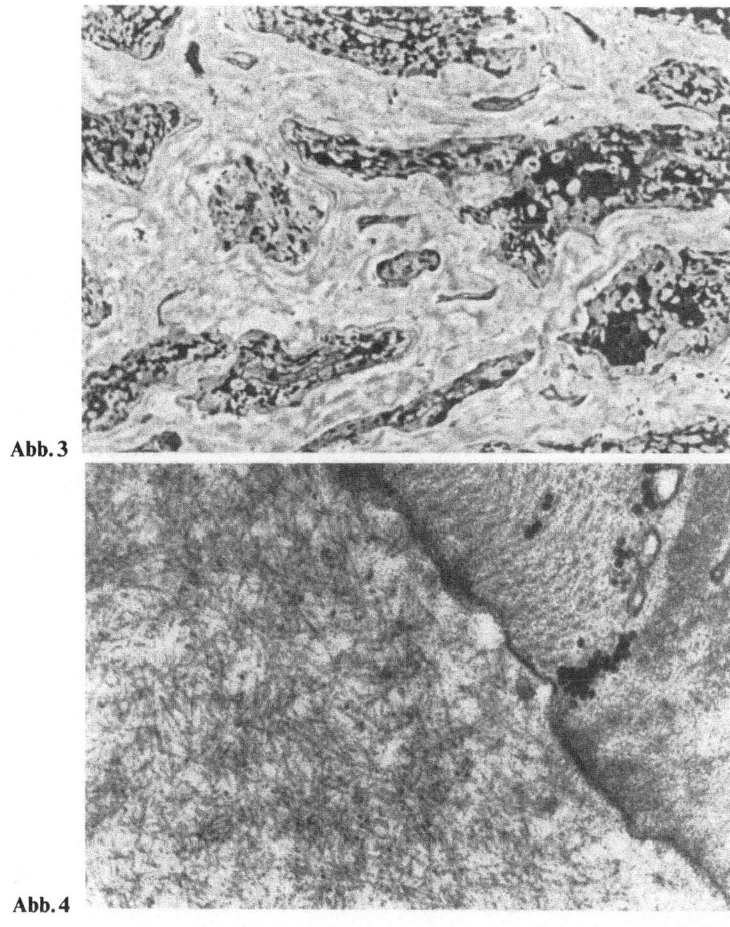

Abb. 3

Abb. 4

Abb. 3 *(oben).* Lichtmikroskopie. Gering angefärbte, bandförmige Ablagerungen im Interstitium des Myokard (Amyloid). Semidünnschnitt. Vergr. 400 : 1. Färbung mit Toluidinblau

Abb. 4 *(unten).* Elektronenmikroskopie. Anschnitt einer Muskelfaser, im Interstitium unregelmäßig angeordnete Amyloidfibrillen (10 nm). Vergr. 50 000 : 1

Amyloidose

Bei 5 Fällen mit klinischem Verdacht auf eine kardiale Amyloidose wurden in der linksventrikulären Endomyokardbiopsie Amyloidablagerungen nachgewiesen. In 1 Fall waren die Ablagerungen so diskret, daß das Amyloid im kongorotgefärbten Paraffinschnitt nicht darzustellen war und erst eine elektronenmikroskopische Untersuchung eindeutige Amyloidfibrillen zwischen einzelnen Kapillaren und den benachbarten Muskelfasern zeigte. Im Kunststoffschnitt (1 µm), dessen Schnittdicke erheblich geringer ist als die eines Paraffinschnitts, kann man einerseits die übliche

Kongorotfärbung nicht ohne Entplastung des Schnitts durchführen, andererseits stellt sich das Amyloid bei der Färbung mit Toluidinblau als charakteristische, nur gering angefärbte bandartige Struktur dar, die dem Untersucher die Stelle des Präparats anzeigt, wo ein elektronenmikroskopisch geführter Amyloidnachweis erfolgversprechend ist (Abb. 3 und 4).

Diskussion

Bei klinischem Verdacht auf eine hypertrophische nicht-obstruktive Kardiomyopathie wurden mehrere Fälle von M. Fabry gefunden (Frenzel et al. 1983). Über die Häufigkeit dieser Erkrankung läßt sich ein abschließendes Urteil noch nicht fällen. In unserem eigenen Untersuchungsgut wurden 37 Patienten mit der klinischen Diagnose hypertrophische nicht-obstruktive Kardiomyopathie untersucht und bei immerhin 2 Fällen wurde histologisch ein M. Fabry nachgewiesen.

Über kardiale Formen des M. Fabry wurde von mehreren Autoren berichtet (Scriba 1950; Kemp 1967; Ferrans et al. 1969; Erdmann et al. 1980; Broadbent et al. 1981). Kemp (1967) beschrieb einen Fall ohne Hautbeteiligung und ohne schwere Nierenveränderungen.

Bei Verdacht auf eine kardiale Amyloidose kann die Endomyokardbiopsie diagnostisch dann von Nutzen sein, wenn es mit anderen Methoden nicht gelingt, die Diagnose zu stellen (Frenzel et al. 1984). Desweiteren wurde berichtet, daß eine Amyloidose als unerwarteter histologischer Befund bei Verdacht auf primäre Kardiomyopathie gesehen wurde (Sedlis et al. 1984; Schroeder et al. 1975). Es sollte jedoch darauf hingewiesen werden, daß es wahrscheinlich – bei herdförmiger Verteilung des Amyloids – auch einen bisher nicht bekannten Prozentsatz falsch negativer histologischer Befunde gibt.

Literatur

Bannwart F (1982) Morbus Fabry. Schweiz Med Wochenschr 112: 1742
Beck G (1980) Beitrag zur Fabry'schen Erkrankung. Schweiz Med Wochenschr 110: 1190
Broadbent JC, Edwards WD, Gordon H, Hartzler GO, Krawisz JE (1981) Fabry cardiomyopathy in the female confirmed by endomyocardial biopsy. Mayo Clin Proc 56: 623
Doerr W (1978) Cardiomyopathie, Formen und Ursachen. Acta Pathol Jpn 28: 1
Doerr W, Mall G (1979) Cardiomyopathie. Pathologe 1: 7
Erdmann E, Bolte HD, Strauer BE, Hübner G (1980) Myokardiale Beteiligung bei Morbus Fabry. Dtsch Med Wochenschr 105: 1618
Ferrans VJ, Roberts WC (1978) Myocardial biopsy: A useful diagnostic procedure or only a research tool? Am J Cardiol 41: 965
Ferrans VJ, Hibbs RG, Burda CD (1969) The heart in Fabry's disease. A histochemical and electron microscopic study. Am J Cardiol 24: 95
Frenzel H, Kuhn H, Hort W (1983) Die diagnostische Bedeutung der Endomyokardbiopsie bei hypertrophischer nicht obstruktiver Kardiomyopathie (Abstr.). Z Kardiol 72/18
Frenzel H, Lösse B, Linke RP, Hort W (1984) Kardiale Amyloidose. Morphologische und immunologische Untersuchungen an Endomyokardbiopsien (Abstr.). Z Kardiol 73/52
Kemp GL (1967) Fabry's disease involving the myocardium and coronary arteries. Vasc Dis 4: 100
Knieriem HJ (1978) Electron microscopic findings in congestive cardiomyopathy. In: Kaltenbach M, Loogen F, Olsen EGJ (eds) Cardiomyopathy and myocardial biopsy. Springer, Berlin Heidelberg New York, p 71

Kunkel B, Schneider M, Kober WD, Hopf R, Kaltenbach M (1982) Die Morphologie der Myokardbiopsie und ihre klinische Bedeutung. Z Kardiol 71: 787

Mall G, Schwarz F, Derks H (1982) Clinicopathologic correlations in congestive cardiomyopathy. Virchows Arch [A] 397: 67

Maron BJ, Roberts WC (1979) Quantitative analysis of cardiac muscle cell disorganization in the ventricular septum of patients with hypertrophic cardiomyopathy. Circulation 59: 689

Mason JW (1985) Endomyocardial biopsy: The balance of success and failure. Circulation 71: 185

Roberts WC, Ferrans VJ (1975) Pathologic anatomy of the cardiomyopathies. Hum Pathol 6: 287

Sakakibara S, Konno S (1962) Endomyocardial biopsy. Jpn Heart J 3: 537

Schroeder JS, Billingham ME, Rider AK (1975) Cardiac amyloidosis: Diagnosis by transvenous endomyocardial biopsy. Am J Med 59: 269

Schwarz F, Mall G, Zebe H, Blickle J, Derks H, Manthey J, Kübler W (1983) Quantitative morphologic findings of the myocardium in idiopathic dilated cardiomyopathy. Am J Cardiol 51: 501

Scriba K (1950) Zur Pathogenese des Angiokeratoma corporis diffusum Fabry mit cardiovasculärem Symptomenkomplex. Verh Dtsch Ges Pathol 34: 221

Sedlis SP, Saffitz JE, Schwob VS, Jaffe AS (1984) Cardiac amyloidosis simulating hypertrophic cardiomyopathy. Am J Cardiol 53: 969

Sachverzeichnis